When Beakers Met Bell Beakers

An analysis of dental remains

Jocelyne Desideri

BAR International Series 2292
2011

Published in 2016 by
BAR Publishing, Oxford

BAR International Series 2292

When Beakers Met Bell Beakers

ISBN 9781407308692 paperback
ISBN 9781407338521 e-format
DOI https://doi.org/10.30861/9781407308692
A catalogue record for this book is available from the British Library

BAR Publishing is the trading name of British Archaeological Reports (Oxford) Ltd. British Archaeological Reports was first incorporated in 1974 to publish the BAR Series, International and British. In 1992 Hadrian Books Ltd became part of the BAR group. This volume was originally published by Archaeopress in conjunction with British Archaeological Reports (Oxford) Ltd / Hadrian Books Ltd, the Series principal publisher, in 2011. This present volume is published by BAR Publishing, 2016.

BAR

PUBLISHING

BAR titles are available from:

BAR Publishing
122 Banbury Rd, Oxford, OX2 7BP, UK
EMAIL info@barpublishing.com
PHONE +44 (0)1865 310431
FAX +44 (0)1865 316916
www.barpublishing.com

A mio padre

un sorriso non costa niente, ma può dare molto... dura solo un attimo, ma entra nel cuore, nessuno è tanto ricco da poterne fare a meno e nessuno è tanto povero da non poterlo regalare...

anonimo

Table of contents

Please note that the CD-rom referred to above has now been replaced with a download available at www.barpublishing.com/additional-downloads.html

Morceaux choisis

Période de transition entre la fin des temps néolithiques et les débuts de l'Age du bronze, le "Chalcolithique" constitue, dans l'évolution des sociétés, une période à la fois capitale et ambiguë. Capitale parce qu'elle est l'étape au cours de laquelle apparaissent de nouvelles avancées techniques, une production intensifiée, des échanges organisés sur de larges espaces, un accroissement des différences sociales, un cadre architectural où l'ostentation vient s'afficher aux côtés de l'ordinaire, le poids grandissant des modes idéologiques. Ambiguë parce qu'une fois ces concepts énoncés, il n'est pas aisé de décortiquer, au sein de chaque culture chalcolithique, les mécanismes de leur imbrication, le rôle de chacun d'eux dans l'amorce du processus de "complexité", une définition claire du fonctionnement social et spirituel des cultures concernées. On aura d'emblée compris que le renouvellement qui caractérise cette période joue autant au niveau de la production économique qu'à celui des relations sociales et du fonctionnement idéologique. Apprécier la part de chacun de ces facteurs dans une perspective systémique n'est pas chose aisée.

J. Guilaine 2007, p. 5

La question campaniforme continuera longtemps à figurer parmi les plus irritantes de la préhistoire européenne.

C. Jeunesse 1998, p. 418

... malgré tant d'incertitudes, [elle] *est l'une des plus grandes de l'histoire européenne.*

R. Riquet, J. Guilaine et A. Coffyn 1963, p. 121

Les limites que rencontrent nos tentatives de restitution du passé ne doivent pas faire oublier les succès incontestables de la recherche. Les travaux des préhistoriens débouchent, malgré leurs imperfections, sur des acquis nourrissants, un savoir de plus en plus riche ; ils prouvent ainsi que l'histoire en général, et la préhistoire en particulier, font pleinement partie du domaine scientifique. Et surtout elles ne doivent pas nous priver du plaisir de rêver à nos plus lointains parents.

A. Gallay 2006, p. 13

Acknowledgments

I would like to thank here everyone who has contributed to making this research most enjoyable

- it is above all to Professor Marie Besse, Head of the Laboratory of Prehistoric Archaeology and Anthropology, University of Geneva, my PhD research director
- then to Professor André Langaney, University of Geneva, administrative co-director of my PhD research

next, it is to the different members of the jury who had the kindness to participate in the evaluation of my PhD research that I extend my gratitude,

- to Anne-Marie Tillier, Director of Research at the CNRS, Laboratory of the Anthropology of Past Populations, University of Bordeaux, France
- to Professor Eric Crubézy, Laboratory of Anthropobiology, University Paul Sabatier, Toulouse, France
- to Professor Manuel Rojo Guerra, Department of Prehistory, University of Valladolid, Spain

I would also like to thank those who played an important role in the orientation of my research, notably

- Christian Simon, who has been the head of the Paleoanthropology Laboratory for nearly twenty years
- Professor Alain Gallay, University of Geneva
- Professor Christy G. Turner II, Department of Anthropology, Arizona State University, United States
- Professor Alfredo Coppa, Department of Animal and Human Biology, University of Rome, La Sapienza, Italy

I have not forgotten to address my most sincere thanks to the different institutions who contributed financially to the success of my research, notably

- the National Foundation for Swiss Research (doctoral grant in the FNS project 101412-100599 directed by Marie Besse and research grant GE-112885)
- the Laboratory of Prehistoric Archaeology and Anthropology, University of Geneva
- the Swiss Society of Anthropology
- the Swiss Academy of Science
- the Arditi Foundation (Geneva)
- the Latsis International Foundation (Geneva)

I developed within two teams during my research. It is to all of these people that I would like to say thank you

- to the team of the 3rd millennium BC, notably Marie Besse, Louise-Sylvie Bourlon, Florence Cattin, Martine Piguet and Robin Furestier
- to my anthropological colleagues past and present, and more specifically Christiane Kramar and Geneviève Perréard Lopreno

having selected a European subject allowed me to visit many institutions, departments and museums, so many thanks to theses different institutions, in alphabetical order,

Anthropologisches Forschungsinstitut (Aesch, Switzerland), Arcadia – Instituto de Promocion Cultural (Valladolid, Spain), Aquincum Museum (Budapest, Hungary), Archaeological Museum of Burgos (Burgos, Spain), Archaeological Museum of Valladolid (Valladolid, Spain), Department of Anthropology of the Hungarian Natural History Museum (Budapest, Hungary), Department of Anthropology of the National Museum (Prague, Czech Republic), Department of Anthropology of the University of Szeged (Szeged, Hungary), Department of History and Philosophy of the University of Alcalá de Henares (Madrid, Spain), Department of Prehistory of the University of Valladolid (Valladolid, Spain), Laboratory of Anthropology of Past Populations at the University of Bordeaux (Bordeaux, France), Laboratory of Anthropology of the Faculty of Medicine North Sector of the University of the Mediterranean (Marseille, France), Provincial Archaeological Museum of Avila (Avila, Spain), Provincial Archaeological Museum of Palencia (Palencia, Spain), Service of Biological Anthropology in the Faculty of Medicine at the University of the Mediterranean (Marseille, France)

and, again in alphabetical order, all the people met during my various trips, people I would like to express my gratitude, notably

Yann Ardagna (Service of Biological Anthropology, Faculty of Medicine, University of the Mediterranean, Marseille, France), Isabelle Aymard (Service of Biological Anthropology, Faculty of Medicine, University of the Mediterranean, Marseille, France), Professor Rosa Barroso (Department of History and Philosophy, University of Alcalá de Henares, Madrid, Spain), Gilles Boetsch – research director at the CNRS – (Service of Biological Anthropology, Faculty of Medicine, University of the Mediterranean, Marseille, France), Claude Bouville (Service of Biological Anthropology, Faculty of Medicine, University of the Mediterranean, Marseille, France), Professor Primitiva

Bueno Ramirez (Department of History and Philosophy, University of Alcalá de Henares, Madrid, Spain), Belén Castillo – director – (Museo Arqueológico of Burgos, Burgos, Spain), Viktor Cerny (Institute of Archaeology, Academy of Sciences, Prague, Czech Republic), Aude Civetta (Service of Biological Anthropology, Faculty of Medicine, University of the Mediterranean, Marseille, France), Patrice Courtaud (Laboratory of Anthropology of Past Populations, University of Bordeaux, Bordeaux, France), Coralie Demangeot (Laboratory of Anthropology of Past Populations, University of Bordeaux, Bordeaux, France), William Devriendt (Service of Biological Anthropology, Faculty of Medicine, University of the Mediterranean, Marseille, France), Professor Miluse Dobisikova – director – (Department of Anthropology, National Museum, Prague, Czech Republic), Eric Drenth (Rijksdienst Voor het Oudheikundig Bouemonderzoek (Amersfoort, Holland), Henri Duday – research director at the CNRS – (Laboratory of Anthropology of Past Populations, University of Bordeaux, Bordeaux, France), Petr Dvorak (Městské Muzeum, Brno, Czech Republic), Anna Endrödi – director – (Aquincum Museum, Budapest, Hungary), José Francisco Fabian Garcia (Institute of Archaeology, Avila, Spain), Inigo Garcia-Martinez de Lagran (Arcadia, Instituto de Promocion Cultural, University of Valladolid, Valladolid, Spain), Rafael Garrido-Pena (Arcadia, Instituto de Promocion Cultural, University of Valladolid, Valladolid, Spain), Gerhardt Hotz (Naturhistorisches Museum, Basel, Switzerland), Professor Pedro Jiménez Sanz (Department of History and Philosophy, University of Alcalá de Henares, Madrid, Spain), Professor Bruno Kaufmann (Anthropologisches Forschungsinstitut, Aesch, Switzerland), Olivier Lemercier (Department of History of Art and Archaeology, University of Bourgogne, Dijon, France), Eric Mahieu (Actilia multimédia, Theix, France), Professor Antonia Marcsik (Department of Anthropology, University of Szeged, Szeged, Hungary), Maria Mariné Isidro – director – (Museo Provincial of Avila, Avila, Spain), Sergio Moral (Institute of Archaeology, Burgos, Spain), Professor Ildiko Pap (Department of Anthropology, Hungarian Natural History Museum, Budapest, Hungary), Christina Papageorgopoulou (Anthropologisches Forschungsinstitut, Aesch, Switzerland), Javier Pérez – director – (Museo Arqueológico Provincial of Palencia, Palencia, Spain), Laszlo Remeneyi (Aquincum Museum, Budapest, Hungary), Professor Manuel Rojo Guerra (Department of Prehistory, University of Valladolid, Valladolid, Spain), Laure Salanova (CNRS – Archéologies et Sciences de l'Antiquité, Maison René Ginouvès d'Archéologie et d'Ethnologie, Nanterre, France), Michel Signoli (Service of Biological Anthropology, Faculty of Medicine, University of the Mediterranean, Marseille, France), Professor Eugen Strouhal (Institute of History of Medicine and Foreign Languages, Charles University, Prague, Czech Republic), Yaramila Tcheremissinoff (INRAP Toulouse and Center of Anthropology, Toulouse, France), Anne-Marie Tillier – research director at the CNRS (Laboratory of Anthropology of Past Populations, University of Bordeaux, Bordeaux, France), Jan Turek (Department of Archaeology, Charles University, Prague, Czech Republic), Magdalena Turkova (Institute of Archaeology, Academy of Science, Prague, Czech Republic), Tanya Ulding (Osteo-Archäologie-Service, Aesch, Switzerland), Zita Van der Beek (Oxford, Great Britain), Antonio Vázquez Cuesta (Department of History and Philosophy, University of Alcalá de Henares, Madrid, Spain), Petr Veleminsky (Department of Anthropology, National Museum, Prague, Czech Republic), Joël Vital (CNRS – Center of Prehistoric Archaeology, Valence, France) and Piotr Wlodarczak (Institute of archaeology and ethnology, Cracovia, Poland)

and also all of the members of the association "Archéologie et gobelets"

I also wish to sincerely thank a certain number of people

- the different members of the PAT of the University of Geneva, including technicians Matteo Gios and Jacques Koerber, secretaries Leila Gaudé and Marisa Andosilla, librarian Valérie Mirault, photographers Micheline Vautravers, Elvyre Martinez and Jean Gabriel Elia and computer specialists Georges Puissant, David Roessli and Stéphane Weber
- my colleagues at the University, in particular Jean-François Buard, Elena Burri, Suzanne Eades, Viktoria Fisher, Loic Jammet-Reynal, Sylvain Ozainne, Caroline Robion-Brunner and Giulia Willig
- Cécile Delhumeau, doctor in biological and medical engineering, Centre Médical Universitaire, University of Geneva, and Magali Schweizer, doctor in paleontology, Geologisches Institut, University of Zurich
- my privileged reviewers, Marie Besse, Jasmine Desideri Oberson and Christiane Kramar!
- and last but not least... the Desideri clan, for their limitless support... GRAZIE!

this monography could have not been achieved without the efficient collaboration of Rebecca Miller, Service of Prehistory, University of Liège (Belgium) who not only had the kindness to translate this entire work, but also other papers requiring a "Shakespearian conversion", often last minute! a sincere thank you for your availability and efficiency!

... a thousand pardons for all of those who should have appeared here, but were inadvertently overlooked... in writing only, I assure you!!

Résumé

Le Campaniforme se réfère, avant toute chose, à un style de céramique largement répandu sur l'ensemble de l'Europe pendant le 3e millénaire avant notre ère. Contrairement à la période qui lui précède, il représente une entité qui se distingue des autres manifestations archéologiques par sa culture matérielle, son rituel funéraire ou encore son mode de diffusion. Son extension géographique particulièrement vaste a suscité différentes interprétations : un peuple unique envahissant l'Europe, la diffusion de biens de prestige échangés sur de longues distances, ou encore l'absence d'une population campaniforme au profit de la diffusion des seules composantes culturelles.

L'ostéoarchéologie permet de tester la première des ces hypothèses, à savoir celle qui envisage la diffusion d'une culture par le déplacement de populations. Il s'est donc agit de trouver des éléments pertinents sur le squelette humain.

Le choix s'est porté sur l'étude des traits non métriques dentaires. Ce sont des variations anatomiques observées sur l'ensemble de la dentition permanente et déciduale. On se réfère, en général, à des caractères qui peuvent être présents ou absents, ou qui manifestent différents stades de développement. Ils peuvent prendre la forme de structures positives comme la présence de tubercules ou de crêtes accessoires, voire négatives, tels des sillons. Ils se manifestent aussi sous la forme de variations dans le nombre, la position ou encore la taille des cuspides et des racines.

Au regard des résultats obtenus par les études sur le mobilier archéologique, les régions sélectionnées pour tester cette hypothèse sont la République tchèque, la Hongrie, la Suisse, la France et l'Espagne.

Chapitre 1

Le premier chapitre a abordé l'essence même de ce travail : le Campaniforme. Nous nous sommes intéressée à ce qui fait le Campaniforme, à ce qu'on en a dit hier et ce qu'on en pense aujourd'hui. Nous avons également situé notre recherche au sein d'un programme interdisciplinaire abordant l'histoire du peuplement du 3e millénaire avant notre ère. Nous avons finalement énoncé les objectifs de notre recherche. Nous avons vu que :

Le Campaniforme se met en place à l'échelle européenne sur des substrats locaux très différents. De l'unité pré-campaniforme orientale à l'hétérogénéité occidentale, les faits sont peu comparables.

Le Campaniforme est caractérisé par un matériel composé d'une céramique décorée - dénominateur commun de cette culture -, d'une céramique commune variant selon les régions, d'un matériel divers constitué notamment de brassards d'archer, de poignards en cuivre, de pointes en cuivre dite de Palmela, de boutons en os perforés en V... et de très belles stèles anthropomorphes.

Si le mobilier fédère le Campaniforme, la diversité incontestable de ses structures funéraires et domestiques le brouille. Ainsi, de la sépulture individuelle, à la réutilisation ou à la pratique de tombes collectives, en passant par l'incinération, le rituel funéraire des Campaniformes nous révèle ici toute sa complexité. De même, la variabilité des structures domestiques, tant au niveau de leur construction - sur poteaux ou en pierres sèches -, qu'à leur forme - circulaire, ovalaire, rectangulaire -, ou encore à leur localisation - à proximité ou non de leur substrat -, est certaine.

Le Campaniforme se développe pendant le 3e millénaire avant notre ère, entre 2900 et 1800 av. J.-C., et il est possible de mettre en évidence un gradient sud-ouest - nord-est dans son émergence.

Les premières explications concernant l'émergence du Campaniforme s'appuyaient principalement sur le caractère paneuropéen de certains vestiges et ont variés entre mouvements de populations, circulations des biens ou encore des idées.

Aujourd'hui, les recherches s'intéressent aux divergences. Ce sont de vastes territoires qui sont analysés à l'aide d'instruments spécifiques. Les éléments moins exceptionnels de la culture matérielle comme la céramique commune ou encore l'industrie lithique s'expriment et mettent en évidence une certaine dichotomie du Campaniforme opposant l'est et l'ouest du phénomène.

Les études anthropologiques ne sont pas en reste, de l'étude ponctuelle à l'échelle européenne, de l'observation de la forme du crâne à la composition chimique des ossements. La mobilité, - partielle, totale ou différentielle - selon l'approche employée, est souvent associée à l'émergence du Campaniforme. La morphologie crânienne particulière des individus campaniformes en est à l'origine - la brachycrânie à aplatissement occipital. Cette morphologie a longtemps été considérée comme un indice certain de mouvements de populations à l'origine du Campaniforme. Aujourd'hui, d'autres approches, moins sujettes à discussion, comme la géochimie isotopique des os ou encore les traits non métriques sont privilégiées.

Notre recherche s'intègre au sein d'un programme interdisciplinaire qui a pour objectif la compréhension des mécanismes impliqués dans l'émergence du Campaniforme par l'étude de quatre volets complémentaires : la typologie et chronologie de la céramique commune, l'occupation du territoire, la métallurgie et l'anthropologie dentaire.

Ces différents éléments permettent de définir les objectifs de notre recherche : avons-nous affaire à une rupture ou à une continuité de peuplement lors de l'apparition du Campaniforme ?

Et pour répondre à cette question, cinq régions - la Bohême, la Hongrie, le sud de la France, le nord de l'Espagne et la Suisse - ont été sélectionnées représentant la plupart de la variabilité de l'expression du Campaniforme et totalisent plus de 2'000 individus, 530 traits et 255'000 observations.

Chapitre 2

Ce chapitre a abordé la présentation aussi bien des régions que des échantillons intégrés dans ce travail. Nous avons tenté de réunir ici une ample portion de la variabilité du Campaniforme, même si elle est de loin non représentative de toute la diversité dont fait preuve ce complexe. Nous avons choisi cinq régions représentant des portraits différents du Campaniforme pendant le 3e millénaire avant notre ère.

Le domaine oriental : la Bohême

Cette région envisagée à maintes reprises comme un acteur des plus actifs dans l'histoire du peuplement campaniforme représente l'occupation orientale type. Le Campaniforme se développe lors de la seconde moitié du 3e millénaire avant notre ère, dans une phase finale de l'Enéolithique, en position intermédiaire entre la culture Cordé et le Bronze ancien.

Les données provenant de l'archéologie mettent en avant les grandes affinités que le Campaniforme entretient avec les deux cultures qui lui précède et lui succède, tant au niveau du rituel funéraire qu'au niveau des vestiges eux-mêmes. L'étude des vestiges humains, en revanche, perçoit une certaine mobilité des individus qui diffère selon l'approche employée.

Nous avons réuni ici un échantillon composé de plus de 500 individus et 64 sites provenant des parties septentrionale et centrale de la Bohême. Ils appartiennent à la culture Cordé, Campaniforme et Unetice (Bronze ancien).

Le domaine oriental : la Hongrie

L'occupation campaniforme hongroise - le Campaniforme-Csepel - est seule dans l'aire orientale hors substrat cordé. Elle s'intègre au sein d'une phase moyenne du Bronze ancien (BA II) - seconde moitié du 3e millénaire avant notre ère - et se limite à la région entourant Budapest.

Différentes interprétations sont avancées pour expliquer l'intrusion limitée du Campaniforme en Hongrie. Pour certains, la genèse de ce complexe résulterait de la migration de petits groupes d'individus provenant de Tchéquie ; pour d'autres, il s'agirait plutôt d'un développement interne de la société du Bronze ancien. Les rares données anthropologiques plaideraient en faveur d'un renouvellement de la population sans exclure des contacts avec les populations contemporaines.

Nous avons rassemblé un corpus composé d'une centaine d'individus et de 15 sites localisés dans les parties centro-septentrionale et méridionale de la Hongrie. Les ensembles appartiennent au Campaniforme-Csepel et aux cultures qui lui sont soit contemporaines (Obeba-Pitvaros, Nyirseg et de Somogyvar-Vinkovci) soit successives (Nagyrev, Perjamos).

Le domaine méridional : le sud de la France

La fin du Néolithique, marquée par l'émergence d'une multitude de groupes culturels distincts et limités dans l'espace, est subdivisée en deux phases - le Néolithique final et le Chalcolithique. Le Campaniforme s'implante, non de manière uniforme sur l'aire considérée, lors de la dernière phase et coexiste avec les cultures locales dans certains cas. Il se développe pendant la première moitié du 3e millénaire avant notre ère.

Les données archéologiques relèvent généralement deux phases d'occupation campaniforme. La première marque une certaine rupture avec les traditions locales, la seconde est une période d'intégration et de cohabitation. Les contextes funéraires compliqués dans cette région n'ont probablement pas induit une multitude d'études anthropologiques. Les données éparses ne permettent pas de proposer une interprétation en terme d'histoire du peuplement.

L'échantillon réuni est constitué de près de 700 individus et de 5 sites localisés en grande partie dans la partie orientale de la région. Les ensembles se situent chronologiquement entre le Néolithique final/Chalcolithique et le Bronze ancien.

Le domaine méridional : le nord de l'Espagne

La péninsule Ibérique est une région importante dans la compréhension du phénomène Campaniforme. La Meseta est un territoire riche en découvertes. Le Campaniforme s'y développe lors de la seconde moitié du 3e millénaire avant notre, dans une phase récente du Chalcolithique et coexiste avec lui jusqu'à l'émergence du Bronze ancien.

Les données archéologiques vont dans le sens d'une émergence du Campaniforme liée à des transformations de la société de la fin du Néolithique par l'échange de biens socialement valorisés. D'un point de vue des études anthropologiques, aucun élément ne semble défendre un renouvellement ou déplacement de populations avec la genèse du Campaniforme, cependant les études ne les recherchent pas et concernent, avant toute chose, les effets de l'environnement sur les individus.

Nous avons constitué un échantillon de près de 180 individus et 14 sites situés dans la partie septentrionale de la Meseta. Les ensembles étudiés sont à rattacher au Néolithique final, au Chalcolithique, au Campaniforme et à l'âge du Bronze.

A l'articulation entre les deux domaines : la Suisse

Le territoire helvétique se situe en position intermédiaire entre les domaines méridional et oriental. Les vestiges, inégalement répartis sur l'ensemble de la Suisse, laissent apparaître la dualité des traditions des différentes aires culturelles est-ouest. Le Campaniforme apparaît lors de la seconde moitié du 3e millénaire, à la fin du Néolithique, et laissera place à l'émergence du Bronze ancien.

D'après les données archéologiques, la genèse du Campaniforme en territoire helvétique pourrait être le fruit d'influences plus ou moins marquées provenant à la fois de l'aire méridionale - sous forme d'une idéologie - et de l'aire orientale - par migration de populations. Les différentes études anthropologiques constatent une forte homogénéité des populations pré-campaniformes. En revanche, les résultats pour les populations successives (sont plus mitigés, tantôt plaidant en faveur d'une continuité de peuplement, tantôt invoquant un renouvellement de la population.

Les populations se composent de plus de 520 individus et de 8 sites provenant essentiellement de la partie occidentale de la Suisse. Cette dernière présente une séquence sans hiatus majeur entre le 5e et le 3e millénaire, c'est pourquoi nous avons sélectionné des échantillons se situant chronologiquement entre le Néolithique moyen et le Bronze ancien.

Nous le voyons bien ici, les données sont peu comparables d'une région à l'autre.

Ses multiples facettes ne peuvent pas induire une explication unique dans sa genèse, les données anthropologiques illustrent ainsi la complexification du Campaniforme.

Chapitre 3

L'objectif de ce chapitre a été de dresser un lexique des termes spécifiques à notre recherche. Nous avons délibérément choisi de l'articuler sous forme de texte, et non sous forme de lexique proprement dit, pour en faciliter la lecture.

Chapitre 4

Au terme de ce chapitre nous avons vu que les traits dentaires sont un outil intéressant pour appréhender les relations entre populations. D'une part, la dentition est un élément des plus résistants du squelette, donc souvent le mieux conservé. De l'autre, les traits non métriques dentaires peuvent être observés sur le vivant, ainsi la recherche sur leur déterminisme génétique est facilité puisqu'on peut directement étudier des sujets apparentés ou des jumeaux. Le référentiel à l'actualiste trouve ici toute son importance. Les progrès de la science ont aussi contribué à améliorer la compréhension des mécanismes et des processus impliqués dans l'odontogénie.

D'abord, les recherches ont pu établir que le développement dentaire, et en particulier celui de la morphologie dentaire, est soumis à un fort contrôle génétique. Plusieurs travaux ont montré que le développement de la dentition est contrôlé par un certain nombre de gènes qui agissent à divers endroits et interviennent à des moments distincts de sa formation. Si aucun trait ne suit un mode de transmission simple, ils ne sont pas aussi complexes que ceux des modèles de transmission polygénique pour lesquels interviennent une multitude de gènes. De plus, si on ne peut nier une influence probable de facteurs environnementaux, on ne peut pas non plus contester le fait que leurs effets sont moindres. Finalement, les études basées sur le déterminisme génétique ont montré que la plupart de ces caractères semblent détenir une grande composante héréditaire.

Ensuite, nous avons vu que la fiabilité du système d'observation est un élément essentiel dans la validation des données. En effet, l'absence de standardisation des données peut parfois conduire à des résultats totalement différents. La subjectivité de l'observation a souvent été un élément déterminant dans la critique de l'étude des traits dentaires. Mais à l'heure actuelle, il est possible de contourner cet obstacle, d'une part, en utilisant les plaques de référence et des définitions précises des différentes variables, et de l'autre, en éliminant les traits qui poseraient d'éventuels problèmes de standardisation en testant non seulement sa propre concordance, mais aussi celle entre différents observateurs.

Enfin, les études portant sur la valeur des traits non métriques dentaires en application dans des populations actuelles sont pleinement rassurantes. La comparaison des résultats de la morphologie dentaire avec différents estimateurs comme la proximité géographique, la linguistique ou encore des données génétiques, ont permis de conforter l'idée que ces variables sont de bons indicateurs des distances biologiques entre populations.

Aujourd'hui, la recherche sur les traits non métriques dentaires se poursuit. Elle mène à une meilleure compréhension de ces variables. De plus, nous ne pouvons que nous réjouir des concordances des résultats entre l'anthropologie dentaire et la génétique puisqu'il semblerait que les *dental data on northern Asia, southeast Asia and the Americas are generally in excellent agreement with those from single genes* (Cavalli-Sforza et al. 1994, p. 317). Même si certains aspects demandent encore à être mieux maîtrisés, notamment les gènes responsables du développement de ces variables pour ne citer qu'un exemple, le déterminisme génétique qui sous-tend l'expression des traits dentaires permet de les utiliser lors d'études comparatives entre populations.

Chapitre 5

Ce chapitre avait comme objectif la sélection des variables que nous utilisons dans ce travail, le mode d'acquisition et l'évaluation de la concordance des données.

Dans un premier temps, nous avons sélectionné 111 traits de format dichotomique ou gradué représentant 530 observations possibles.

Pour la dentition permanente, nous avons retenu des traits proposés par le système ASU_DAS (Turner et al. 1991) et par le système FU_DTS (Alt 1997). Pour la dentition déciduale, nous avons choisi des traits définis par K. Hanihara (1963), P.W. Sciulli (1977) et K.D. Jørgensen (1956). De plus, une partie des traits enregistrés sur les molaires permanentes sera observée sur les secondes molaires déciduales.

Nous avons retenu, dans la majorité des cas, les expressions proposées par les différents auteurs et systèmes d'enregistrement. 11 traits ont tout de même fait l'objet de modifications car les gradations présentées ont été jugées comme difficile à identifier.

Dans un deuxième temps, nous nous sommes intéressée au mode d'acquisition des données.

Nous avons conçu, d'une part, des fiches d'enregistrement manuel et, de l'autre, un système de gestion informatisé permettant la manipulation aisée et le transfert rapide de données pour une utilisation dans différents logiciels.

Enfin, nous avons mesuré la concordance dans la détermination des dents et dans l'observation des traits non métriques dentaires.

L'évaluation de la concordance dans la détermination de la dentition a été réalisée même si l'objectif principal de la démarche résidait en l'attribution culturelle correcte d'un échantillon constitué essentiellement de dents isolées (dolmen des Peirières, Villedubert, Aude, France). Nous avons pu mettre en évidence différents type d'erreurs (notation, latéralisation, interarcade, interdistrict ou encore interdentition). Les discordances ne se retrouvent pas en abondance. L'erreur la plus souvent rencontrée est celle du déchiffrage incorrect du numéro attribué lors de la fouille (79 cas), les dents présentant ce type d'erreur ont été éliminées.

L'évaluation de la concordance des modes d'observations des traits non métriques dentaires a fourni des résultats intéressants. Les résultats intra-observateurs indiquent que les différences de gradations entre nos séances d'enregistrement sont minimes et par conséquent négligeables. Nous avons néanmoins éliminé 6 variables observées sur la dentition déciduale que nous avions jugé difficilement observables. En revanche, les différences entre observateurs sont plus importantes et permettent de confirmer la difficulté d'utiliser des données que l'on n'a pas collectées soi-même.

Chapitre 6

Ce chapitre a abordé le traitement préliminaire des observations dentaires. Il a comporté divers aspects, telles la vérification, l'épuration et l'optimisation des données en vue des analyses. Il s'agit d'une phase de manipulations des données délicate, impliquant des décisions importantes. Elle s'articule de la manière suivante :

Statistiques descriptives

Cette partie a concerné une phase descriptive des données brutes. Nous avons, dans un premier temps, numérisé les variables alphabétiques afin de pouvoir les traiter statistiquement (T11 et T53 sur la dentition permanente). Nous avons, dans un second temps, réalisé un décompte des observations par dentition pour chaque région. Près de 255'000 données sur plus de 2'000 individus ont été enregistrées pour cette étude. Nous avons, ensuite, procédé à une étape de vérification de la transcription des observations sur support informatique (erreurs de frappe, gradations aberrantes, décalage de saisie...) afin d'éliminer le cas échéant les erreurs ayant pu s'y glisser. Enfin, nous avons évalué la pertinence des variables observées. Les traits ne présentant pas un effectif suffisant ont été éliminés. La suppression concerne uniquement les variables observées sur la dentition déciduale pour la Bohême, la Hongrie et le nord de l'Espagne. Les données constantes n'ont pas été éliminées ici.

Asymétrie des antimères

Cette étape était essentielle puisqu'elle a touché la transformation des observations bilatérales en données uniques afin d'éliminer les informations redondantes fournies par les antimères.

Elle a d'abord consisté à mesurer le degré de similarité des expressions des traits dentaires observés sur les dents controlatérales, et ce, pour chacune des régions. Nous avons vu que les relations et l'intensité des expressions antimériques dépendent de la spécificité des échantillons étudiés. Ainsi, les meilleurs résultats ont été obtenus pour la Suisse et la Bohême, constituées en majorité de sujets individualisés. Les traits non corrélés variants d'une région à l'autre, nous avons choisi de considérer les expressions antimériques de l'ensemble des variables interdépendantes.

Ensuite, le traitement des données bilatérales a été réalisé. Parmi les différentes méthodes employées, deux d'entre elles ont été retenues : le comptage latéral - qui concerne à ne retenir qu'un antimère (nous avons choisi arbitrairement le gauche) - et le comptage individuel - qui vise à ne garder qu'une expression et de préférence la plus élevée. La sélection de l'une ou l'autre de ces méthodes a été opérée en deux temps distincts :

- en fonction du type de variables : Six traits - qui pour la plupart traduisent une forme ou une position - ont fait l'objet d'un traitement particulier. Le comptage individuel est réalisé pour T9, T11 (après dichotomisation) et T55-56 (après fusion de ces deux traits et une nouvelle gradation) observés sur la dentition permanente. Le comptage latéral est sélectionné pour T53 sur la dentition permanente, T3, T11 et T36 sur la dentition déciduale. Ces décisions s'appliquent sur l'ensemble des populations étudiées.

- en fonction de l'état des échantillons : La Bohême et la Hongrie font l'objet d'un traitement par comptage individuel. Les trois autres régions - présentant des situations composites - ont été manipulées selon la spécificité des sites : le comptage individuel pour les sites consentant une individualisation des sujets et le comptage latéral pour ceux offrant une majorité de dents isolées.

Corrélations entre les traits

Cette fraction a concerné l'évaluation des relations entre les variables pour l'ensemble des populations. Nous nous sommes intéressée à trois type de liens.

Corrélations intradistrict

Nous avons vérifié que les variables enregistrées suivent le modèle attendu nommé gradient d'expression ou du champ (si un trait est présent sur un membre d'une classe dentaire, il est fort probable de l'observer sur l'ensemble du groupe avec un accroissement de l'expression mésio-distal). Les résultats montrent que les traits ne suivant ce modèle varient selon les populations étudiées. Pour des raisons de représentativité d'échantillon, nous choisissons qu'un trait ne se conforme pas au modèle si les résultats de deux régions majeures (CZ et CH) ou une région majeure et au moins deux régions mineures (HU, F, ES) vont dans ce sens. Ainsi, trois variables (T15, T53 et T57) ne suivent le gradient d'expression.

Corrélations interdistrict

Nous avons testé l'interdépendance d'une variable s'exprimant au delà d'un district dentaire. L'objectif étaient de définir si l'effet du champ pouvait également être mis en évidence sur plusieurs classes dentaires. La même procédure de décision a été réalisée et une seule variable (T16) s'est révélée statistiquement significative.

Corrélations intertrait

Nous avons mesuré une association entre variables s'exprimant sur les arcades opposées, soit la relation entre le *tubercule de Carabelli* (T24) observé sur les molaires supérieures et le *protostylide* (T54) sur celles inférieures. Nous l'avons sélectionnée puisqu'il semblerait que ce soit la corrélation la plus souvent rencontrée dans la littérature. Une seule association s'est révélée positive, soit l'expression du tubercule de Carabelli de la troisième molaire supérieure avec l'expression du protostylide de la deuxième molaire inférieure.

Dimorphisme sexuel

Ce dernier point a touché la mesure de l'influence du sexe dans l'expression des traits non métriques dentaires. L'analyse a été réalisée sur deux régions seulement (CZ et CH) composées par des effectifs limités en détermination sexuelle. Pour prétendre qu'une signification biologique est présente, les différences dans l'expression d'une variable devraient présenter une aptitude interpopulationnelle. Ainsi, nous avons choisi de retenir une association comme pertinente seulement si elle se révèle significative pour les deux populations testées. Or, aucune des variables concernées n'a satisfait à cette exigence.

Il n'y a pas un traitement préliminaire des données dentaires standard. Selon les données et les résultats des différents tests, nous avons pris certaines décisions. Selon les analyses, il sera peut être utile et possible de prêter attention à certains résultats du traitement préliminaire afin d'intégrer ou d'exclure certaines variables.

Chapitre 7

Ce chapitre concernant l'analyse des données a comporté deux volets. Le premier a touché la présentation de la procédure suivie du traitement statistique préliminaires des données, le second s'est intéressé aux analyses proprement dites.

La procédure suivie

Nous avons choisi de travailler avec des fréquences populationnelles. Nous avons donc calculé les incidences pour chaque variable au sein de chaque ensemble testé. Nous avons affaire à des variables dichotomiques et graduées, c'est pourquoi nous avons choisi de retenir la méthode dite de l'expression count mise en place par Turner (1985) qui permet d'obtenir une fréquence ajustée qui prend en compte l'ensemble de l'information fournie par les gradations. Elle s'effectue en deux temps : l'obtention d'une fréquence unique puis l'introduction d'un facteur de correction prenant un compte la taille de l'échantillon.

Nous avons ensuite sélectionné les variables mobilisables dans les analyses. Lors du traitement préliminaire des données nous avons vu que les traits s'exprimant au sein d'une classe dentaire ne sont pas indépendants les uns des autres. Nous avons donc retenu une dent par district dentaire que l'on appelle dent clé pour toutes les variables y compris pour les traits qui ne semblent pas suivrent le gradient d'expression (T15, T53 et T57). Le tubercule dentaire (T16) présente une interdépendance entre les classes dentaires, c'est pourquoi nous avons sélectionné une seule dent sur laquelle le trait s'exprime, généralement la canine. A l'issue de ce traitement statistique préliminaire des données, 79 variables sont intégrables au sein des analyses.

Nous avons retenu plusieurs types d'analyses multivariées : l'analyse ascendante hiérarchique, selon l'algorithme de Ward, complétée par un bootstrap, l'analyse des proximités ou multidimensional scaling complété par un minimal spanning tree et l'analyse en composantes principales.

L'analyse des ensembles

Nous avons traité plusieurs aspects. Nous avons réalisé, pour toutes les aires étudiées (orientale, méridionale et à l'articulation - la Suisse), une analyse individuelle de chaque région, puis une analyse du domaine en question. Nous avons comparée la Suisse une première fois au domaine oriental et une seconde au domaine méridional. Nous avons ensuite poursuivi les analyses par une étude comprenant uniquement les échantillons campaniformes de cinq régions traitées. Nous avons finalement clos la phase analytique par une étude du corpus tchèque sexes séparés.

Quels sont les éléments à retenir ?

Le domaine oriental

Les analyses pour la Bohême se basent sur 13 ensembles (4 cordés, 4 campaniformes et 5 unetices) et 54 variables. Les différentes analyses défendent l'idée de populations plus hétérogènes lors de l'Enéolithique final en Bohême qui traduirait probablement d'une mobilité ou d'échanges populationnels plus accrus pendant ces périodes. Le début du Bronze ancien, en revanche, révèlent une forte cohésion des groupes étudiés présupposant un certain hermétisme aux influences externes. La position intermédiaire du Cordé plaiderait en faveur de son implication dans la mise en place du Campaniforme et de la culture d'Unetice.

Les analyses pour la Hongrie sont réalisées à partir de 4 ensembles (Campaniforme, Obeba-Pitvaros, Perjamos et Nagyrev) et 35 variables. La culture Nagyrev semble avoir une position forte et centrale des relations entre les différentes cultures étudiées. Le Campaniforme s'individualise sur l'ensemble des représentations. Il ne s'avère proche ni de la culture méridionale qui lui est contemporaine (Obeba-Pitvaros), ni par le Nagyrev qui lui est en partie contemporain - dans sa phase ancienne - et qui lui succède.

Les analyses du domaine oriental se basent sur 17 ensembles (pour la Bohême les 4 cordés, 4 campaniformes et 5 unetices, pour la Hongrie 4 groupes) et 30 variables. Pour la Bohême, deux regroupements (Unetice/Cordé oriental et Cordé/Campaniforme) se distinguent. La position des groupes hongrois au sein de cette configuration est très intéressante puisque le Campaniforme se rattacherait modérément au premier groupe et les trois autres ensembles - Nagyrev, Obeba-Pitvaros et Perjamos - au second groupe.

Le domaine méridional

Les analyses pour le sud de la France se basent sur 7 ensembles (2 Néolithique final, 2 Chalcolithique, 1 Campaniforme, des ensembles mixtes avec un Chalcolithique-Campaniforme et un Chalcolithique-Bronze ancien) et 57 variables. Les gisements du Néolithique final et du Chalcolithique présentent une situation plus hétérogène. En revanche, les gisements récents s'isolent.

Les analyses pour le nord de l'Espagne sont réalisées à partir de 7 ensembles (3 Néolithique final, 2

Chalcolithique, 1 Campaniforme et 1 Néolithique final/Campaniforme) et 17 variables. Les différents échantillons appartenant au Néolithique final paraissent homogènes entre eux. Les ensembles récents, en revanche, semblent montrer une plus grande variabilité. La position des campaniformes en intermédiaire entre les populations du Néolithique final et du Chalcolithique se révèle fort intéressante.

Les analyses du domaine méridional ont été effectuées à partir de 13 ensembles (7 français et 6 espagnols) et 30 variables. La situation mise en évidence dans ce domaine est intéressante puisqu'on retrouve des différences plus marquées pour les périodes antérieures et une certaine cohésion des populations les plus récentes traduisant probablement des échanges plus marqués entre elles. Le Campaniforme au sein de cette configuration se situe entre ces deux courants.

A l'articulation entre les deux domaines

Les analyses pour la Suisse se basent sur 10 ensembles (5 groupes Néolithique moyen, 2 Néolithique final, 2 Campaniforme et 1 Bronze ancien) et 49 variables. Les différentes analyses s'accordent pour défendre l'idée d'une certaine harmonie des populations du Néolithique moyen et d'une variabilité des ensembles tardifs qui traduirait probablement d'une mobilité ou d'un apport populationnel modéré, et ce, dès le Néolithique final.

Les analyses des relations de la Suisse avec le domaine oriental sont réalisées à partir de 22 ensembles (5 groupes suisses, 13 tchèques et 4 hongrois) et 30 variables. Nous constatons les mêmes tendances distinguées lors des analyses régionales. Les sites suisses ne se mêlent pas au domaine oriental et les campaniformes hongrois semblent bien plus proches de leur contemporains occidentaux.

Les analyses des relations de la Suisse avec le domaine méridional sont effectuées à partir de 18 ensembles (5 groupes suisses, 7 français et 6 espagnols) et 30 variables. Les échantillons helvétiques se regroupent fortement sur l'ensemble des configurations. Ils se rattachent aux périodes récentes ibériques et françaises. Les groupes anciens du domaine méridional présentent une plus grande variabilité, traduisant probablement une mobilité ou des échanges populationnels moindres pendant ces périodes. Ceci ne semble pas être le cas en Suisse et pour les ensembles tardifs méridionaux où l'homogénéité apparente permettrait d'avancer une accentuation d'influences externes.

Les relations entre les populations campaniformes

Cette analyse se base sur 11 ensembles (4 groupes tchèques, 1 hongrois, 2 suisses, 2 français et 2 espagnols) et 30 variables. Une dichotomie certaine et franche des populations campaniformes du domaine oriental des échantillons méridionaux se révèle au sein des analyses. Les campaniformes helvétiques se rattachent franchement au domaine méridional. Les échanges et les influences externes semblent majeures dans l'aire occidentale campaniforme.

La Bohême : une analyse sexes séparés

Cette dernière analyse comprend 6 groupes (hommes et femmes cordés, campaniformes et unetices) et 44 variables. Les hommes des trois cultures sont proches et les femmes ont tendance à être plus hétérogènes. Les résultats sont assimilables à ceux de l'étude régionale : une unité unetice, une plus grande variabilité des ensembles cordés et campaniformes et une position des cordés - les hommes - en dénominateur commun fédérant l'ensemble des populations.

Chapitre 8

Les cinq occupations analysées offrent un portrait riche et complexe de la société du 3e millénaire avant notre ère. Il n'est pas envisageable de s'attacher à une seule explication du Campaniforme.

L'implication du fonds local dans l'émergence du Campaniforme n'est pas le même selon les régions. Seuls le nord de l'Espagne et la Bohême révèlent des liens étroits entre l'occupation campaniforme et leur substrat. Pour les trois autres régions, des influences populationnelles externes sont à l'origine de leur occupation campaniforme, mais leur apport n'est pas le même. Un renouvellement total - ou du moins un fort impact exogène - est manifeste pour le sud de la France et la Hongrie. En effet, les populations campaniformes se distinguent du substrat pour ces deux territoires de manière évidente. La Suisse, quant à elle, possède un fonds régional perturbé par un renouvellement partiel ou une intégration d'individus étrangers.

Cette situation en territoire helvétique semble déjà présente, même si moins intensément, pendant le Néolithique récent.

La morphologie dentaire a permis de mettre en évidence deux sphères populationnelles sur le territoire étudié. Les deux entités se distinguent clairement l'une de l'autre. Nous avons ainsi des Campaniformes méridionaux et des Campaniformes orientaux, que nous désignons respectivement par Bell Beakers et Beakers. Les Campaniformes méridionaux sont très proches et les populations helvétiques se rattachent fortement à leur morphologie. Ils forment un ensemble très homogène. Les Campaniformes orientaux dévoilent une certaine cohésion qui paraît toutefois moins hermétique.

Sur la base de ces résultats il est possible de proposer un modèle de diffusion du Campaniforme :

- l'émergence du Campaniforme dans la sphère méridionale s'est produite par déplacement d'individus depuis la Péninsule ibérique. L'impact biologique s'enregistre au moins jusqu'en Suisse, voire même en Hongrie. Ainsi, les Bell Beakers - petits groupes d'individus munis de leur matériel et de leur savoir-faire - sont à l'origine de la diffusion du Campaniforme dans cette portion du phénomène.

- la situation dans la sphère orientale est plus complexe. Les données dentaires vont dans le sens d'une évolution au sein de la même société.

Néanmoins, les femmes - cordées et campaniformes - se distinguent du fonds local, résultant probablement de sociétés pratiquant l'exogamie. Pour N. Brodie (2001), ce sont les femmes campaniformes orientales qui intègrent l'aire occidentale. Nos données n'appuient pas cette hypothèse, ni même l'inverse. En effet, les morphologies dentaires divergent fortement dans les deux sphères et le fonds populationnel des femmes campaniformes ne fait pas partie des zones méridionales que nous avons étudiées.

Ainsi, pour comprendre les modalités de mise en place du Campaniforme, il faut dissocier la diffusion des éléments méridionaux de la diffusion par exogamie des femmes dans l'aire orientale en deux moments distincts. Sur la base des datations radiocarbone actuellement disponibles mettant en évidence un gradient sud-ouest - nord-est dans la mise en place du Campaniforme, nous proposons :

Migration de groupes d'individus Bell Beakers depuis la Péninsule ibérique vers l'est, parallèlement l'aire orientale est occupée par la culture Cordé.

Une partie de la société cordé à la limite du phénomène s'individualise et adopte, par emprunt, une partie des traditions méridionales campaniformes. Diffusion de cette nouvelle société - les Beakers - vers l'est. En même temps, certains éléments orientaux se diffusent à l'ouest.

Abstract

The Bell Beaker complex is defined, above all, by a ceramic style widespread across Europe during the 3rd millennium BC. In contrast to the preceding period, it represents an entity distinguished from other archaeological manifestations by its material culture, funeral practices and mode of diffusion. Its particularly vast geographic distribution has provoked different interpretations: a unique population invading Europe, the long-distance exchange of prestige goods, and the absence of a Bell Beaker population with only the diffusion of its cultural components.

Osteoarchaeology makes it possible to test the first of these hypotheses, which proposes the diffusion of a culture by population displacement. The pertinent elements on the human skeleton must thus be identified for analysis.

Here, the choice was made to analyze non-metric dental traits, anatomic variations observed on permanent and deciduous dentition. These are, in general, traits that are present or absent, or which reflect different phases of development. They can be positive structures, such as the presence of tubercles or ridges, or negative, such as grooves. Such traits can also vary in the number, position and size of cusps and roots.

Based on results obtained from studies of archaeological material, the regions selected to test this hypothesis are the Czech Republic, Hungary, Switzerland, France and Spain.

Chapter 1

The first chapter presents the basis of this research: the Bell Beaker complex. We are interested in previous interpretations and current thought with respect to the definition of the Bell Beaker complex.

The Bell Beaker complex was established on a Europe-wide scale, with quite different preceding local substrates. Between the uniform Eastern pre-Bell Beaker and the Western heterogeneity, data are difficult to compare.

The Bell Beaker complex is characterized by material including decorated pottery – the common denominator of this culture –, common ware ceramics varying by region, diverse artefacts including archers' armbands, tanged daggers, Palmela points and buttons with V perforation, and quite beautiful anthropomorphic steles.

While these artefacts unite the Bell Beaker complex, the incontestable diversity of its funerary and domestic structures blurs the overall uniformity. From the individual grave, re-use, collective tombs and incineration, the funeral practices of the Bell Beaker reveal its complexity. Similarly, variability in domestic structures, whether with respect to construction – on posts or dry-stone –, form – circular, oval, rectangular –, or location – near or far from their substrate –, is clear.

The Bell Beaker complex developed during the 3rd millennium BC, between 2900 and 1800 BC, and it is possible to demonstrate a southwest-northeast gradient for its emergence.

Initial explanations concerning the emergence of the Bell Beaker were primarily based on the pan-European character of certain types of artefacts and vary between population movement, exchange of goods and exchange of ideas.

Today, research focuses on divergences, analyzing vast territories using specific instruments. The least exceptional elements of the material culture, such as common ware ceramics and lithics, express and demonstrate a clear dichotomy in the Bell Beaker complex that opposes the eastern and western regions of this phenomenon.

Anthropological studies are not lacking, from the specialized study to a pan-European scale, from analysis of cranial to the chemical composition of bones. Mobility, – partial, total, or varying – depending on the approached employed, is often associated with the emergence of the Bell Beaker complex. The specific cranial morphology of Bell Beaker individuals forms the basis for this: a brachycephalic skull with flattened occipital. Such morphology has long been considered as a definitive proof for population movements at the beginning of the Bell Beaker period. Today, other, less subjective, approaches, such as isotopic geochemistry of bone and non-metric dental traits, are being applied.

This research has been integrated within an interdisciplinary program aimed at understanding the mechanisms for the emergence of the Bell Beaker phenomenon by using four complementary axes: the typology and chronology of the common ware ceramic, territorial occupation, metallurgy and dental anthropology.

These different elements define the main objective of this research: was there a rupture or continuity in populations during the appearance of the Bell Beaker complex?

To respond to this question, five regions – Bohemia, Hungary, Southern France, Northern Spain and Switzerland – were selected, representing the majority of the variability present in the Bell Beaker, totalling more than 2'000 individuals, 530 traits and 255'000 observations.

Chapter 2

This chapter presents both the different regions and samples integrated in this research. While far from representing the entire range of variability in the Bell Beaker complex, an attempt has been made to cover a large portion of this variability. Five regions representing five different portraits of the Bell Beaker occupation during the 3rd millennium BC have been chosen.

The eastern domain: Bohemia

This region, often considered as one of the major actors in Bell Beaker population history, represents the eastern-type occupation. The Bell Beaker developed during the second half of the 3rd millennium BC, during the final phase of the Eneolithic, in an intermediate position between the Corded Ware and the Unetice cultures.

Archaeological data demonstrate the great affinities of the Bell Beaker with the two cultures preceding and succeeding it, as much with respect to funerary practices as artefacts themselves. Analysis of human remains, in contrast, suggests a certain degree of mobility of individuals that differs depending on the approach employed.

A sample of more than 500 individuals and 64 sites from the northern and central regions of Bohemia has been selected. They belong to the Corded Ware, Bell Beaker and Unetice (Early Bronze Age) cultures.

The eastern domain: Hungary

The Hungarian Bell Beaker occupation – the Csepel-Bell-Beaker – is the only one in the eastern domain outside the zone of the Corded Ware substrate. It is integrated within the middle phase of the Early Bronze Age (BA II), during the second half of the 3rd millennium BC, and is limited to the region around Budapest.

Different interpretations have been advanced to explain the limited intrusion of the Bell Beaker complex in Hungary. For some, the origin of this complex would have resulted from the migration of small groups from the Czech Republic; for others, it would have been due to an internal development of Early Bronze Age society. The rare anthropological data plead in favour of a population renewal without excluding the possibility of contacts with contemporaneous populations.

Here, a corpus has been composed of around a hundred individuals and 15 sites located in the north-central and southern regions of Hungary. These samples are attributed to the Csepel-Bell Beaker and to contemporaneous (Obeba-Pitvaros, Nyirseg and Somogyvar-Vinkovci) or succeeding (Nagyrev, Perjamos) cultures.

The southern domain: Southern France

The end of the Neolithic, marked by the emergence of a multitude of distinct and geographically limited cultural groups, is divided into two phases: the Final Neolithic and the Chalcolithic. The Bell Beaker was established in irregular manner across the region considered during the latter phase and, in some cases, coexisted with local cultures. It developed during the first half of the 3rd millennium BC.

Archaeological data generally reveal two phases of Bell Beaker occupation. The first marks a clear rupture with local traditions, the second a period of integration and cohabitation. The complicated funerary contexts in this region have probably not led to many anthropological studies. The sparse data do not permit interpretation in terms of population history.

The sample consists of around 700 individuals and five sites mostly located in the eastern part of the region. The samples are chronologically situated between the Final Neolithic/Chalcolithic and the Early Bronze Age.

The southern domain: Northern Spain

The Iberian Peninsula is a significant region for understanding the Bell Beaker phenomenon. The Meseta is a territory rich in discoveries. The Bell Beaker developed during the second half of the 3rd millennium BC, during the recent phase of the Chalcolithic and coexisted with it until the emergence of the Early Bronze Age.

Archaeological data suggest that the emergence of the Bell Beaker was associated with societal transformations at the end of the Neolithic by the exchange of socially valuable goods. From an anthropological point of view, no element suggests a renewal or displacement of populations at the origins of the Bell Beaker; however, studies have not specifically addressed this issue and concern primarily the effects of environment on individuals.

The sample here consists of around 180 individuals and 14 sites located in the northern part of the Meseta. The samples are attributed to the Final Neolithic, Chalcolithic, Bell Beaker and Bronze Age.

At the articulation between the two domains: Switzerland

Archaeological material, unequally distributed across Switzerland, demonstrates an east-west duality of traditions in different cultural areas. The Bell Beaker appeared during the second half of the 3rd millennium BC, at the end of the Neolithic, and was succeeded by the emergence of the Early Bronze Age.

Based on the archaeological data, the origin of the Bell Beaker in Switzerland could have been the result of more or less marked influences from both the southern domain (ideological influences) and the eastern domain (population migration). Different anthropological studies note a high degree of homogeneity in pre-Bell Beaker populations. By contrast, results for successive populations are more uncertain, sometimes suggesting population continuity, sometimes invoking population renewal.

The sample consists of more than 520 individuals and eight sites mainly located in the western part of Switzerland. This region presents a sequence without a major hiatus from the 5th to 3rd millennium BC, and samples were selected that are chronologically situated between the Middle Neolithic and the Early Bronze Age.

As can be seen, the data are not comparable from one region to the other.

The multiple facets of the Bell Beaker phenomenon prevent a single interpretation for its origin; anthropological data illustrate rather the complexification of the Bell Beaker phenomenon.

Chapter 3

The objective of this chapter is to present a lexicon of terms specific to this research. It was intentionally decided to present these terms in the form of text, rather than a glossary, to facilitate reading.

Chapter 4

At the conclusion of this chapter, we saw that dental traits are a valuable tool for understanding relationships between populations.

On the one hand, dentition is one of the most resistant elements of the skeleton, and thus often the best preserved. On the other hand, non-metric dental traits can be observed on living people, and research on genetic determinism is facilitated by direct analysis of similar subjects or twins.

The reference to modern populations finds its significance here. Scientific progress has also contributed to improving understanding of the mechanisms and processes involved in odontogeny.

First, research has established that dental development, and in particular that of dental morphology, is highly subject to genetic control. Several studies have demonstrated that the development of the dentition is controlled by a certain number of genes that act in different places and intervene at distinct moments of its formation. While no trait follows a simple mode of inheritance, they are not as complex as those of models of polygenic inheritance in which many genes are involved. In addition, although we cannot deny a probable influence of environmental factors, we also cannot contest the fact that their effects are minor. Finally, studies based on genetic determinism have demonstrated that most of these traits seem to possess a large hereditary component.

Next, we have seen that the viability of the system of observation is an essential element in the validation of data. In effect, the lack of standardization of data can sometimes lead to entirely different results. The subjectivity of the observation has often been a determining element in the criticism of the study of dental traits. But at present, it is possible to move past this obstacle, by using dental casts and precise definitions of the different variables, and by eliminating traits that could pose possible problems of standardization by testing not only their own accordance, but also that between different observers.

Finally, studies on the value of non-metric dental traits when applied to modern populations are clearly reassuring. Comparison of results of dental morphology with different estimators, such as geographic proximity, linguistics and genetic data, have reinforced the idea that these variables are good indicators of biological distance between populations.

Today, research on non-metric dental traits continues and leads to a better understanding of these variables. Moreover, we can only rejoice in the accordance of results between dental anthropology and genetics since it seems that *dental data on northern Asia, southeast Asia and the Americas are generally in excellent agreement with those from single genes* (Cavalli-Sforza et al. 1994, p. 317).

Even if some aspects should be better mastered, notably the genes responsible for the development of these variables, to cite only a single example, the genetic determinism underlying the expression of dental traits allows them to be used for comparative studies between populations.

Chapter 5

This chapter discusses the selection of variables used for this research, their mode of acquisition and evaluation of the accordance of the data.

During the first phase, 111 dichotomous or graduated traits were selected, representing 530 possible observations.

For permanent dentition, we have retained the traits proposed by the ASU_DAS system (Turner et al. 1991) and the FU_DTS system (Alt 1997). For deciduous dentition, we have selected the traits defined by K. Hanihara (1963), P.W. Sciulli (1977) and K.D. Jørgensen (1956). In addition, some of the traits recorded on permanent molars could be observed on second deciduous molars.

In most cases, we have retained the expressions proposed by the different authors and recording systems. 11 traits were, however, modified because the graduations presented were deemed difficult to identify.

During the second phase, we focused on the mode of data acquisition.

Manual data recording forms were used as well as a data management system to permit the easy manipulations and rapid transfer to data for use in different computer programs.

Finally, we measured the accordance between the determination of teeth and the observations of non-metric dental traits.

Evaluation of the accordance of determination of the dentition was carried out even if the principal objective of the method was the correct cultural attribution of a sample essentially comprised of isolated teeth (dolmen of Peirières, Villedubert, Aude, France). We were able to show evidence for different kinds of errors (notation, lateralization, interarcade, interdistrict and interdentition). Disagreements were not numerous. The most common error was that of incorrect identification of the number attributed during excavation (n=79); teeth with this type of error were eliminated.

Evaluation of the accordance of modes of observation of non-metric dental traits yielded interesting results. Intra-observer results indicate that differences in gradations between recording sessions are minimal and thus negligible. We nevertheless eliminated six variables observed on deciduous dentitions that were deemed difficult to observe. By contrast, differences between observers were more significant and confirm the difficulty of using data that have not been directly collected by the researcher.

Chapter 6

This chapter presents the preliminary treatment of dental observations. This treatment entailed various aspects, such as verification, refinement and optimization of data prior to analysis. It forms a phase of delicate data manipulation, involving important decisions. These are summarized as follows:

Descriptive statistics

This part concerns the descriptive phase of raw data. Initially, the variables were identified alphabetically in order to treat them statistically (T11 to T53 on permanent dentition). Next, an inventory of observations by dentition was made for each region. More than 255'000 observations were recorded on more than 2000 individuals. The next step was to verify the transcription of observations into the computer database (typing errors, aberrant gradations, discrepancies in recording, etc.) in order to correct such errors. Finally, the relevance of the variables observed was evaluated. Traits with an insufficient sample size were eliminated. This suppression concerned only variables observed on deciduous dentition for Bohemia, Hungary and Northern Spain. Data which was constant was also eliminated during this step.

Asymmetry of antimeres

This step was essential since it involved the transformation of bilateral observations in unique data in order to eliminate redundant information provided by the antimeres.

This first consisted in measuring the degree of similarity of expression of dental traits observed on controlateral teeth, and this for each region. We note that the relationships and intensity of antimeric expressions depend on the specificity of the samples studied. Thus, best results were obtained for Switzerland and Bohemia, comprising in majority individual subjects. Since non-correlated traits varied from one region to another, we have chosen to consider interdependent the antimeric expressions of the variables.

Next, treatment of bilateral data was carried out. Among the different methods used, two were retained: lateral count which retains only one antimere (the left arbitrarily selected here) and individual count which retains only the highest expression and preference. The selection of one or the other of these methods took place separately:

- as a function of the type of variable: six traits – which are most often a form or a position – were subjected to a specific treatment. The individual count was used for T9, T11 (after dichotomization) and T55-56 (after fusion of these two traits and a new gradation), observed on permanent dentition. Lateral count was used for T53 on permanent dentition, T3, T11 and T36 on deciduous dentition. These decisions were applied for all populations studied.

- as a function of the state of the samples: Bohemia and Hungary were subjected to treatment by individual count. The other three regions, presenting composite situations, were treated according to the specificity of the sites: individual count for sites permitting individualization of the subjects and lateral count for those with mostly isolated teeth.

Correlation between traits

This fraction concerned evaluation of relationships between variables for all populations. We focused on three types of associations:

Intradistric correlations

Variables recorded were verified that they followed the expected model termed gradient of expression or morphogenetic field (if a trait is present on one member of the dental class, it is highly probable that it will be observed on all of the group with an increase in mesio-distal expression). Results demonstrate that traits not following this model vary between the populations studied. For reasons of sample representativeness, we chose only a trait not conforming to the model if the results of two major regions (CZ and CH) or a major region and at least two minor regions (HU, F, ES) followed the same sense. Thus, three variables (T15, T53 and T57) did not follow the gradient of expression.

Interdistrict correlations

Interdependence of a variable expressing beyond a dental district was tested. The objective was to identify whether the effect of the field could also be demonstrated on several dental classes. The same procedure for the decision was used and a single variable (T16) was considered statistically significant.

Intertrait correlations

The association between variables expressed on opposed arcades was measured, being the relationship between Carabelli's trait (T24) observed on upper molars and the protostylid (T54) on the lower molars. We selected this since it seemed that this would be the correlation most often encountered in the literature. A single association was positive, being *Carabelli's trait* on the third upper molar with the expression of the *protostylid* on the second lower molar.

Sexual dimorphism

The final point focuses on the measurement of sexual dimorphism in the expression of non-metric dental traits. The analysis was done for only two regions (CZ and CH) given the limited number of samples for which sexual determination could be made. To claim that a biological significance is present, differences in the expression of a variable should present an interpopulational aptitude. We have thus chosen to retain this association as relevant only if it is demonstrated significant for the two populations tested. However, none of the variables was significant.

There was no preliminary treatment for standard dental data. Depending on the data and the results of different tests, certain decisions were made. Based on the analyses, it would be perhaps useful and possible to pay attention to certain results of preliminary treatment in order to integrate or exclude certain variables.

Chapter 7

This chapter presents two aspects of data analysis. The first focuses on the presentation of the procedure followed for preliminary statistical treatment of the data. The second presents the analyses themselves.

The procedure followed

It was decided to work with population frequencies. We have thus calculated the incidences for each variable within each sample tested. These are dichotomous or graduated variables, and so the method of expression count developed by Turner (1985) was used, which obtained an adjusted frequency taking into account all of the information provided by the gradations. It was carried out in two steps: obtainment of a unique frequency followed by the introduction of a correction factor taking into account the sample size.

We then selected variables that could be used in the analyses. During preliminary data treatment, we saw that traits expressed within a dental class were not independent. We thus retained one tooth per dental district that we termed the key tooth for all of the variables, including traits that did not seem to follow the gradient of expression (T15, T53 and T57). The dental tuberculum (T16) presents an interdependence between dental classes, which is why we chose only a single tooth on which this trait is expressed, generally the canine. After preliminary statistical treatment of the data, 79 variables were deemed suitable for analysis.

We retained several types of multivariate analyses: ascendant hierarchical classification (using Ward's algorithm) complemented by bootstrap analysis, multidimensional scaling complemented by minimal spanning tree and principal components analysis.

Analysis of the samples

Several different aspects were addressed. For each domain studied (eastern, southern and articulation [Switzerland]), an individual analysis for each region was carried out, followed by an analysis for each domain.

Switzerland was first compared with the eastern domain and then with the southern domain.

We then continued analyses with a study including only Bell Beaker samples for the five regions treated. We concluded the analytical phase with an unmixed gender study of the Czech corpus.

What elements were retained?

The eastern domain

Analyses for Bohemia were based on 13 samples (4 Corded Ware, 4 Bell Beaker and 5 Unetice) and 54 variables. The different analyses support the idea of more heterogeneous populations during the Final Eneolithic in Bohemia, which likely reflects higher degrees of mobility or population exchange during these periods. The beginning of the Early Bronze Age, by contrast, reveals a strong cohesion of the groups studied, suggesting a certain degree of isolation from external influences. The intermediary position of the Corded Ware culture supports its involvement in the establishment of the Bell Beaker and the Unetice cultures.

The analyses for Hungary were made for 4 samples (Bell Beaker, Obeba-Pitvaros, Perjamos and Nagyrev) and 35 variables. The Nagyrev culture seems to have a strong central position in relationships between the different cultures studied. The Bell Beaker is separated from the other groups. It is neither close to the southern culture with which it is contemporaneous (Obeba-Pitvaros), nor to the Nagyrev with which it is in part contemporaneous – in its early phase – and which succeeds it.

Analyses of the eastern domain are based on 17 samples (for Bohemia the 4 Corded Ware, 4 Bell Beaker and 5 Unetice, for Hungary 4 groups) and 30 variables. For Bohemia, two groupings (Unetice/eastern Corded Ware and Corded Ware/Bell Beaker) were distinguished. The position of the Hungarian groups within this configuration is quite interesting since the Bell Beaker is moderately associated with the first group and the three other samples – Nagyrev, Obebà-Pitvaros and Perjamos – in the second group.

The southern domain

Analyses for Southern France were based on 7 samples (2 Final Neolithic, 2 Chalcolithic, 1 Bell Beaker, 1 Chalcolithic/Bell Beaker and 1 Chalcolithic/Early Bronze Age) and 57 variables. Sites for the Final Neolithic and the Chalcolithic show a more heterogeneous situation. By contrast, more recent sites are isolated.

Analyses for Northern Spain were based on 7 samples (3 Final Neolithic, 2 Chalcolithic, 1 Bell Beaker and 1 Final Neolithic/Bell Beaker) and 17 variables. The different samples for the Final Neolithic are fairly uniform. The more recent samples, by contrast, seem to show greater variability. The position of the Bell Beaker complex intermediary between the populations of the Final Neolithic and the Chalcolithic is quite interesting.

Analyses of the southern domain were carried out on 13 samples (7 French and 6 Spanish) and 30 variables. The situation shown for this domain is interesting since we find more marked differences for the earlier periods and a certain degree of cohesion for the more recent populations, probably reflecting more marked exchanges between them. The Bell Beaker complex within this configuration lies between these two currents.

At the articulation between the two domains

Analyses for Switzerland were based on 10 samples (5 Middle Neolithic groups, 2 Final Neolithic, 2 Bell Beaker and 1 Early Bronze Age) and 49 variables. The different analyses are in agreement to support the idea of a certain harmony in Middle Neolithic populations and variability in later populations, likely reflecting mobility or a moderate population contribution beginning at the end of the Final Neolithic.

Analyses for the relationships between Switzerland and the eastern domain were based on 22 samples (5 Swiss groups, 13 Czech and 4 Hungarian) and 30 variables. We observe the same tendencies distinguished during regional analyses. The Swiss sites do not mix with the eastern domain and the Hungarian Bell Beakers seem much closer to their contemporaneous western groups.

Analyses of the relationships between Switzerland and the southern domain were based on 18 samples (5 Swiss groups, 7 French and 6 Spanish) and 30 variables. The Swiss samples are strongly grouped in the sample of configurations. They are associated with recent Iberian and French periods. Early groups of the southern domain present higher variability, probably due to mobility or minor population exchanges during these periods. This does not appear to be the case in Switzerland and for the later southern groups, where the apparent homogeneity accentuates external influences.

Relationships between Bell Beaker populations

This analysis was based on 11 samples (4 Czech groups, 1 Hungarian, 2 Swiss, 2 French and 2 Spanish) and 30 variables. A clear dichotomy between eastern and southern Bell Beaker populations is demonstrated by the analyses. The Swiss Bell Beaker groups are clearly associated with the southern domain. Exchanges and external influences seem to be major in the western area of the Bell Beaker complex.

Bohemia: unmixed gender study

The final analysis comprises 6 groups (men and women, Corded Ware, Bell Beaker and Unetice) and 44 variables. Men in the three cultures are close and women have a tendency to be more variable. Results as easily assimilated within the regional study: a Unetice group, greater variability for Corded Ware and Bell Beaker samples and a position of Corded Ware men as a common denominator uniting the group of populations.

Chapter 8

The five occupations analyzed offer a rich and complex portrait of society during the 3rd millennium BC. A single explanation does not account for the entire range of variability in the Bell Beaker phenomenon.

The involvement of local populations in the emergence of the Bell Beaker varies according to region. It is only in Northern Spain and Bohemia that strict links between the Bell Beaker occupation and local occupations exist. For the other three regions, external population influences played a role in the origin of the Bell Beaker occupation, but their contribution also varies. Complete population renewal – or at least a highly significant exogenous impact – is unambiguous for Southern France and Hungary. In effect, Bell Beaker populations are clearly distinguished from local populations in these two regions. As for Switzerland, however, shows a local regional population disturbed by partial population renewal or the integration of exogenous individuals. Such a situation in the Swiss region seems to have already been present, although less intensively, during the Late Neolithic.

Dental morphology has demonstrated two populational spheres present in the territory studied. The two entities are clearly distinct; we thus have the southern Bell Beakers and the eastern Bell Beakers, which we respectively term Bell Beakers and Beakers. The southern Bell Beakers are quite similar and the Swiss populations can be strongly linked to their morphology. They form a highly uniform group. The eastern Bell Beakers show a certain cohesion that seems, however, to have been less isolated.

Based on these results, it is possible to propose a diffusion model for the Bell Beaker phenomenon:

- the emergence of the Bell Beaker culture in the southern sphere resulted from the displacement of individuals from the Iberian Peninsula into Europe. The biological impact was recorded to at least Switzerland, and possibly also to Hungary. Thus, the Bell Beakers – small groups of individuals equipped with their material culture and know-how – formed the basis for Bell Beaker diffusion in this region of the phenomenon.

- the situation in the eastern sphere is more complex. Dental data suggest evolution within a single society. Nevertheless, women – Corded Ware and Bell Beaker – were differentiated from the local populations, probably resulting from societies practicing exogamy. For N. Brodie (2001), it was eastern Bell Beaker women who integrated the western region. Our data support neither this hypothesis nor the inverse. Dental morphologies strongly diverge in the two spheres and the population basis of Bell Beaker women was not part of the southern zones studied here.

Thus, to understand the modalities for the establishment of the Bell Beaker phenomenon, we must dissociate the diffusion of southern elements from the exogamic diffusion of women in the eastern domain into two distinct points in times. On the basis of currently available radiocarbon dates suggesting a southwest-northeast gradient for the expansion of the Bell Beaker, we propose the following:

Migration of groups of Bell Beaker individuals from the Iberian Peninsula toward the east, while the eastern domain is still occupied by the Corded Ware culture.

Part of the Corded Ware on the edge of the phenomenon was individualized and adopted, by borrowing, some of the southern Bell Beaker traditions. Diffusion of this new society – the Beakers – continued toward the east. At the same time, certain eastern elements were diffused toward the west.

Introduction

And yes, another thesis addressing the Bell Beaker culture!

Intriguing... irritating... the Bell Beaker culture, equally known as *enigma*, *phenomenon* or even *question*, has been the subject of hundreds of publications that have examined all of its aspects. One could believe that everything has already been thought and rethought, said and resaid, written and rewritten, and yet, to cite one of the specialists of this entity at the end of the Neolithic, "the more we study the Bell beaker, the less we know![1] What a challenge – or rather, what sweet folly – to imagine contributing new elements of understanding.

For some researchers, Bell Beaker designates only a type of pottery – decorated and in the form of an inverted bell – largely prevalent across Europe during the 3rd millennium BC. This is true, but only in part, since the Bell Beaker culture is an entity that is singularized by other archaeological manifestations, not only by its vast geographic distribution, but also by the evident complexity of its material culture.

What do we know today of the Bell Beaker culture? It developed at a continental scale in Europe following a southwest-northeast gradient during the 3rd millennium BC on the basis of quite different local substrates. It is characterized by a unifying material culture (decorated pottery, common ware pottery, archers' wristbands, copper daggers, Palmela points, V-perforated bone buttons, etc.) and by varied funerary (individual or collective graves, inhumation or cremation) and domestic (post or dry stone construction, of circular, oval or rectangular form) structures.

The first interpretations with respect to the appearance of the Bell Beaker culture were based primarily on the pan-European nature of the decorated pottery. This specificity engendered a multitude of highly colored scenarios, complementary or not, navigating between population movements, the circulations of goods or transfer of ideas. At present, differences and the less unusual elements of the material culture (common ware pottery or lithic industries) are of major interest and illustrate a clear opposition between the western and eastern regions of the Bell Beaker culture.

To understand the mechanisms leading to the origins of the Bell Beaker culture, it is necessary to work in a vast territory since this is a phenomenon extending across all of Europe. And it is in this perspective of a broad view of the Bell Beaker culture that an interdisciplinary research program, entitled *Europe in the 3rd millennium BC: archaeological facts lead to an interpretation of peopling*[2], was developed. This program aims at better understanding of the modes of appearance of the Bell Beaker through evaluation of the importance of the Neolithic foundations in its establishment. There are four complementary axes of research: typology and chronology of the common ware pottery, territory occupation, metallurgy and biological anthropology.

The present work falls within the framework of the last axis: to study the individuals themselves who were part of the Bell Beaker culture. Privileged witnesses of a *culture* that we still have difficulty in defining in its entirety, they can provide crucial keys to understanding. However, interest in the Bell Beaker peoples at the beginning of the Bell Beaker phenomenon is not itself a new element. Many authors have yoked themselves to the task, from local studies to European scale, from observation of cranial forms to the chemical composition of the bones. And mobility is a term profoundly associated with the origins of the Bell Beaker culture from the moment that the individual becomes involved. Such mobility is characterized as partial, total or differential. The unique cranial morphology of Bell Beaker individuals is at the root of this. In effect, the Bell Beaker individual is "...extremely brachycranic (rounded skulls) with occipital flattening and completely different from the preceding local population..."[3] (Menk 1979, p. 272). This morphology has long been considered as irrefutable proof of population movement at the beginning of the Bell Beaker culture. But the comings and goings of interpretation based exclusively on material components has lessened interest in the individual, and from this further such research.

The present research once again focuses on the Bell Beaker individual, addressing it by analysis of its dentition, and more precisely by the analysis of non-metric traits. These include anatomical variations observed on the permanent and deciduous dentition. They refer, in general, to traits that are present or absent, or that reflect different stages of development. These traits have the advantage, and not the least, of being observable on living humans, which permits a better understanding of their biological value as

[1] These words come from Professor Marie Besse.

[2] *L'Europe du 3e millénaire avant notre ère: des faits archéologiques à l'interprétation du peuplement*. Research program (2003-2006) directed by Professor Marie Besse and funded by the Swiss National Science Foundation (FNS subsidy 100012-100599).

[3] *extrêmement brachycrâne, à aplatissement occipital et totalement différent du substrat local* (original text)

indicators of biological distances between populations. The tooth also has the benefit of being one of the most resistant parts of the skeleton and, in consequence, often represents the best preserved element in archaeological contexts.

For this study, we have selected five regions representing five different portraits of the Bell Beaker occupation during the 3rd millennium BC. Two regions are in the eastern domain: Bohemia – a territory considered as key in the history of Bell Beaker settlement, representing the eastern occupation type – and Hungary – its Bell Beaker occupation is alone in the eastern domain to lack an underlying Corded Ware population and is limited to the region around Budapest. Two regions are in the southern domain: Southern France – archaeological data generally reveal two phases of Bell Beaker occupation, the first marking a rupture with local traditions and the second reflecting a period of integration and cohabitation – and Northern Spain – an important region in the understanding of the Bell Beaker phenomenon, the Bell Beaker here developed during a late Chalcolithic phase and coexisted with it until the emergence of the Early Bronze Age. The final region selected is Switzerland – located in a geographically intermediate position, it shows the duality of traditions from the different east-west cultural areas.

The objective was to identify, for each of these regions, whether the origin of the Bell Beaker culture coincides or not with renewal, even if partial, of the population. It was also of interest to determine the relationships between the different Bell Beaker groups across the territory studied in order to propose a scenario for settlement dynamics during the 3rd millennium BC.

The present work is divided into eight sections:

Chapter 1 presents the basis of this research: the Bell Beaker culture itself. This presentation does not maintain to be exhaustive, but offers a synthetic view of the multiple facets of this complex. We make reference to the main characteristics of this entity across such a vast territory and summarize previous and current interpretations. Finally, the present research and its objectives are placed in this context.

Chapter 2 describes the five regions analyzed, noting the spatial and temporal cultural insertion of the Bell Beaker culture for each. We also present the archaeological and biological anthropological data as well as the range of samples analyzed.

Chapter 3 is a lexicon of terms specific to this research, presented in text form to facilitate reading.

Chapter 4 seeks to demonstrate that dental morphology is a useful tool in analyses concerning understanding of relationships between populations. First, we focus on the biological value of these variables (development of the dentition, mode of transmission, environmental influences, heritability, etc.). Next, we address the viability of the system of observation. Finally, we verify, by application to modern populations, whether these variables are sufficiently responsive to be considered as good estimators of biological distances between populations.

Chapter 5 focuses on the selection of non-metric dental traits, mode of acquisition and evaluation of the concordance of the data (dental determinations and observation of non-metric dental traits).

Chapter 6 addresses the preliminary treatment of dental observations. This has five parts: a descriptive phase serving to verify the transcription of data and to eliminate irrelevant data, transformation of bilateral observations into unique data points to eliminate redundant information from antimeres, an evaluation of relationships between variables (intradistrict, interdistrict and intertrait correlations) and, finally, measurement of the influence of sex in the expression of non-metric dental traits.

Chapter 7 presents the data analysis carried out. It has two components: the first is relevant to the procedure followed during the statistical analysis of the data, the second to the nature of the analyses themselves.

A discussion of the results obtained is presented in chapter 8. On the basis of elements provided by the analysis of non-metric dental traits, we present a settlement model and determine, for each of the regions studied, whether or not population renewal took place with the appearance of the Bell Beaker culture.

Finally, we propose a synthesis for the Bell Beaker culture at the scale of phenomenon and define perspectives for further study and new questions.

Chapter 1
The Bell Beaker... a phenomenon... an enigma

The Bell Beaker culture initially refers to a pottery style largely widespread in Europe and North Africa during the 3rd millennium BC, a period that corresponds to the end of the Neolithic. It was first defined at the end of the 19th and beginning of the 20th century, in Spain, to describe S-profiled vases, in the form of an inverted bell. The Bell Beaker culture covers a vast territory from the British Isles to the North African coast – for its north-south extension – and from Portugal to Hungary – for its east-west extension.

It is not the intention here to provide a complete synthesis of research on the Bell Beaker phenomenon; others have already done so very well (e.g., Gallay 1988, 2001, Strahm 1998, Bailly 2002, Salanova 2005, Vander Linden 2006). Here will be presented what has been proposed in the past, and particularly current arguments, with reference to the known data, since research on the Bell Beaker culture has been in progress for more than a century!

1.1 The situation preceding the Bell Beaker culture

Of interest first is the situation preceding the Bell Beaker appearance. This will be presented by examining the different cultural contexts in which it developed. The specific contexts for the appearance of the Bell Beaker culture in the regions selected will be discussed in more detail in the next chapter (chapter 2).

The most important cultural group on which the Bell Beaker was established is the Corded Ware culture. It extends across Northern Europe and a large part of Central Europe. Several regional groups can be differentiated within the Corded Ware culture, including, among others, the Mansfeld group (central Germany), a group with individual burials (Denmark, the Netherlands, northern Germany), the Lubasczow (southeastern Poland), the Auvernier-Corded Ware (eastern France, western Switzerland) (Vander Linden 2006). This culture is known for its funerary rites with standardized rules for inhumation (orientation of the body and accompanying grave goods) and is distinguished by the absence of dwelling structures, with the exception of the palafittic sites well-known in Switzerland. These elements led to consideration of the Corded Ware people as nomads traversing Europe. From a local origin, with different potential centers, such as the Globular Amphora culture (eastern Germany, Poland, Russia) or the Mansfeld culture (northern Germany), to the migration of populations from the Pontic steppes, the origin of the Corded Ware culture, like that of the Bell Beaker culture, provokes animated discussion.

Only the Hungarian Bell Beaker group (the Csepel-Bell Beaker) developed, in its eastern zone, outside the context of the Corded Ware culture. The preceding population or substrate out of which it developed is here the Mako group – an early stage of the Early Bronze Age (Endrödi 1998). Thus, in contrast to the rest of pre-Bell Beaker Europe, which is situated in a final phase of the Neolithic, in Hungary the Bell Beaker developed with the Early Bronze Age.

The eastern pre-Bell Beaker group is not found in Western Europe. The latter is rather characterized by a series of distinct cultural groups and limited to the space attributed to the Late Neolithic, the Eneolithic or the Chalcolithic, depending on the region. This heterogeneity does not exclude possible contact and relationships between these cultures at the end of the Neolithic in the west (Vander Linden 2006). The Bell Beaker culture thus developed on varying substrates and coexisted, in part, with some of them. In France, to cite a single example, the Bell Beaker culture developed out of and in parallel with a certain number of cultural groups, including the Artenac, the Fontbouisse, the Gord-Deule-Escaut and the Verazian (Guilaine 1998a).

1.2 Data

The different elements defining the Bell Beaker culture are summarized in this section. The material culture is first addressed, followed by the diverse range of structures associated with this complex, and finally, this phenomenon is placed in chronological context.

1.2.1 The Bell Beaker material culture

The Bell Beaker culture is defined on the basis of a specific pottery type in the form of an inverted bell, mainly found in burial contexts (Figure 1). This pottery is richly decorated by simple geometric motifs, notably hatched bands, horizontal lines, triangles and chevrons (Salanova 2000). Two categories can be distinguished in this type of production. The first is termed by L. Salanova (2000,

2002) as the standard. It is especially orange in color and the decoration is standardized by horizontal lines and hatched bands. The mark of the decoration is fine and regular and often obtained by shell impression (Salanova 2002). This ceramic type has a broad geographic distribution. The second category groups regional productions and shows less elaborate workmanship than the standard type. Its color is generally brown and decorations are made by incision and comb impression (Salanova 2002).

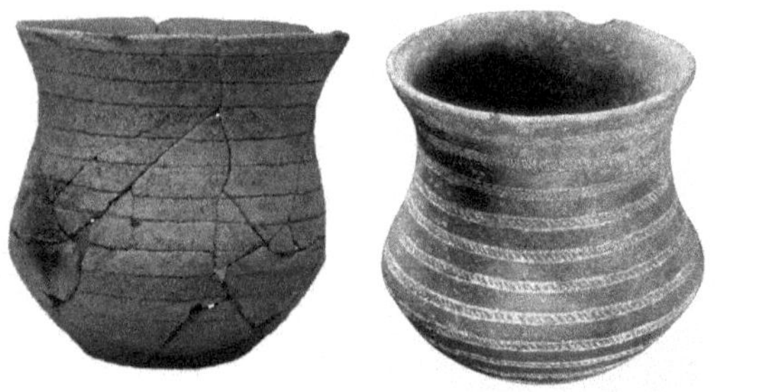

Figure 1. Decorated Bell Beaker pottery. Left, decorated vase from the Tumulo de la Sima in Soria (Spain). After M. Rojo Guerra et al. 2005b, p. 16. Right, decorated beaker from the Marinaru hypogeum in Sardinia (Italy). After E. Contu, 1998, p. 286.

The Bell Beaker culture also includes smooth domestic pottery (Figure 2) termed common ware pottery, that is even today considered complementary to the beakers (Strahm 2004). It is highly variable in morphology, size and paste composition (Besse 1998a) and includes pitchers, bowls, vases, jars and spoons, to cite only a few types. Common ware pottery is primarily found in occupation contexts and, in contrast to decorated pottery, varies by region and local tradition (Besse 2003, 2004a).

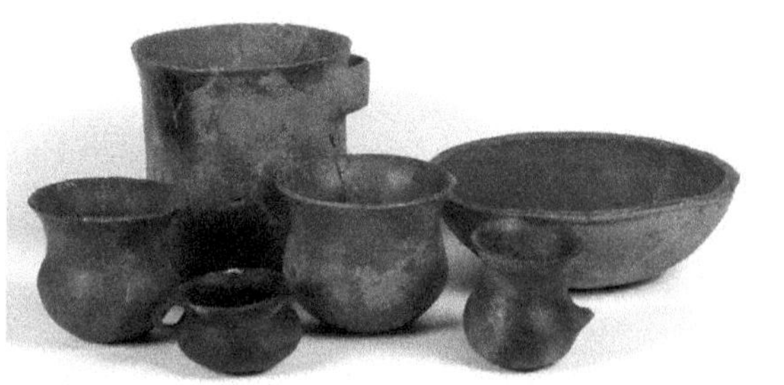

Figure 2. Common ware Bell Beaker pottery from Neratovice grave I (Czech Republic), photo: P. Berounsky, source: Archaeologica.

Small rectangular stones with perforations at the extremities have been interpreted as archers' wristbands (Figure 3). "While the function of arm protection during launching an arrow has often been discussed given the small size of some artifacts, analysis of their placement in single graves confirms a position on the forearm"[4] (Besse 2006, p. 37). They are found in burial contexts and generally, but not exclusively, with males.

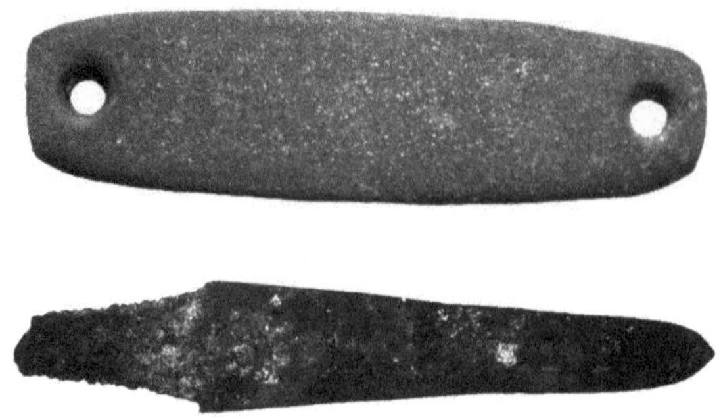

Figure 3. Material associated with the Bell Beaker culture. Top, archer's arm band from the Tumulo de la Sima in Soria (Spain). After M. Rojo Guerra et al. 2005b, p. 12. Bottom, a dagger blade was found in the Tumulo de la Sima in Soria (Spain). After M. Rojo Guerra et al. 2005b, p. 10.

Small copper daggers with smooth triangular blades and projecting tongue for hafting (Figure 3) and triangular piercing arrowheads with covering bifacial retouch are also part of the artifacts characterizing this complex (Bailly 2002). This material is again mainly found in burial contexts.

The Bell Beaker culture also has various typical elements, even though such objects are not found across its entire geographic range. These include copper points (termed Palmela points), arc-shaped pendants, gold and silver jewelry, and V-perforated bone buttons (Figure 4).

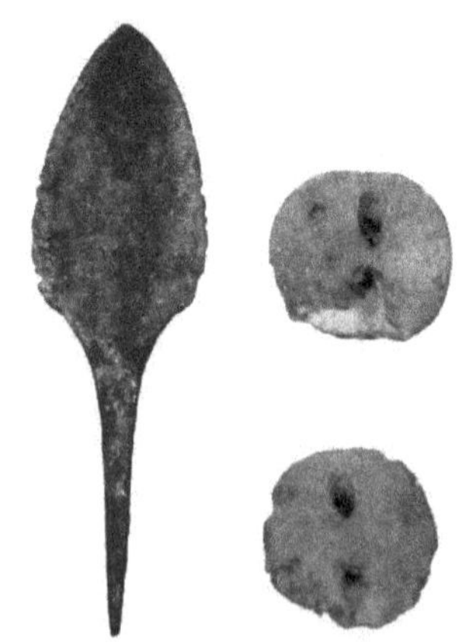

Figure 4. Material associated with the Bell Beaker culture. Left, Palmela point from the Tumulo de la Sima in Soria (Spain). After M. Rojo Guerra et al. 2005b, p. 10. Right, V-perforated bone buttons from the site of Ciempozuelos in Mdrid (Spain). After M. Rojo Guerra et al. 2005b, p. 12.

---

[4] *Si la fonction de protection du bras lors du tir à l'arc a souvent été discutée en raison de la petitesse de certaines pièces, l'analyse de l'emplacement de celles-ci dans les sépultures individuelles confirme une position au niveau de l'avant-bras* (original text)

Characterization of the Bell Beaker culture is not complete without mention of its rich iconography taking the form of anthropomorphic stelae (Figure 5). These magnificent richly adorned monuments have ornamentation comparable to the decorated beakers.

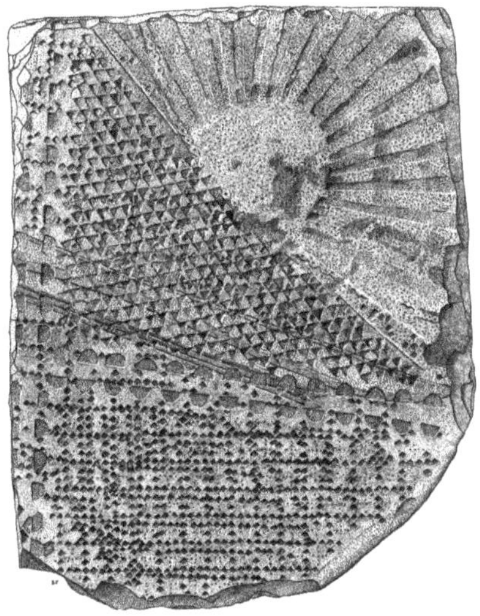

Figure 5. Material associated with the Bell Beaker culture. Bell Beaker anthropomorphic stele from the site of Petit-Chasseur at Sion (Switzerland). After S. Favre et al. 1986, plate 21.

Here then, briefly, an overview of the principal elements of the material culture that defines the Bell Beaker.

1.2.2 Funerary structures

Bell Beaker funerary structures show great diversity with an apparent regional uniformity. The generally accepted dichotomy for Bell Beaker funerary rites with single graves in the eastern region of the phenomenon and collective burials in the western region is not incorrect, but strongly collapses the existing variability. In effect, burial practices range from single graves in pits or coffins, a single grave within a collective burial, the construction of megalithic monuments and cremation (Figure 6).

The eastern domain

In the eastern domain, the nearly exclusive funerary rite during the Bell Beaker period is individual grave burial. It is, however, possible to find collective burials, wood coffin burials, cist burials and cremations, depending on the region (Harrison 1986). Cremations, in Bell Beaker context, follow an east-west axis with a frequency reaching 90% in Hungary and 3% in Germany (Müller 1998).

The Czech Republic is a region of key importance; Bohemia and Moravia alone have around 2000 Bell Beaker tombs that are more numerous in Bohemia and richer and more varied in Moravia (Harrison 1986). In Bohemia, several necropolises have been found, each containing around twenty burials. The rite appears uniform across the region, with inhumations in flat tombs with a constant orientation and body positioning. Some sites have both Corded Ware and Bell Beaker burials, as at Cachovice (Mlada Boleslav) and Brandysek (Slany) (Neustupný & Smrž 1989). Moravia has both single graves and necropolises. Cemeteries can contain up to eighty burials, as at Holasky II (Brno) and Pavlov (Breclav) (Dvořák 1991). At the same time, we note the appearance of tumulus burials, as at Smolin (Breclav), a phenomenon limited to the northwestern part of the region (Dvořák et al. 1996), and the practice of cremation, as at Lechovice (Znojmo) (Medunová & Ondraček 1969).

In Austria, Slovakia and Poland, Bell Beaker burials follow the eastern tradition of individual grave burial, evidenced by such sites as Ragelsdorf (Pernersdorf, Austria) (Neugebauer-Maresch 1994), Skalica (Senica, Slovakia) (Vladař 1969) and Samborzec (Sandomierz, Poland) (Machnik 1984). Cremation was also practiced, evidenced by Laa an der Thaya "Bonteufeln" (Mistelbach, Austria) and Zwingendorf "Am Kugelzipf" (Mistelbach, Austria) (Neugebauer-Maresch 1994).

Bell Beaker burials are represented in Hungary equally by cremation and inhumation, a mixed situation that is probably due to the Mako culture that preceded the Bell Beaker and practiced cremation. Such duality of practices can be observed at the necropolises of Bekasmegyer (Budapest) (Kalicz-Schreiber & Kalicz 2001), Tokol II (Budapest) (Kalicz-Schreiber 1981), Budakalasz (Budapest) (Neustupný 1984) and Bucem (Csepel) (Harrison 1980).

The northern domain

The northern domain shows greater variability, from single graves to the reoccupation of megaliths.

In England and Ireland, classic inhumation is the single grave. These are often burials covered by a small mound. Small necropolises with around twenty graves are present, as at Eynsham (Oxford) and Cassington (Oxford) (Harrison 1986). In the Netherlands, burials are individual and covered with small sand mounds, as seen at Exloo (Drenthe) and Otterberg II (Bronstijd) (Lanting 1973). At Molenaarsgraaf (Zuid-Holland), several burials were also found near dwelling structures (Harrison 1986).

In Germany, the Bell Beaker culture is primarily represented by single graves. These can be under tumuli, as at Armsen (Kirchlinteln), Neuenbulstedt-Wüllenheide (Bülstedt) and Hunenberg (Uthlede) (Strahl 1990). The region of western Mecklemburg-

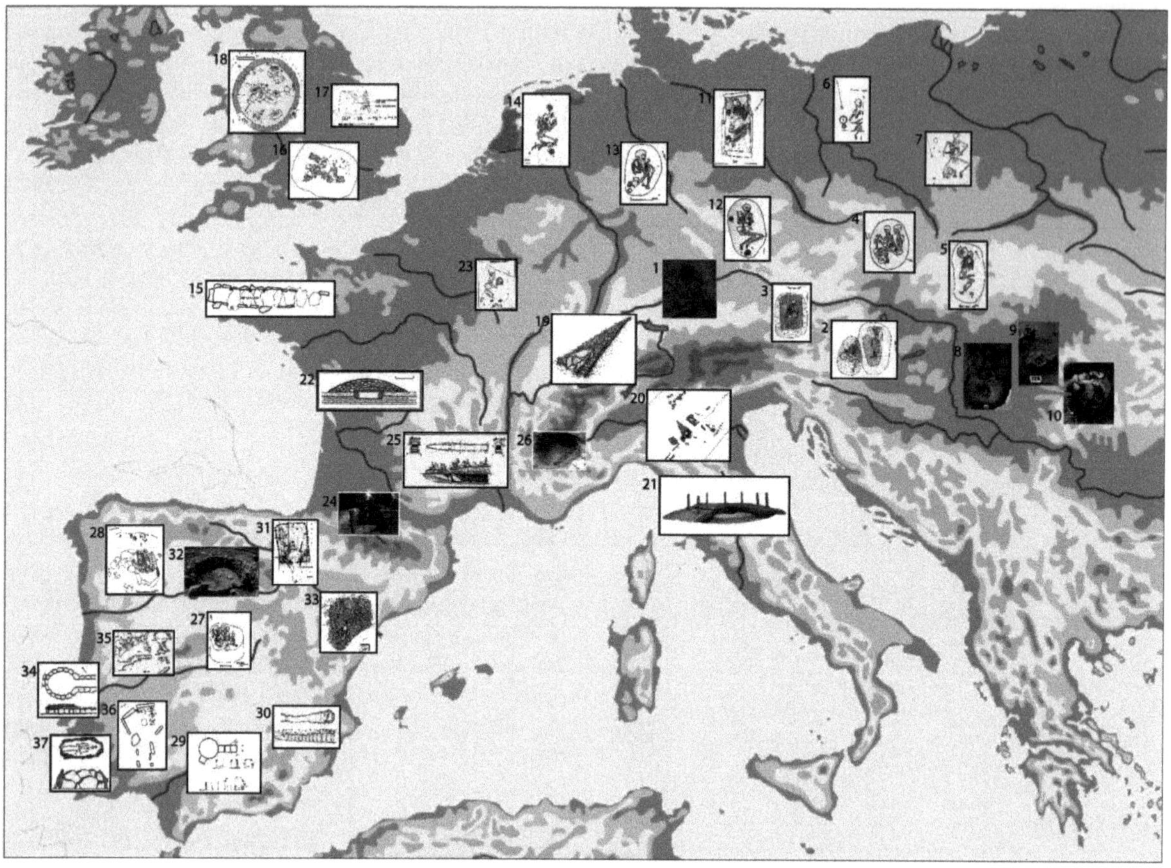

Figure 6. Variability in funerary structures across Europe. After M. Besse and J. Desideri 2005, p. 83.

1. Straubing, Bavaria, Germany (Engelhardt 1999) – 2. Franzhausen, Schottergrube der Firma Traunfellner, Austria (Neugebauer & Gattringer 1982) – 3. Gemeinlebarn, St Polten, Austria (Neugebauer & Neugebauer-Maresch 2001) – 4. Sulejovice, Litomerice, Bohemia, Czech Republic (Moucha 1958) – 5. Pavlov, Breclav, Moravia, Czech Republic (Dvořák 1991) – 6. Samborzec, Sandomierz, Poland (Nosek 1964) – 7. Samborzec, Sandomierz, Poland (Makarowicz 2003) – 8. Bekasmegyer, Budapest, Hungary (Kalicz-Schreiber & Kalicz 2001) – 9. Bekasmegyer, Budapest, Hungary (Kalicz-Schreiber & Kalicz 2001) – 10. Bekasmegyer, Budapest, Hungary (Kalicz-Schreiber & Kalicz 2001) – 11. Scharfstadt, Saxe-Thuringe, Germany (Otto 1950) – 12. Landau, Sud-Ost, Germany (Husty 2004) – 13. Eisleben, Saxe-Anhalt, Germany (Stahlhofen 1986) – 14. Molenaarsgraaf, Zuid-Holland, The Netherlands (Kooijmanns 1974) – 15. Villes-es-Nouaux, Jersey, France (Salanova 2003) – 16. Amesbury, Wiltshire, Great Britain (www.wessexarch.co.uk) – 17. Knowth, Meath, Great Britain (Eogan 1976) – 18. Barnack, Great Britain (Strahm 1995) – 19. Petit-Chasseur, Sion, Switzerland (Gallay 1976) – 20. Saint-Martin-de-Corleans, Aoste, Italy (Mezzena 1995) – 21. Via Bruschi, Sesto Fiorentino, Italy (Sarti & Martini 1998) – 22. Paradis-aux-Anes, Jard-sur-Mer, Vendee, France (Mahieu 1992) – 23. Champs-Galottes, Yonne, France (Mahieu 1992) – 24. Les Fados, Pepieux, Aude, France (Mahieu 1992) – 25. Fontvieille, Bouches-du-Rhône, France (Mahieu 1992) – 26. La Fare, Forcalquier, Alpes-de-Haute-Provence (Lemercier 1997-1998) – 27. Arenero de Soto, Getafe, Madrid, Spain (Garrido-Pena 2000) – 28. La Vaquera, Segovia, Spain (Garrido-Pena 2000) – 29. Los Millares, Almeira, Spain (Strahm 1995) – 30. Canada de Carrascal, Sevilla, Spain (Leisner & Leisner 1943) – 31. Tres Montes, Navarra, Spain (Andres et al. 2002) – 32. La Sima, Soria, Spain (Rojo Guerra et al. 2003) – 33. Los Maioles, Rubio, Spain (Clop 2004) – 34. Agualva, Estremadura, Portugal (Tavares da Silva & Soares 1998) – 35. Cova da Moura, Estremadura, Portugal (Strahm 1995) – 36. Pedra Branca, Montum, Alentejo, Portugal (Cardoso 2001) – 37. Ferradeira, Faro, Algarve, Portugal (Tavares da Silva & Soares 1998).

Pomerania and Brandeburg is characterized by the reoccupation of megalithic burials built during the Funnel Beaker period, as well as by single pit graves. In Belgium, the documentation is particularly heterogeneous. Single tumulus graves are present at Bergeijkse Heide (Antwerp) and pit cremations at Wijkhuis (East Flanders) (Warmenbol 1996).

The re-use of megalithic tombs is also present, with secondary burials within monuments, represented in France at Villes-es-Nouaux (Jersey), Kerbors (Côtes d'Armors) (L'Helgouach 1998) and Brehuidic at Sarzeau (Morbihan), and in Denmark at Bigum (Tjele) and Kirke Helsinge (Gørlev) (Liversage 2003).

The southern domain

The southern domain presents a more varied palette of funerary rites. Most Bell Beaker burials are found in megalithic tombs. In effect, re-use of collective burials from earlier periods (dolmens, hypogea, natural caves, etc.) is the most common practice.

Switzerland is geographically situated between two large domains – southern and eastern. In western Switzerland, the megalithic necropolis of Petit-Chasseur at Sion (Valais) is clearly the most important site of the Swiss Bell Beaker (Gallay 1976, Favre & Mottet 1995). Eastern Switzerland lies outside the range of megalithic burials. Some single graves following the tradition encountered in the eastern domain have been found at Riehen (Basel) and Allschwill (Basel) (Moinat & Stöckli 1995).

In northern Italy, burials are relatively rare. They are, in general, single graves, as found at the sites of Ca di Marco at Gambara (Brescia) (Cornaggia Castiglioni 1971) and Roccolo Bresciani (Brescia) (Aspes et al. 1980). Collective burials are present as well, however, as at Saint-Martin de Corleans at Aoste (Aoste) (Mezzena 1985) and Riparo Valtenesi at Manerba del Garda (Brescia) (Barfield 1983). In central Italy, we note the presence of a few burials, like the tumuli at the sites of Via Bruschi at Sesto Fiorentino (Florence) (Sarti & Martini 1998) and Grotta della Scaletta at Presso Vecchiano (Pisa) (Ceccanti et al. 1981).

Knowledge of the Bell Beaker is uneven across France (Guilaine et al. 1988). The Central-West Bell Beaker is found in collective burials like dolmen E 136 at Taize (Deux-Sèvres) (Hébras 1965) and the Bernet dolmen under tumulus at Saint Sauveur (Gironde) (Roussot-Larroque 1990).

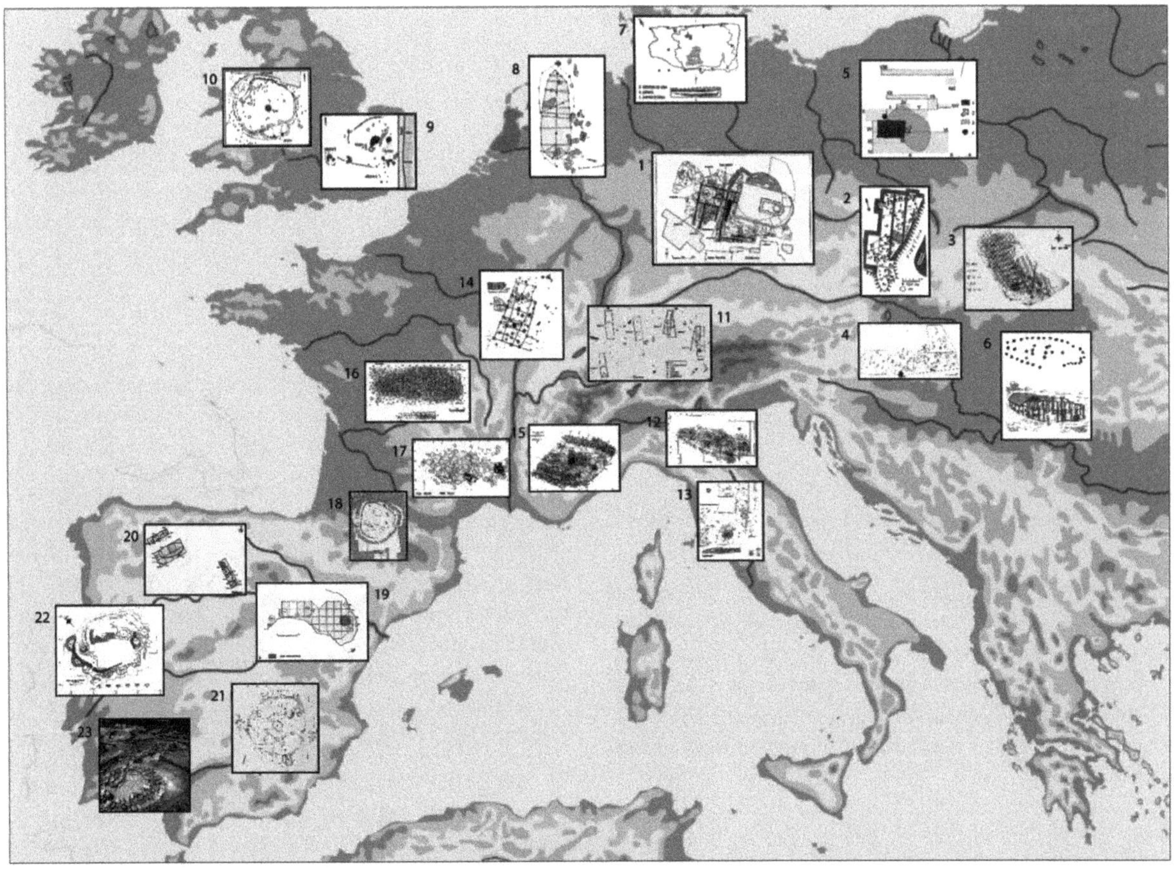

Figure 7. Variability in domestic structures across Europe. After M. Besse and J. Desideri 2005, p. 84.

1. Altotting-Kapellplatz, Germany (Heyd 2004) – 2. Kozly, Bohemia, Czech Republic (Husty 2004) – 3. Horní Lan, Olomouc-Slavonín, Morava, Czech Republic (Turek et al. 2003) – 4. Zadovice, Moravia, Czech Republic (Turek & Peška 2001) – 5. Smarglin, Kujawy, Poland (Czebreszuk 2003) – 6. Szigetszentmiklos-Udulosor, Budapest, Hungary (Husty 2004) – 7. Mirhoj, Jutland, Denmark (Harrison 1986) – 8. Molenaarsgraaf, Zuid-Holland, The Netherlands (Kooijmanns 1974) – 9. Gwithian, Cornouailles, Great Britain (Harrison 1986) – 10. Belle-Tout, Sussex, Great Britain (Harrison 1986) – 11. Cortaillod, Neuchâtel, Switzerland (Von Burg 2002) – 12. Lastruccia, Sesto Fiorentino, Italy (Sarti & Martini 2001) – 13. Rubiera, Reggio Emilia, Italy (Bermond Montanari et al. 1982) – 14. Geovreissiat, Ain, France (Hénon & Vérot-Bourrely 1998) – 15. Les Calades, Orgon, Bouches-du-Rhône, France (Barge-Mahieu 1992) – 16. Maupas, Vaunage, Gard, France (Roger 1992) – 17. Bois Sacre, Saint-Come-et-Maruejols, Gard, France (Roudil et al. 1974) – 18. Mourral, Trebes, Aude, France (Vaquer 1998) – 19. San Martin de la Vega, Madrid, Spain (Blasco et al. 1994) – 20. El Ventorro, Madrid, Spain (Garrido-Pena 2000) – 21. Los Millares, Almeira, Spain (Strahm 1995) – 22. Monte da Tumba, Alentejo, Portugal (Tavares da Silva & al. 1995) – 23. Zambujal, Estremadura, Portugal (Cardoso 2001).

Single tumulus burials have been found at Paradis-aux-Anes at Jard-sur-Mer (Vendée) (Mahieu 1992a). Burials in the Paris Basin and in Northern France are either single graves, as at Jablines (Seine-et-Marne) and Champs-Galottes (Yonne), under tumulus or not, or found within collective megalithic burials built prior to the Bell Beaker, of Seine-Oise-Marne origin, as at Epone (Yvelines) (Constantin & Blanchet 1998).

The Bell Beaker in Southern France is documented by a significant number of sites and all types of Bell Beaker burials are present (Mahieu 1992a). These are mostly collective burials, constructed by earlier cultural groups and re-used. Collective burials can vary by architecture, with megalithic graves (dolmens), hypogeum or sepulchral caves. These include the Fados dolmen at Pepieux (Aude) (Mahieu

1992a), the Jappeloup grave at Trausse (Aude) (Guilaine 1967), the Fontvieille hypogeum (Bouches-du-Rhône) (Mahieu 1992a), the cave burials at the Cimetière at Châteaurenard (Bouches-du-Rhône) (Courtin 1974) and the Muree cave at Montpezat (Alpes-de-Haute-Provence) (Mahieu 1992a). Nevertheless, some tombs seem to be uniquely Bell Beaker, like the Gendarme tumulus (Var) (Vaquer 1998). Some single graves in pits have also been discovered, as at Fare at Forcalquier (Alpes-de-Haute-Provence) (Lemercier 1997-1998).

In Spain, Bell Beaker populations used different types of funerary structures. We find individual oval tombs as at Valdeprados (Avila) (Garrido-Pena 2000) and single cist graves as at Fuente Palmera (Cordoue) (Martin Socas et al. 1998). Cave burials were practiced at Balma de Solanells (Lerida), a burial place containing around thirty individuals (Martin Colliga 1998). Collective burials are also present, such as the megalithic tomb of San Martin de la Guardia (Alava) and the multiple burial at Agoncillo (Logrono), which is a large oval pit containing more than seventy individuals in forced position (Harrison 1986). Tumulus necropolises have been found in Galicia, at As Rozas and As Pereiras (Prieto Martinez 1998).

Individual graves within a multiple grave have also been discovered, notably at the La Sima tumulus (Soria) in which three Bell Beaker individuals were buried in a monument that had been constructed during an earlier period (Rojo Guerra et al. 2003).

In Portugal, simultaneously with the re-use of collective funerary structures from earlier periods, we also find a new type of collective burial: the tholos, monuments with a false dome. At Agualva (Estremadura) (Tavares da Silva & Soares 1998), the structure consists of a circular chamber with an access corridor.

1.2.3 Domestic structures

Bell Beaker domestic structures also demonstrate a wide range of diversity. From their construction type (with posts in Eastern and Central Europe and dry stone in the Mediterranean Basin), house form (circular, oval or rectangular), and location (near or far from Final Neolithic dwellings), the domestic sites of the Bell Beaker differ greatly (Figure 7).

The eastern domain

While the funerary rite of the eastern domain is relatively well-documented, this is not the case for domestic structures. Even though the number of dwelling sites is not insignificant – more than a hundred sites –, most often we find isolated pits, as in southern Germany at Prunn (Eichendorf) and Altotting-Kapellplatz (Heyd et al. 2004). The reconstruction of villages, or even of single houses, is rarer. One dwelling was reconstructed on the basis of post-hole analysis in Hungary at Szigetszentmiklos-Udulosor (Budapest), presenting en elongated, elliptical plan, with a double-sloped roof (Endrödi 1998). In the Czech Republic, dwelling sites are of great importance for understanding of the eastern Bell Beaker since, in most cases, discoveries are of refuse pits lacking other context, and these contain ceramic forms that are unknown in burials (Bertemes & Heyd 1996).

The northern domain

Bell Beaker dwellings in the northern domain are known principally from House I at the famous site of Molenaarsgraaf in the Netherlands (Louwe Kooijmans 1974). This house is elongated with slightly pointed ends. In England and Ireland, domestic structures are generally oval houses, as at Ballaynagilly (Northern Ireland), Belle Tout (Sussex) and Gwithian (Cornwall) (Harrison 1986). The most important dwelling structure in Denmark is the site of Myrhoj (Jutland), in which three rectangular houses have been discovered (Harrison 1986).

The southern domain

The southern domain is easily the one providing the most data concerning domestic structures. The number of houses, and even villages, is significant.

In Switzerland, most sites are on land, but there have been rare discoveries in lacustrine context (Besse 1998b). Of the two principal sites, only Champ-Vully Est at Rances (Vaud) offers the possibility for reconstruction of house plans. Two houses were identified in areas associated with the Bell Beaker-Early Bronze Age transition and three other buildings associated with the Bell Beaker occupation (Gallay & Baudais 1985, Besse in press).

In northern Italy, Bell Beaker sites are mainly discoveries in settlement context – in caves, rock shelters or open air – for which the often limited excavated surface prevents clarification of house plans (Bermond Montanari 1998). In central Italy, a few sites are found in the region of Sesto Fiorentino, as well as the site of Querciola (Florence) (Sarti 1998, Sarti & Martini 2001).

In France, dwelling sites in the central-west region are rare. We note the presence of uniquely Bell Beaker sites, such as the Grande Pigouille at Belluire (Charente-Maritime) (Bouchet et al. 1990), and sites where the Bell Beaker is associated with elements from the Final Neolithic, such as the site of Loups at Echire (Deux-Sèvres) (Burnez & Lagarde 1986). The Bell Beaker in Southern France is documented by several sites, including purely Bell Beaker dwellings, like the site of Embusco 3 at Mailhac (Aude) (Taffanel & Taffanel 1957). "Pure" Bell Beaker sites can be differentiated from mixed sites in which Bell Beaker material is associated with elements attributed to other cultural groups. We emphasize the presence of specific sites: pits filled with Bell Beaker artifacts encircling buildings for which the clearly highly specific function remains to be determined, such as Le Mourral at Trebes (Aude) (Vaquer 1998) and Medor at Ornaisons (Aude) (Guilaine et al. 1989). In the eastern and central-east regions, two sites are important in examination of the domestic Bell Beaker. These are the sites of Geovreissiat at Montreal-la-Cluse (Ain) (Hénon & Vérot-Bourrely 1998) and La Noue at Saint-Marcel (Saône-et-Loire) (Amrane & Ducreux 1996, Salanova & Ducreux 2005). The rock shelter of Aulp 1 at Saint-Bernard (Isère) is one of the rare high-altitude sites (1700 m) and evidences a short and intermittent occupation, attesting to intra-alpine crossings by secondary passes (Morin 1998).

In the northeast region of the Iberian Peninsula, dwelling sites are located on the tablelands, on hills and on the plain. Stratified sites have been found in caves and rock shelters, such as Cova de Matadepera (Barcelona) and Balam del Duc (Rojalons) (Martin Colliga 1998). In the Valencia region, three groups of sites can be identified: valley sites primarily with silo pits, higher-altitude sites, and sites on the plain with stone construction (Marti Olivier & Juan-Cabanilles 2003). Sites may contain oval houses dug into the ground, as at El Ventorro in the Madrid region. Houses can also be round, or made of adobe, as at the site of Cerro de la Virgen (Los Millares) and hearths have also been found at Picacès (Huesca). In Andalucia, Bell Beaker dwellings often show successive occupations, as at the sites of Los Millares and Cerro de la Virgen (Martin Socas et al. 1998).

In Portugal, sites are generally on hills or butte platforms, often bordering a valley. They are in majority the re-occupation of fortified sites with natural or artificial defensive conditions, systematically expanded during the Bell Beaker occupation, as at Zambujal (Sangmeister & Schubart 1981), Monte da Tumba (Tavares Da Silva & Soares 1987), Vila Nova de Sao Pedro and Leceia (Cardoso 1989, 2004).

1.2.4 The chronology

The Bell Beaker culture developed during the 3rd millennium BC at the interface between the Neolithic and the Early Bronze Age. More than 180 radiocarbon dates have been obtained, making it possible to construct a general overview of the phenomenon (Müller & van Willigen 1998). These dates do not, however, resolve the enigma of the origin of the Bell Beaker phenomenon. Briefly, apart from problems linked to the dates themselves (not discussed here), there are insufficient dates available and these are unequally distributed across the territory.

Regardless, the dates provide elements to clarify to a certain degree the context of emergence and development of the Bell Beaker complex. In effect, "... the exploitation of series of radiocarbon dates suggests that the appearance of the Bell Beaker complex did not occur simultaneously across Europe and that this phenomenon overlies other cultures, at least in terms of material culture. This is shown not only by the dates, but also by the material record. In several regions of Europe, there exist Final Neolithic ceramic forms with Bell Beaker decoration and Bell Beaker ceramic forms with Final Neolithic decoration"[5] (Bailly & Salanova 1999, p. 223).

In Western Europe, the earliest dates range from 2900 to 2700 BC and are from southern Europe (Portugal, Spain, and the South of France). They become increasingly younger to the north and east. In Switzerland, Italy and northern France, the earliest dates are not older than 2500 BC (Bailly & Salanova 1999).

In Eastern Europe, the only region with a sufficient number of dates is the Middle Elbe-Saale in Germany. The earliest dates are from the second half of the 3rd millennium BC. Moreover, rare dates confirm the beginning of the Bell Beaker at 2500 BC. The analysis of the Elbe-Saale region also shows the contemporaneity of the Bell Beaker with the Corded Ware and Unetice cultures (Müller & van Willigen 1998).

In northern Europe, dates seem to be clustered in the second half of the 3rd millennium BC, or even younger (Vander Linden 2006).

The Bell Beaker phenomenon ends around 1800 BC (Müller & van Willigen 1998). Currently available radiocarbon dates demonstrate a southwest-northeast gradient for the establishment of the Bell Beaker complex (Guilaine 1998b).

Certain dates do not fit this schema because they are too old. This is the case for some of the radiocarbon dates from the Netherlands, Hungary and central Italy. For M. Vander Linden (2006), these different dates are, respectively for these regions, unreliable, lacking archaeological context – and thus unusable – and imprecise.

1.3 The Bell Beaker of yesteryear

Research at the end of the 19th century and early 20th century primarily focused on the definition of the Bell Beaker complex. Several researchers, such as E. Cartailhac (1886), P. Reinecke (1900) and P. Bosch-Gimpera (1926), demonstrated the similarity and apparent homogeneity of the artifacts recovered, mainly for decorated pottery.

[5] *l'exploitation des séries de dates radiocarbone permet de supposer que l'apparition du Campaniforme n'est pas simultanée en Europe et que ce phénomène se superpose à d'autres cultures, au moins matérielles. Ceci est prouvé non seulement par les dates, mais aussi par le mobilier. Il existe en effet dans plusieurs régions d'Europe des formes céramiques du Néolithique final à décor campaniforme et des formes céramiques campaniformes à décor Néolithique final* (original text)

Diffusionist explanations by population migration

At first, researchers shared a consensus: the Bell Beaker was a migratory phenomenon. By contrast, the question of its origin and its paths of diffusion taken were the subject of often animated debate.

For some, like O. Montelius (1900) and J. Déchelette (1908), the source of the Bell Beaker was eastern, coming from Egypt with a dual pathway of penetration into Europe via Italy and Hungary. Central Europe was also proposed as a potential center of origin. For others, like H. Schmidt (1913), P. Bosch-Gimpera (1926) and A. Del Castillo (1928), an Iberian origin for the Bell Beaker, given the high number of discoveries, was undoubted. V.G. Childe (1925) argued that the displacement of individuals was related to a climatic crisis that took place at the end of the Neolithic, a migratory phenomenon involving populations coming from the steppes.

J. Palliardi (1919) very early on advanced the idea of a dual origin involving both the Iberian Peninsula and Central Europe in models for the establishment of the Bell Beaker. In the same spirit, E. Sangmeister (1963) proposed, several years later, the theory of *flux and reflux (Rückstrom Theory)*. In his view, the origin of the Bell Beaker was situated in Portugal. An initial migration took place by diffusion along the Atlantic littoral to the north. In the north and in Central Europe, several phases of acculturation succeeded one another by confrontation with the Corded Ware culture. This union led to a new style that then spread, allowing regional styles to appear. Finally, a phase of reflux led to movement to the south, bringing northern elements with it.

At this time, it was the burials associated with this complex that were the best known. The associated goods suggested that the Bell Beaker individuals may have been warriors. The hypothesis that they could also have been merchants, craftsmen or simply nomads has also been proposed (Strahm 1998). Moreover, studies concerning the physical anthropology corroborate hypotheses of a new group of individuals with a morphology clearly distinct from local populations (c.f. chapter 1.5). From the multitude of proposed origins, two probable centers have been retained: Central Europe and the Iberian Peninsula, or a combination of the two.

It was not until the research carried out by J.N. Lanting and J.D. Van der Waals (1976) on the typology of decorated pottery in relation with radiocarbon dates in the Netherlands that research was temporarily stabilized. For these authors, this complex was affiliated with the local Corded Ware (the Single Grave culture), since, in this region and in the Rhine Basin, the Bell Beaker replaced it in a continuous manner. For a long time, on the basis of this work, the quest for the origin of the Bell Beaker seemed to have finally been resolved and weakened diffusionist hypotheses concerning the massive migration of populations as the only explanation for the Bell Beaker phenomenon.

Functionalist explanations by the exchange of socially validated goods

In the 1970s, under the influence of the New Archaeology which no longer considered material culture as being a specific marker of human groups, research on the Bell Beaker was reoriented.

Thus, for some researchers, such as D.L. Clarke (1976) and S.J. Shennan (1976), certain elements of the material associated with the Bell Beaker were actually socially validated goods – or prestige goods. These would not attest to the existence of a specific cultural group, but would be spread by exchanges between elites within the existing cultures. For D.L. Clarke (1976), decorated pottery was a deluxe good that was transferred between persons of power. S.J. Shennan (1976), in his turn, considered that the grouping of these objects, that he termed *package*, represented an assortment of prestige goods circulating within diverse communities.

For R.J. Harrison, "the reasons why beakers seem to have appeared so suddenly, spread rapidly, and been so widely favoured surely lie in the increasing amount of status difference within Copper Age societies. It was the greater degree of social ranking, not movements of merchants or nomads, that made Bell Beaker pottery and trinkets desirable symbols of wealth, and led to their adoption all over Europe at about the same time, around 2100-2000 BC. The Bell Beaker “expansion” is therefore likely to have been the product of competition among neighbouring élites striving to keep abreast of the latest fashions in wealth, or its display, in order to control yet more of the resources that were available to them" (Harrison 1980, p. 164).

The Bell Beaker: a composite phenomenon

Since 1979, A. Gallay has developed a model in which the Bell Beaker is a composite phenomenon. According to him, there simultaneously exist complex population movements and social and commercial phenomena. He proposed six networks of relationships grouped into two chronological phases (Gallay 1979, 2001). The first period corresponds to the initial expansion phase, from the Netherlands, of AOC type beakers for which contacts and exchanges were limited in space, in Great Britain, Brittany and the South of France (network 1), and to the diffusion of beakers of maritime type along the Atlantic coast of Europe (network 2). The second period (networks 3, 4, 5, 6) corresponds to a regional differentiation that evidences a break in the long-distance exchange networks present in the first period. The first two networks concern the diffusion of a style, while the four others constitute, according to Gallay (1997-1998), many cultural groups that could each have a different origin. This situation does not exclude contacts between groups, which would explain the homogeneity of the Bell Beaker beakers.

Ideological explanations by the emblematic expression of the set

In the 1990s, within the context of a seminar on the Bell Beaker[6], C. Strahm and his collaborators (1995) developed a model that they called *Crémade*. Their work first consisted in the creation of a detailed catalogue of the material associated with this manifestation. They isolated different categories of artifacts (from typically Bell Beaker objects to those derived from local underlying cultures) which then allowed the inference of postulates leading to an explanatory model for the establishment of the Bell Beaker phenomenon.

Based on their classification, and the *Crémade* model derived from it, the Bell Beaker is considered the expression of an ideology. This would have resulted from the desire of certain individuals to express their independence and to be distinguished from others (Benz et al. 1998). The origin of the phenomenon would be found in Central Europe within local communities, notably Corded Ware, and the Bell Beaker would represent a sphere of exchanges and communication that could be demonstrated with the aid of the *set*, a new term for *package* defined by S.J. Shennan (1976). They relied principally on the discovery context of the elements of the set, which are almost exclusively funerary.

Thus, for decades, explanations concerning the appearance of the Bell Beaker have varied between population movements and the circulation of goods or ideas.

Research is above all based on the pan-European nature of the artifacts. Moreover, within such interpretations it has often ignored the clear variability in the less exceptional elements of the material culture.

1.4 The Bell Beaker today

Research on the Bell Beaker has most often had a pan-European character in which the accent has been placed mainly on the original elements of the material culture. Today, it is the differences that are sought within geographic areas, expanded by the analysis of specific artifacts.

The analysis of decorated pottery at a European scale demonstrates that there is a southwest-northeast gradient in their distribution (Salanova 2000, 2002). For L. Salanova, the standard is the pottery that "... poses the Bell Beaker problem. They are dispersed across most of Europe, without long-distance exchanges of vases between clearly attested"[7] (Salanova 2000, p. 193). By contrast, regional decorated pottery "... evidences only the local transformation of an exogenous style"[8] (Salanova 2000, p. 193).

Petrographic analyses of pottery are interesting for more than one reason. They are unanimous and indicate, regardless of the regions studied, that the pottery was largely produced locally and only a limited number of objects were actually imported (Rehman et al. 1992 - Czech Republic and Hungary, Millán & Arribas 1994 and Clop 2002 - Spain, Convertini 1996 - France and Switzerland). In addition, the clay components of the pottery show a south-north gradient in the proportion of chamotte used as temper (Convertini 1996).

A study concerning the establishment of the Bell Beaker in southeast France using the analysis of decorated pottery proposes a development scheme for this complex in this region (Lemercier 2002, 2004). "The first step would be the implantation of Bell Beaker groups clearly identified by their material culture within the local cultures of the Final Neolithic. These groups would diffuse vases of the standard around their settlements and to the regions which they were not directly occupying. This would be followed by the development a real regional Bell Beaker material culture by the acculturation of local groups, integrating a vast cultural ensemble but developing their local facies"[9] (Lemercier 2002, p. 228). The study of the lithic industry in the same region also demonstrates a bipartite phasing with a highly isolated early phase and a recent phase with a more heterogeneous lithic industry, within which it is possible to note influences from local Final Neolithic traditions (Furestier 2005). For R. Furestier, these results can be extended across Europe even if this bipartite phasing is less evident (Furestier 2007).

The analysis of common ware pottery of this cultural group allows the definition of three domains (eastern, northern and southern) for which the pre-Bell Beaker substrates played distinct roles depending on the region (Besse 2003). In effect, strict links exist between the Corded Ware and the Bell Beaker in Central Europe. This is not the case in the

[6] The seminar on the Bell Beaker organized by C. Strahm took place at the Institut für Ur- und Frühgeschichte of the University of Alberts-Ludwig in Freiburg-im-Breisgau (Germany).

[7] *...pose le problème campaniforme. Ils sont dispersés dans une grande partie de l'Europe, sans que des échanges de vases à longues distances ne soient clairement attestés* (original text)

[8] *...témoignent seulement de la transformation sur place d'un style exogène* (original text)

[9] *La première étape serait constituée par l'implantation de groupes campaniformes clairement identifiés par leur culture matérielle au sein des cultures locales du Néolithique final. Ces groupes diffuseraient les vases du standard autour de leurs implantations et jusque dans des régions où ils ne sont pas directement implantés. Elle serait suivie du développement d'une réelle culture matérielle campaniforme régionale par acculturation des groupes locaux, intégrant un ensemble culturel vaste mais développant leur faciès local* (original text)

Mediterranean Basin, where pottery demonstrates a more marked break with respect to the different pre-Bell Beaker cultural groups. Thus, for M. Besse, " The Bell Beaker is [...] characterized by complex diffusion networks and transition mechanisms based on the very different substrates in each of the areas retained,"[10] where it is possible to see the privileged axes of influence (Besse 2001, p. 76).

Cultural traits contrasting the eastern and southern domains are also supported by other cultural components. Analysis of the lithic industry demonstrates that massive triangular arrowheads are associated with the eastern complex; in contrast, fusiform or tanged and square-barbed arrowheads are found in the southern zone of the phenomenon (Bailly 2002).

We see clearly then that to address the Bell Beaker phenomenon across its entire territory is not an easy task! However, these different studies show that today we can no longer consider a single schema as the single explanation for the Bell Beaker phenomenon. Modes for the emergence of this complex have multiple facets which are difficult to embrace as a whole.

1.5 And when the individual associated with the Bell Beaker culture is expressed...

When humans associated with the Bell Beaker culture are included, what do they add? The first studies concerning human remains began at the end of the 19th and early 20th centuries and addressed cranial morphology. Among others, these included the work of D. Wilson (1851) on cranial measurements of Bell Beaker people in Great Britain and that of A. Schliz (1910) and K. Gerhardt (1953, 1976) focusing essentially on data from Germany. Such anthropometric studies are purely typological and descriptive classifications. They demonstrate a marked opposition between the specific morphology of Bell Beaker populations and that of the populations at the end of the Neolithic. These latter have a clearly dolichocephalic morphology (elongated skulls); by contrast, Bell Beaker populations are primarily brachycephalic, planoccipital and eurymorph, in other terms, having rounded skulls with occipital flattening and a broad face.

During the 1970s, computers enabled multivariate analyses of metric data, a non-negligible element moving beyond exclusively descriptive studies. From this, R. Menk (1979, 1981) proposed a synthesis on a European scale of the Bell Beaker complex. He used more than 1200 individuals including 350 Bell Beakers, the rest being from the pre-Bell Beaker substrates and the Early Bronze Age. The sample studied brought together 37 groups from Germany, Switzerland, Italy, Spain, Portugal, the Czech Republic, Poland and Great Britain. He used 16 variables and six cranial indices with which he carried out multivariate analyses.

Initially, he looked for the *assumed Bell Beaker uniformity*. His results support a Bell Beaker population that is found, with some exceptions, everywhere in which the Bell Beaker occupation is attested. By *humanity*, he referred to the morphological type typical of the Bell Beakers: the planoccipital eurymorphic brachycephaly. He defined a nuclear zone, within which the morphology was homogeneous, composed of Central Germany, Moravia, Bohemia and Poland; on the periphery, however, the Bell Beaker type became less common and diminished with distance from the central zone. Secondly, he addressed the origin of this Bell Beaker *humanity*.

According to R. Menk, this population could not be linked to a local substrate in the geographic area examined. Its origin was probably to be found in Southeast Europe in relation to the explanation of the Kurgan civilization. Next, he examined the role of the Bell Beaker in the formation of Early Bronze Age civilizations. But, according to his results, Bell Beaker humanity disappeared in nearly all of the regions occupied by the Bell Beakers during the Early Bronze Age. Finally, he analyzed individuals by region in order to more precisely determine the mechanisms for the establishment of the complex. We will see in more detail his results in the regions selected for the present research in chapter 2.

Anthropometric results correlated perfectly with the interpretations of archaeological data of the time. For both archaeology and anthropology, the appearance of the Bell Beaker complex was linked to population movement. Later, debates developed and the idea that the Bell Beaker was the result of population movement was very quickly abandoned in favor of the diffusion of cultural components. Anthropometric results were questioned and a new consensus seemed to bring together most researchers: morphology was significantly affected by environmental factors and thus became an indicator unsuitable for determining biological distances between populations. Researchers notably supported the work of F. Boas (1912). Boas studied variations in the cephalic index, a measure on living people corresponding to the cranial index, for a sample of more than 13,000 individuals including immigrants and their offspring born in the United States. His research confirmed that cranial morphology is not only inherited, but that environment plays a role – although moderate – in its determination. After this, interpretation went beyond the conclusions of Boas himself to imagine a total plasticity of the form of the skull (Holloway 2002).

[10] *le Campaniforme est [...] caractérisé par des réseaux complexes de diffusion et des mécanismes de transition à partir du substrat très différents selon les aires retenues* (original text)

In 1983, E. Kobyliansky (1983) undertook similar research by studying four groups of immigrants, including a sample made up of related individuals over three generations (an immigrant lineage and two generations of descendants). His results correspond largely to those of Boas. Significant changes in the cephalic index could be observed within only one or two generations.

N. Brodie (1994) published a critique of the methodological tools in archaeology and anthropology leading to interpretations relevant to the establishment of the Bell Beaker in Great Britain. A large part of his study is devoted to anthropometry and the significance of changes in cranial morphology. He related variations in the cranial index of these populations to climatic variability at the end of the Neolithic. For N. Brodie, then, a drier climate with a rise in temperature of 1-2°C led to changes in diet, themselves correlated to the degree of brachycephaly (Brodie 1994).

All of this work emphasized the influence of environment on cranial morphology. Despite abundant literature on the subject (Susanne 1977, Devor et al. 1986, among others), it took many years to truly reopen the debate on the *presumed* elasticity of the skull. Recently, two groups of researchers – C.S. Sparks and R.L. Jantz (2002, 2003) and C.C. Gravlee, H.R. Bernard and W.R. Leonard (2003a/b) – reanalyzed Boas' data with new statistical tools. They worked *a priori* on the same data, using different analyses, but their results are entirely contradictory. For C.S. Sparks and R.L. Jantz (2002, 2003), the genetic component of the cranial form is very strong. In opposition, the results of C.C. Gravlee and collaborators (2003a/b) conform to Boas' interpretations, confirming a clear plasticity in cranial morphology. It can be seen, then, that reopening the debate does not imply immediately finding a solution. The question remains unresolved. As can be seen, "there is more to know about genetic and environmental influences that might vary in different populations [...] Legions of us are dying to know the answers" (Holloway 2002, p. 14623).

For R.L. Holloway (2004), the "cranial index seems to have a high genetic component, although slightly influenced by the environment (dietary regime, health, perhaps climate). These external influences would not have transformed long heads into wide heads, no more so than the reverse. [...] It is thus time to put an end to the idea that head form is entirely modeled by the environment"[11] (Holloway 2004, p. 59).

Beyond this, other elements have been superimposed on the enigma posed by the Bell Beaker phenomenon. The problem of cranial morphology does not alone encompass all research on the respective contribution of genes and environment on the determination of its form. One must also evoke the correlation between brachycephaly and the Bell Beaker, known for several decades. Who has not heard said, "If this individual is brachycephalic, then he is a Bell Beaker?" or the reverse.

Reevaluations of samples enable clarification of the relationship between the Bell Beaker population and brachycephaly. Cranial data from Neolithic populations in western Switzerland make it possible to further refine the schema generally adopted: Middle Neolithic populations with dolichocephalic morphology (elongated skulls), Late Neolithic with mesocephaly (intermediary skull form) and Bell Beaker clearly brachycephalic (rounded skulls) (Desideri 2010). Intermediary forms are already common – mesocephaly in the Middle Neolithic and most individuals are brachycephalic in the Late Neolithic. The strict relationship here between brachycephalization and the emergence of the Bell Beaker is not supported. New determinations of brachycephalic individuals in the Lower Rhone Valley (France), initially attributed to the Bell Beaker, now show that they belong to the Early Bronze Age (Tchérémissinoff 2006).

Polemics about cranial morphology have not been abandoned in the anthropological community (Černý 1996, Eades 1996, among others). The brachycephalic nature of Bell Beaker individuals is often put forward, but to give it meaning remains a sensitive subject. Researchers have difficulty in justifying the specific morphology of Bell Beaker individuals by the contribution of new populations, preferring to speak instead of the internal evolution of societies (notably Černý 1996 for Bohemia).

New approaches, less discussed than metric approaches, have been developed in anthropological studies on the establishment of the Bell Beaker phenomenon (Czarnetzki 1984, Eades 1996, Desideri 2001, Desideri & Eades 2002, 2004). Analyses concerning non-metric morphological variability of the skull and dentition are gaining currency. These morphological traits are considered to be good indicators of biological relationships between populations (c.f. chapter 4). Depending on the region studied, results show significant differences between groups associated with this complex that may be placed in parallel with the arrival of new populations, modified access to funerary areas (Desideri & Eades 2002, 2004 - Switzerland), or even different behaviors depending on sex (Czarnetzki 1984 - Bohemia).

At the same time, the Bell Beaker population benefits from some very interesting isotopic geochemical research (Price et al. 1998, 2004, Chiaradia et al. 2003, Fitzpatrick 2003, Evans et al. 2006...). Bone isotopic signatures have been shown to be a good tool in the reconstruction of population histories, on the

[11] *l'indice crânien semble avoir une forte composante génétique, tout en étant légèrement influencé par l'environnement (le régime alimentaire, la santé, peut-être le climat). Ces influences externes ne parviendront jamais à transformer des têtes longues en têtes larges, pas plus que l'inverse. [...] Il est donc temps de tordre le coup à l'idée que la forme de la tête puisse être entièrement modelée par l'environnement* (original text)

condition that all problems of diagenesis can be excluded. Some authors argue that "post-depositional contamination of bone and tooth is normally not a significant problem in strontium isotope studies" (Price et al. 2004, p. 15). These ratios can serve as indicators of the geological areas in which an individual lived, since the chemical elements are assimilated in the skeleton during growth and remodeling. Bone undergoes continuous replacement of the inorganic fractions, which is why measurement of bone isotope composition reflects the final years in the life of an individual. These elements are also incorporated in the mineral fraction of teeth during the formation of the dentition. Then, after tooth eruption, unlike bone, the chemical composition of the enamel undergoes very little change. It thus reflects the external conditions at the moment of formation. Ratios of isotopic compositions between bone and teeth thus reflect changes in the residence history of an individual. These studies, applied to Bell Beaker populations, indicate a certain degree of mobility for individuals (Price 1998, 2004, Chiaradia et al. 2003), and even an allochtonous origin (Fitzpatrick 2003, Evans et al. 2006).

For Central Europe, chemical analyses of 81 individuals demonstrate population movement during the Bell Beaker across the region studied (Price et al. 2004). Depending on the method used, some of the individuals studied would not have had a local origin (60% or 17%, depending on the analysis). Such mobility does not seem to have been influenced by age or by the internal chronology of the Bell Beaker culture; whether in an early or late phase of the phenomenon, the results are not affected. By contrast, women seem to have been somewhat more mobile (Price et al. 2004).

In a broader perspective of population dynamics, research on biomechanics has touched on the characterization of daily life. Bohemia is one region filled with funerary structures, but is set apart by a limited number of domestic discoveries attributed to the end of the Neolithic. Some archaeologists, like M. Buchvaldek (1985) and S. Vencl (1994), interpret this deficiency as indicating the presence of a pastoral nomadic subsistence economy for these populations. Analysis of the distribution and form of the transversal section of long bones, grouped under the term geometric properties of transversal sections, can provide keys to understanding, to validate or refute these hypotheses. For Bohemia, biomechanics shows no significant mobility of individuals at the end of the Neolithic that would be consistent with the existence of nomadic pastoralists (Sladek et al. 2006a/b).

1.6 An interdisciplinary program... a common objective

Description of the Bell Beaker complex has been shown to be one of the more laborious tasks. To address this complex in its entire geographic context seems nonetheless indispensable if one aims to refine or clarify the knowledge one could have of it. On the basis of the first research concerning common ware pottery (Besse 2001, 2003, 2004a/b), which revealed different behaviors across the territory occupied by the Bell Beakers, an interdisciplinary program directed by Professor M. Besse and financed by the Swiss National Science Foundation (FNS subsidies 100012-100599 and PP001-102710) was developed. This program aims at a better explanation of the Bell Beaker phenomenon via the study of a broad geographic area. The main objective is to determine the mechanisms involved in the transition from the Final pre-Bell Beaker Neolithic to the Bell Beaker by the study of four complementary axes of research.

Common ware pottery and radiocarbon dating

The first axis of the program involves the study of common ware pottery from more than 900 sites, located in Austria, Belgium, the Czech Republic, France, Germany, Hungary, Italy, the Netherlands, Poland, Portugal, Slovakia, Spain and Switzerland[12]. 83 types of common ware pottery have been defined, of which 26 constitute the most common types. Among the main pottery types, the most relevant were selected in order to determine the context of their appearance, either during the Bell Beaker period or in pre-Bell Beaker groups, on the basis of associated radiocarbon dates. In order to respond to the question, this axis addresses different points. First, data already acquired for the above-mentioned countries are supplemented with new data by constructing an inventory of Bell Beaker sites with common ware pottery. Second, the main common ware pottery types from more than 900 sites are studied and put in relation to radiocarbon dates, controlling for the association between the samples dated and the pottery types retained. As a result, it is possible to temporally situate the presence of each pottery type within the Bell Beaker period. Finally, it must be determined if the main common ware pottery types are present in pre-Bell Beaker groups and if this is the case, to determine the origin and spatiotemporal context for each.

Territorial occupation

This part of the program addresses the diversity of Bell Beaker site across Europe, considering both domestic and funerary structures[13]. The first part of this axis, synthesizing the diversity of domestic and funerary structures associated with the Bell Beaker, has previously been presented in figures 6 and 7. Such diversity is obvious: from single graves to megalithic monuments, from the delocalization of the Bell Beaker dwellings to the proximity or re-occupation of Final Neolithic sites, archaeological data are not comparable

[12] This axis was carried out by Prof. Marie Besse and M. Piguet.

[13] This axis was carried out by Prof. Marie Besse.

from one region to the other in Europe. The second part of this axis evaluates the identifying cultural components emanating from a choice responding to existing constraints (primarily technological and mesological). And the occupation site, in the largest sense of the term, is an excellent example. The objective is to isolate the cultural aspect from that of constraints by the exploitation of certain observations on the location of Bell Beaker sites. Bell Beaker dwelling sites were built either on "virgin" territory" or on or near Final Neolithic sites. The question becomes one of determining whether this is the reflection of a deliberate choice to be separated from the Final Neolithic populations, and if so, why.

Copper metallurgy

This axis aims to better understand the modes of appropriation of a new raw material, copper, and the associated technologies in the alpine domain during the 3rd millennium BC[14]. At the same time, the Valais region was selected to carry out a study on the exploitation of copper ore from the Final Neolithic to the Early Bronze Age. The Bell Beaker thus has a role in this research. While information on metallurgy in the Alpine Arc, taken as a whole, was acquired through the literature, the determination of the exploitation (or not) of Valaisian copper ore is based on the archaeological material from the Central Valais and the Swiss Plateau. The method relies on the comparison of the isotopic signatures of lead and chemical signatures for a set of copper and bronze objects with the Valaisian copper ore signature.

Biological anthropology

The final axis corresponds to the research presented here and has as its objective the acquisition of biological anthropological data.

The comparison and integration of observations provided by these different approaches should lead to a better explanation for the emergence of the Bell Beaker complex, from artifacts to population dynamics.

1.7 Research objectives

"Explanations for the Beaker phenomenon advanced since the 1960s have tended to be mainly or entirely built around the artifactual data. Osteological evidence is rarely discussed on an equal footing..." (Mays 1998, p. 97).

While the individual has been neglected in interpretations of the Bell Beaker phenomenon, it nevertheless remains one of the privileged forms of evidence of a culture that we still have difficulty defining in its entirety. Human remains can provide some of the most interesting keys to understanding. In effect, to determine whether the transformations associated with the appearance of the Bell Beaker could be attributed to the arrival of new populations, the individual must not only be explained, but also analyzed.

The desire to discuss the individuals responsible for the Bell Beaker is not unknown. From local studies to the scale of the phenomenon, from cranial morphology to the chemical composition of bone, research has often demonstrated a certain degree of *mobility* of Bell Beaker individuals. This has been defined as partial, total or differential. The cranial morphology – brachycrany with occipital flattening – characteristic of Bell Beaker individuals is the basis for this. For decades, such morphology was considered as proof of population movement during the Bell Beaker period. Yet the perpetual variations in interpretations based on the material components have pushed the study of individuals – and the results obtained – to the lowest priority. However, in the tireless quest for elements pertinent to determining the modes for the establishment of the Bell Beaker culture, "... physical anthropology remains an incontrovertible partner..."[15] (Vander Linden 2006, p. 163).

To once again address the appearance of the Bell Beaker complex via the intermediary of analysis of individuals, it is indispensable to select the elements of the human skeleton capable of providing elements of response relevant to population dynamics. We have retained the tooth as such a study tool and, more specifically, the anatomic variability observed on permanent and deciduous dentition.

Several Bell Beaker occupation territories were also selected. While the most representative and most important regions involved in the emergence of this culture were the first retained, the definitive selection was based on the availability and accessibility of anthropological collections. We make reference here to *domains* in reference to the results of the study of common ware pottery (Besse 2001, 2003, 2004a/b). Thus, five territories have been analyzed: Bohemia and Hungary for the eastern domain, the South of France and Northern Spain for the southern domain and Switzerland for the interface between the two.

The objective is to determine, for each of these regions, whether or not the emergence of the Bell Beaker coincided with population renewal. We develop precise points, through the analysis of the dental morphology of these populations, which should make it possible to reconstruct their history through time.

---

[14] This axis was the subject of a doctoral thesis entitled "La métallurgie du cuivre dans les Alpes occidentales au 3e millénaire avant J.-C.", by F. Cattin (2008).

[15] *... l'anthropologie physique reste un partenaire incontournable...* (original text)

The initial aim is to develop a local view of relationships between populations at the end of the Neolithic. Different aspects have thus been examined:

- Relationships between pre-Bell Beaker assemblages: to determine the behavior of different local groups preceding the Bell Beaker culture and their interaction.

- Relationships between Bell Beaker assemblages: to examine relationships between the different local assemblages attributed to the Bell Beaker culture.

- The role of local pre-Bell Beaker cultures in the establishment of the Bell Beaker culture: based on the above points, we attempt to determine if there was a break in population continuity or not.

- The role of Bell Beaker cultures in the establishment of the Early Bronze Age: similarly, to determine if the Bell Beaker culture was responsible or not for the establishment of the Early Bronze Age.

Depending on the specific structure of the samples from the different regions studied, an attempt has been made to address some or all of these points.

In the next phase, we develop connections between populations across a broad geographic area. Two points are examined:

- The relationships between Bell Beaker groups across the territory studied: to address the regional Bell Beaker groups and the affinities that may have existed between them.

- Population dynamics: to determine the degree of interdependence between the different cultural groups. With a broad spatio-temporal perspective, we address the history of these populations and their relationships.

To address these different questions, each region (Bohemia, Hungary, the South of France, Northern Spain and Switzerland) was first analyzed separately and then each domain (eastern, southern and the interface [Switzerland]) was analyzed. This was followed by analyses of uniquely Bell Beaker samples from the five regions. The analytic phase was concluded by a study differentiated by sex, using only samples from the Czech Republic, since Bohemia is the only region for which determination of sex has been sufficiently carried out.

Finally, it is interesting and useful to discuss the results contributed by dental morphology and to compare them with interpretations resulting from complementary approaches – biological anthropology, archaeology, funerary practices and rites, etc.

We attempt not only to develop an overview of the modalities for the establishment of the Bell Beaker complex, but also to suggest a scenario for the development of society during the 3rd millennium BC at the European scale.

Chapter 2
From cultural group to the individual

2.1 Selected regions

We have seen that the Bell Beaker complex developed differently in different regions of Europe. Five regions have been chosen which, inevitably, do not represent the entire range of variability for the Bell Beaker complex, but at least a large part of it (Figure 8). These territories cover two of the three regions defined by the recent study of common ware pottery (Besse 2001).

Two regions belong to the eastern domain. The first, Bohemia, is a significant region for understanding the Bell Beaker phenomenon, not only for the high number of discoveries here, but also for its probable role in the establishment of this cultural group. In this region, we examine the partially contemporaneous Corded Ware culture that preceded the Bell Beaker period and the Unetice culture and the Early Bronze Age in the period that followed. The second region in the eastern domain is Hungary. The preceding culture on which the Bell Beaker developed is the Mako culture, which was not included in analyses because access was not possible for sampling. Thus, this region is addressed through analysis of contemporaneous and succeeding cultures of the Bell Beaker.

The southern domain is a territory in which the modes of establishment of the Bell Beaker complex are considered by both the complexity of the expression of this phenomenon, and the nature of its remains, probably more difficult to grasp. Two regions are included. The first is Southern France for which we have included assemblages attributed to the Final Neolithic, the Bell Beaker and the Early Bronze Age. The second is Northern Spain, a region for which we examine samples from the Final Neolithic and the Chalcolithic with or without Bell Beaker elements. The Early Bronze Age, too poorly represented, was not included in these analyses.

The final region selected is Switzerland, situated at the articulation between these two large currents. Its intermediary position is also reflected in site diversity, although sites are fairly uncommon. Eastern Switzerland is contrasted with Western Switzerland, at least for funerary rituals, the east following the tradition of individual graves and the west that of collective tombs. The Swiss territory contains a continuous funerary sequence from the Middle Neolithic to the Early Bronze Age; given this, a broader chronological perspective has been possible with respect to the other regions studied.

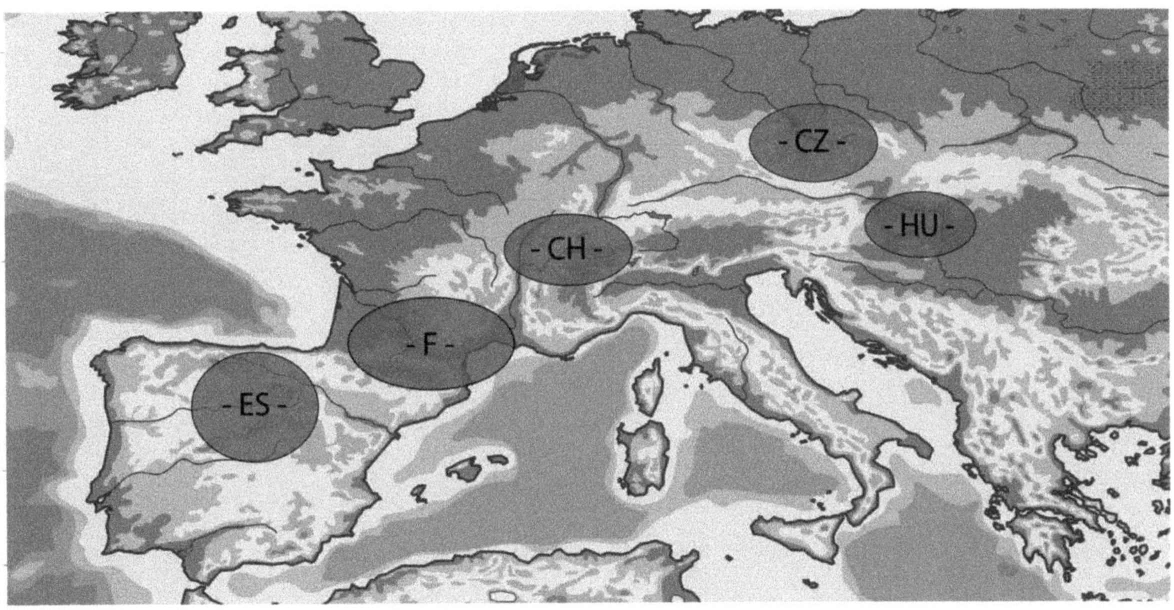

Figure 8. Regions analyzed.

The northern domain has not been included in this study for several reasons. First, human remains have not been recovered in sufficient quantities, greatly limiting analysis. Second, analysis of the assemblages already selected required a considerable investment of time and energy. To address the northern domain with the complexity observed in the archaeological data would be the subject of another complete thesis.

In consequence, the selection was limited to concentrate efforts on certain regions. A presentation of all of the sites and each individual[16] included in this work can be found respectively in appendices 1 and 2.

2.2 The eastern domain: Bohemia

Bohemia is an important region in understanding of the Bell Beaker phenomenon. In the history of research, it has often been considered a potential origin for the appearance of the Bell Beaker complex, or at least one of the Bell Beaker forms (Harrison 1974, Besse 2004b, Vander Linden 2004, among others).

2.2.1 The Bell Beaker in Bohemia: its cultural, spatial and temporal position

In Bohemia, the Eneolithic is an independent period of development closer to the Early Bronze Age than to the Neolithic in its general characteristics (Zapotocký 1994). The Bell Beaker culture appears in its final phase (*Late Eneolithic*). This phase has been subdivided into three phases: the Corded Ware, the Bell Beaker and the proto-Unetice. These phases are not chronologically successive, but are rather intercalated. In effect, the Bell Beaker co-existed first with the Corded Ware and then with the proto-Unetice cultures.

The Corded Ware of Bohemia is probably the best-known cultural group at the end of the eastern Neolithic, but its origins remain problematic (cf. chapter 1.1). In this region, the distribution of the Bell Beaker is sometimes conditioned by the presence of Corded Ware occupations. These two groups are mutually exclusive in north-eastern Bohemia (Vander Linden 2006), but this is not the case in the northwest and in Moravia, since the Bell Beaker succeeds the Corded Ware here. The proto-Unetice culture marks the end of the Eneolithic without interruption with the Early Bronze Age (Zapotocký 1994).

The Final Eneolithic begins around 2900-2700 BC and ends around 2400 BC with the establishment of the Early Bronze Age (Unetice culture) (Zapotocký 1994).

2.2.2 The Bell Beaker in Bohemia: archaeological data

A three-phase internal chronology for the Bell Beaker culture has been established on the basis of pottery assemblages (Hájek 1966, Neustupný 1984). The duration of these phases cannot as yet be precisely determined. The early phase is composed uniquely of decorated pottery, including decoration of fine ornate bands alternating with empty bands. Tombs from the early phase are often isolated or found in small cemeteries. The middle phase includes decorated pottery for which the decoration is organized in broad bands as well as undecorated pottery. The final phase includes only undecorated pottery and is relatively poorly defined, and is sometimes considered to be the proto-Unetice period (Besse & Desideri 2005).

Analysis of common ware pottery has demonstrated the importance of the regional substrate, here the Corded Ware, in its expression. In effect, "certain Corded Ware ceramic types persisted into the Bell Beaker and represent the majority of ceramic types"[17] (Besse 2001, p. 69).

Bell Beaker funerary practices in the eastern domain are situated within a developmental complex beginning with the Final Neolithic and continuing to the Early Bronze Age. Each period had its own more or less strict rules for burial. These rules were gradually less honored during succeeding periods (Turek & Peška 2001). During the Bell Beaker period, burials are individual graves; position and orientation of the body varies by sex. Men were oriented north-south in left horizontal position, while women were oriented south-north in right horizontal position. The common point between the two sexes is the position of the head facing east (Müller 1998).

Some cemeteries have been found in Bohemia, generally including only twenty or so tombs. Corded Ware and Bell Beaker elements are sometimes found at the same site, as at Cachovice (Mlada Boleslav) and Brandysek (Slany), or even in the same tomb, as at Sulejovice (Litomerice) (Moucha 1992). According to C. Strahm, the funerary rituals of the Corded Ware and Bell Beaker cultures, which "are both similar and divergent, could not have developed without reciprocal contribution and must have co-existed with a reciprocal independence"[18] (Strahm 1998, p. 36). In addition, for certain researchers such as J. Turek and J. Peška (2001), formal differences in the material culture and funerary rituals between the Corded Ware and the Bell Beaker occurred within the same symbolic system. In their view, it is quite probable that the origin of this culture was the result of internal transformations within a single society.

---

16 The term individual includes both individual subjects and isoled teeth.

17 *certains types céramiques du Cordé perdurent au Campaniforme et en représentent la majorité des types céramiques* (original text)

18 *sont à la fois similaires et divergents, ne peuvent pas s'être développés sans un apport réciproque et doivent avoir coexisté avec une indépendance réciproque* (original text)

More than thirty years ago, the relative proportion of settlement sites with respect to the total number of sites was only 4%, but today is around 15% (Turek & Peška 2001). Domestic structures will likely allow refinement of our understanding of the Bell Beaker in Bohemia.

Archaeological data does not appear to support a break in populations at the emergence of the Bell Beaker period. Nevertheless, for some researchers, the Bell Beaker culture would have resulted from migrations from the south-west; for others, it would have been due to a sudden and complex transformation of the Corded Ware culture (Zapatocký 1994).

2.2.3 The Bell Beaker in Bohemia: biological anthropological data

Craniometric data for Bohemia conform perfectly with the view of human populations at the end of the Neolithic in Europe (Menk 1979, 1981). Corded Ware individuals present a clearly dolicocephalic morphology (elongated skulls), in contrast with Bell Beaker individuals who have characteristic rounded heads – brachycephaly. In the Early Bronze Age, this rounded morphology began to disappear with the appearance of more intermediate, elongated forms.

Another study concerning cranial morphology variations at the end of the Neolithic in this region was carried out by V. Černý (1996). He studied a sample of more than 200 individuals from the Corded Ware, Bell Beaker, Unetice and Knoviz cultures. Analyses demonstrate proximity with respect to cranial morphology for Corded Ware and Unetice individuals. The Bell Beaker, however, was differentiated from these two groups and was closer to the Knoviz culture. The same patterns as those found by R. Menk (1979, 1981) were thus observed. Despite this, V. Černý does not entirely exclude an autochthonous origin of the Bell Beaker since the divergences between cultural groups are above all due to differences in the neurocranial segment. This "is regarded as having a limited taxonomical value in population genetics studies" (Černý 1996, p. 333). He proposes "as a working hypothesis for future research, certain autochthonous microevolutionary processes to explain this observed variability" (Černý 1996, p. 340).

The study of A. Czarnetzki (1984) concerning discrete cranial and post-cranial traits of these same populations can also be cited. He calculated distances between men and women from the Corded Ware, Bell Beaker and Unetice cultures. Based on his results, discrete traits would prove that there were migratory movements of men only during the Bell Beaker period. By contrast, women show morphology similar to women from the other two periods, suggesting a degree of stability in the movement of women through time.

A study based on chemical analyses of human bones aimed at discerning possible migrations during the Bell Beaker culture in Central Europe was carried out by D. Price and his collaborators (Price et al. 2004)[19]. Isotopic ratios of strontium were measured in the bones and dental enamel of six individuals from three necropolises – two in Bohemia (Knezeves and Velke Prilepy) and one in Moravia (Moravska Nova Ves). Only two of the six individuals appear to have been of local origin. Three are men (including two allochthonous) and three indeterminate (including two allochthonous).

These different studies all show the same pattern: a definite degree of individual mobility during the Bell Beaker period. However, this mobility is interpreted differently depending on the approach used: mobility of men, of only part of the population, etc.

2.2.4 The Bell Beaker in Bohemia: the samples studied

For this region, the populations analyzed belong to the Corded Ware, Bell Beaker and Unetice cultures. They include 507 individuals from 64 sites (Figure 9). These sites are mainly located in the central and northern areas of Bohemia. Two sites – Lochenice (n°21) and Plotiste n. Labem (n°39) – are located in the eastern region. Only the site of Zelesice (n° 64) with one Bell Beaker individual is located in southern Moravia.

Samples sizes vary from 1 to 90 individuals. Among the sites, 24 belong to the Corded Ware culture, 15 to the Bell Beaker and 14 to the Early Bronze Age (Unetice culture). Added to this are 11 mixed sites:

- Only two sites have individuals from all three of the cultures studied. These are Brezno (n°5) and Sulejovice (n°53).

- The sites of Cachovice (n°7) and Radovesice (n°42) are both Corded Ware and Bell Beaker. Plotiste n. Labem (n°39) and Rvenice I. (n°44) contain burials from the Bell Beaker and the Early Bronze Age.

- Finally, Blsany (n°2), Chotebudice (n°8), Male Cicovice (n°23), Pha8-Cimice (n°35) and Vikletice (n°60) contain Corded Ware and Early Bronze Age occupations.

---

[19] c.f. chapter 1.5 to give you a general idea of results for Central Europe.

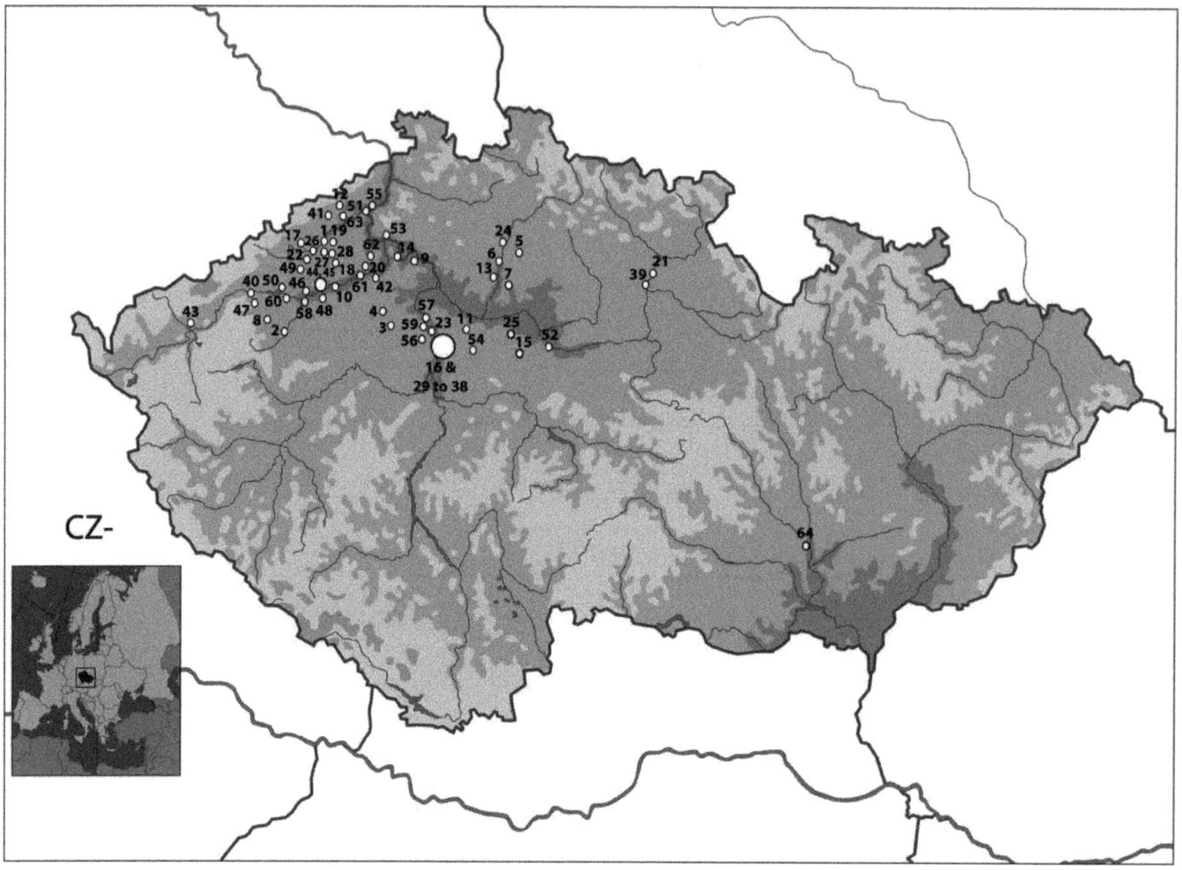

Figure 9. Bohemia: geographic distribution of sites studied. Each site has been given a number indicating its position on the map, to which is added the site name, their cultural attribution(s) and, in parentheses, the sample size.

1. Bilina: Corded Ware (3) / 2. Blsany: Corded Ware (1); Unetice (11) / 3. Brandysek: Bell Beaker (17) / 4. Brest'any: Corded Ware (6) / 5. Brezno: Corded Ware (2); Bell Beaker (1); Unetice (37) / 6. Brodce: Unetice (15) / 7. Cachovice: Corded Ware (34); Bell Beaker (5) / 8. Chotebudice: Corded Ware (1); Unetice (6) / 9. Citov: Corded Ware (1) / 10. Dobromerice: Corded Ware (1) / 11. Drevcice: Corded Ware (1) / 12. Hrdlovka: Corded Ware (2) / 13. Hrusov: Unetice (5) / 14. Klenec: Corded Ware (1) / 15. Klucov: Corded Ware (4) / 16. Knezeves: Bell Beaker, (13) / 17. Konobrze: Corded Ware (1) / 18. Kozly: Bell Beaker (1) / 19. Kuclin: Corded Ware (1) / 20. Libochovice: Bell Beaker (1) / 21. Lochenice: Bell Beaker (10) / 22. Male Brezno: Unetice (3) / 23. Male Cicovice: Corded Ware (1); Unetice (2) / 24. Ml. Bol. Cejeti: Unetice (8) / 25. Mochov: Bell Beaker (21) / 26. Most: Corded Ware (1) / 27. Obrnice: Corded Ware (4) / 28. Patokryje: Corded Ware (1) / 29. Pha5-Jinonice: Corded Ware (6) / 30. Pha5-Mala Ohrada: Unetice (47) / 31. Pha5-Nove Butovice: Unetice (3) / 32. Pha5-Reporyje: Bell Beaker (1) / 33. Pha5-Smichov: Unetice (6) / 34. Pha8-Bohnice: Unetice (3) / 35. Pha8-Cimice: Corded Ware (1); Unetice (6) / 36. Pha8-Kobylisy: Bell Beaker (2) / 37. Pha9-Cakovice: Corded Ware (2); Unetice (10) / 38. Pha9-Kbely: Unetice (3) / 39. Plotiste n. Lab.: Bell Beaker (1); Unetice (13) / 40. Polaky: Corded Ware (7) / 41. Prosetice: Corded Ware (1) / 42. Radovesice: Corded Ware (3); Bell Beaker (12) / 43. Rosnice: Bell Beaker (1) / 44. Rvenice I.: Bell Beaker (1); Unetice (5) / 45. Rvenice II: Unetice (1) / 46. Selibice: Bell Beaker (1) / 47. Siroke Trebcice: Corded Ware (2) / 48. Skupice-Stracotin: Bell Beaker (1) / 49. Skyrice: Corded Ware (1) / 50. Sobesuky: Corded Ware (3) / 51. Stadice: Corded Ware (3) / 52. Stara Kourim: Corded Ware (1) / 53. Sulejovice: Corded Ware (8); Bell Beaker (1); Unetice (4) / 54. Svepravice: Corded Ware (1) / 55. Trmice: Corded Ware (11) / 56. Tuchomerice: Bell Beaker (1) / 57. Tursko: Unetice (6) / 58. Tvrsice: Unetice (2) / 59. Velke Prilepy: Bell Beaker (6) / 60. Vikletice: Corded Ware (90); Unetice (3) / 61. Vrany: Unetice (3) / 62. Zabovresky: Bell Beaker (1) / 63. Zabrusany: Corded Ware (1) / 64. Zelesice: Bell Beaker (1).

2.3 The eastern domain: Hungary

The inclusion of Hungary in this study is of particular relevance.

First, this region represents the most eastern expansion of the phenomenon. Next, the Hungarian Bell Beaker culture differs from the other groups in Central Europe because the preceding culture was not Corded Ware. Finally, the Bell Beaker occupation was limited to the region around Budapest. Among the different regions touched by the Bell Beaker, these different elements intrigue and incite growing interest.

2.3.1 The Bell Beaker in Hungary: its cultural, spatial and temporal position

The Hungarian Bell Beaker culture is associated with the Csepel group (Bell Beaker-Csepel), attributed to a middle phase of the Early Bronze Age. Discoveries are concentrated uniquely in the Budapest region. In order to determine the context for the appearance of this phenomenon in Hungary, we examine the different cultures of the Early Bronze Age, which is sub-divided into three phases.

The Early Bronze Age I is represented in the central and eastern regions of Hungary by the Mako-Kosihy-Caka culture – the substrates on which the Bell Beaker developed – and by an early phase of the Somogyvar-Vinkovci group in the western region.

The Early Bronze Age II includes not only the persistence of the Mako-Kosihy-Caka culture in northernmost Hungary and the Somogyvar-Vinkovci culture in the western region, but also the emergence of a series of cultural groups. Thus, the Bell Beaker-Csepel group developed in the Budapest region, the Early Nagyrev in Central Hungary, the Obeba-Pitvaros group in the southern region and the Nyirseg group in the eastern region.

During the Early Bronze Age III, of the different cultural groups present in the preceding phase, only the Nagyrev group persists. Next to this group, new groups developed: the Perjamos culture in the south, Szaniszlo and Ottomany in the east, Kisapostag in the west and Havtan in the north of Hungary.

The Early Bronze Age ranges from 2600-2500 to 2000-1900 BC (Kalicz-Schreiber & Kalicz 2001). The preceding chapter showed that dates for the Bell Beaker-Csepel are unusual in that a series of early dates places this group in the first half of the 3rd millennium BC and new dates place it in the second half, which is a more accurate reflection of the chronological occupation of this phenomenon in the eastern region (Vander Linden 2006).

2.3.2 The Bell Beaker in Hungary: archaeological data

Sites are located along the Danube in the Budapest region with a highly elevated concentration of more than 60 sites on Csepel Island (Endrödi 2003).

The funerary ritual for the Mako group was cremation. Burials appear to have arrived with the Bell Beaker culture. In effect, Bell Beaker funerary practices are represented as much by cremations as by burials. Cemeteries can contain a large number of individuals. The Bekasmegyer cemetery (Budapest) has more than 100 burials, of which most are cremations in urns and pits, although burials are also present (Kalicz-Schreiber & Kalicz 2001). Funerary structures are primarily located near settlement sites such as Szigetszentmiklos (Endrödi 1998) and Albertsfalva (Endrödi 2003). Burial arrangement is sometimes unusual, as at Tokol where burials are aligned over nearly a kilometer (Vander Linden 2006).

The material shows strong affinities both with the Nagyrev culture, contemporaneous with the Bell Beaker culture in its early phase, and the cultures that preceded it, the Mako-Kosihy-Caka and Somogyvar-Vinkovci groups (Endrödi 1998). Objects typical of the Bell Beaker culture, such as decorated pottery, arrow points and V-perforated buttons, have been found only in burial contexts in burials or burials with dispersed ashes (Endrödi 2003).

Domestic structures are abundant for this region. Their architecture is sometimes comparable to that of the early Nagyrev group (Vander Linden 2006).

At the end of the Mako-Kosihy-Caka period, it is possible to demonstrate a Bell Beaker infiltration from the west (Endrödi 1998). For A. Endrödi (2003), the Bell Beaker-Csepel would have developed from influences, or even the arrival of small groups, from the region of the Czech Republic.

According to some researchers, the archaeological data would prove that the Hungarian Bell Beaker group lived in a geographically limited space over a short period and that they did not mix with local populations (Zoffmann 2000).

For others, since part of the Bell Beaker material shows associations with the Nagyrev culture, one cannot refute the hypothesis of contacts between the different cultures (Endrödi 1998). Considering its cultural characteristics, the Hungarian Bell Beaker is an autonomous cultural group that had more or less intensive contacts with neighboring groups (Endrödi 1998).

R. Kalicz-Schreiber and N. Kalicz (2001) argue that we should not consider the Bell Beaker-Csepel an independent culture. This manifestation should rather be interpreted as a reflection of contacts with a social sphere including several distinct cultures and territories. In addition, it should be integrated into the early phase of the Nagyrev culture and its appearance would be associated with southern influences (Kalicz-Schreiber & Kalicz 2001).

The Hungarian Bell Beaker is intriguing and the interpretations resulting from the analysis of archaeological data are fairly contradictory, ranging from the contribution of new blood to the internal development of local populations.

2.3.3 The Bell Beaker in Hungary: biological anthropological data

While the Hungarian Bell Beaker is abundantly represented by domestic structures, burial structures are less common and are principally represented by cremations and a few burials yielding scanty information.

A study by Z.K. Zoffmann (2000) focused on a summary of paleoanthropological research on prehistoric populations in the Carpathian Basin. Information is lacking on studies of Bell Beaker individuals but, according to Zoffmann, "although

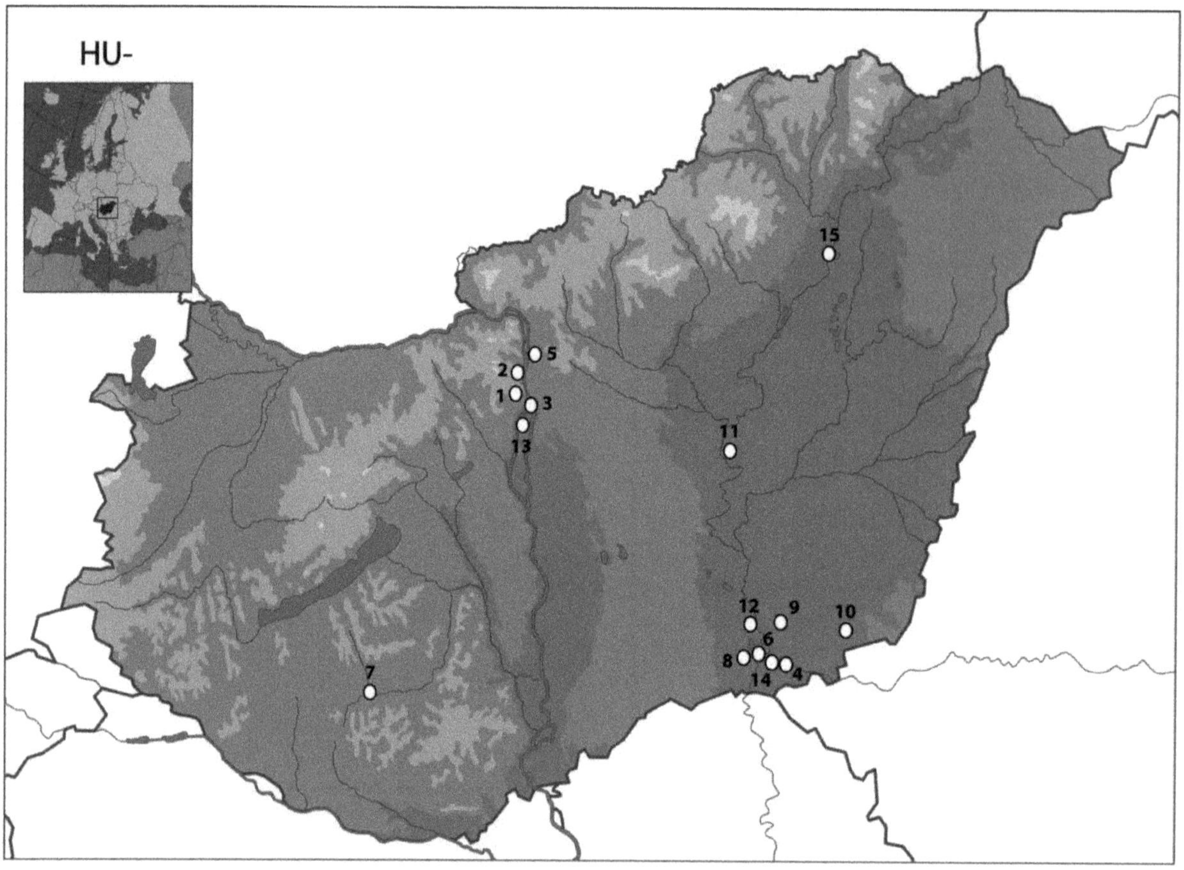

Figure 10. Hungary: geographic distribution of sites studied. Each site has been given a number indicating its position on the map, to which is added the site name, their cultural attribution(s) and, in parentheses, the sample size.

1. Albertfalva: Bell Beaker (1) / 2. Bekasmegyer: Bell Beaker (14) / 3. Csepel-Vizmu: Bell Beaker (3) / 4. Deszk A: Nagyrev (14) / 5. Dunakeszi Szekesdulo: Nagyrev (1) / 6. Szeged III-Homokbanya: Obeba-Pitvaros (1) / 7. Kaposvar-Elkenulo: Somogyvar Vinkovci (2) / 8. Kiskundorozsma: Obeba-Pitvaros (4) / 9. Hodmezovasarhely-Kopancs: Perjamos (2) / 10. Pitvaros: Nagyrev (19) / 11. Rakoczifalva: Nagyrev (1) / 12. Sandorfalva-Eperjes: Obeba-Pitvaros (5) / 13. Szigetszentmiklos: Bell Beaker (1) / 14. Szoreg: Perjamos (24) / 15. Tiszakeszi: Nyirseg (2).

there are very few evaluable anthropological finds from the biritual cemeteries of the Bell-beakers in the Carpathian Basin, the appearance of the characteristic planoccipital Taurid type, unknown until then from the Carpathian Basin, in the populations of some later cultures [...] suggests a mixture with the local population against the archaeological theories" (Zoffmann 2000, p. 76-77).

D. Price and his collaborators (2004)[20], in their study of isotopic ratios of strontium in Bell Beaker individuals in Central Europe, included six Hungarian subjects, without sexual attribution, from three sites located near Budapest (Bekasmegyer, Csepel II and Szigetszentmiklos). Their results show that five of the six seem to have been of allochthonous origin.

Data from the study of Bell Beaker individuals in Hungary are rare, but nevertheless furnish some interesting elements. It would appear that there was a contribution of new blood during the Bell Beaker, which does not exclude the existence of contacts with neighboring populations, as suggested by cranial morphology. However, sample sizes are small and information about certain studies is sparse, so particular caution should be taken with respect to interpretation.

2.3.4 The Bell Beaker in Hungary: samples studied

For Hungary, the populations analyzed belong to the second (Early Bronze Age II) and third (Early Bronze Age III) phases of the Early Bronze Age. They include 92 individuals from 15 sites (Figure 10). The substrate for the Bell Beaker (Mako-Kosihy-Caka) is unfortunately not represented. The sites included in this study are mainly located in central-northern (Budapest region) and southern (Szeged region) Hungary. Three groups are found outside of these zones. The site of Kaposvar-Elkenulo (n°7) belongs to the Somogyvar Vinkovci culture located in the

[20] c.f. chapter 1.5 to give you a general idea of results for Central Europe.

western part of the country. Samples from Rakoczifalva (n°11) – Nagyrev culture – and Tiszakeszi (n°15) – Nyirseg culture – are from eastern Hungary.

Samples sizes vary widely, from 1 to 24 individuals. For the sites, samples are distributed as follows:

- The Early Bronze Age II is represented by Bell Beaker assemblages from Albertfalva (n°1), Bekasmegyer (n°2), Csepel-Vizmu (n°3) and Szigetszentmiklos (n°13), and also by sites from the Obeba-Pitvaros culture, including Szeged III-Homokbanya (n°6), Kiskundorozsma (n°8) and Sandorfalva-Eperjes (n°12), from the Nyirseg culture with the site of Tiszakeszi (n°15) and the Somogyvar Vinkovci culture with the site of Kaposvar-Elkenulo (n°7).

- The Early Bronze Age III is represented by the sites of Deszk A (n°4), Dunakeszi Szekesdulo (n°5), Pitvaros (n°10) and Rakoczifalva (n°11) belonging to the Nagyrev culture and by Hodmezovasrhely-Kopancs (n°9) and Szoreg (n°14) belonging to the Perjamos culture.

2.4 The southern domain: Southern France

Our knowledge of the Bell Beaker in France in not comparable to the rest of the territory examined. The density and types of monuments vary greatly. Some regions are abundantly documented, such as Southern France and Brittany. For this reason, the first of these two regions was selected to attempt to determine the modes of appearance of the Bell Beaker culture. Despite the abundance of data, the end of the Neolithic here has been difficult to address.

2.4.1 The Bell Beaker in Southern France: its cultural, spatial and temporal position

The end of the Neolithic coincides with the emergence of a series of cultural groups delimited in space during the decline of the Chassean culture that until then had prevailed across a large part of the territory. Southern France witnessed the appearance of cultural groups including the Saint-Ponian (3500-3000 BC) and the Verazian (3000-2500 BC) in western Languedoc, the Ferrières (3200-2800 BC) and the Fontbouisse (2800-2200 BC) groups in eastern Languedoc, the Treilles group (3500-2200 BC) in the Grands Causses region of Aveyron and its borders and a grouping of different cultural units under the term of Provençal Chalcolithic – the Fraischamps (3300-2900BC), Couronnian (3100-2400 BC) and Rhône-Ouvèze (2800-2200 BC) groups – in Provence.

The debate concerning the denomination of these different cultural groups will not be addressed here, but "problems of terminology are raised since some of these cultures have been attributed to the Neolithic and others to the Chalcolithic"[21] (D'Anna 1995, p. 300). For J. Guilaine et al. (2001), the term Final Neolithic should be reserved for transitional cultural between the 4th and 3rd millennium BC, including the Saint-Ponian, Treilles and Fraischamps, with initial metallurgy, and the Chalcolithic for the following phase composed of cultural groups capable of efficient copper metallurgy, including the Fontbouisse, Verazian, Couronnian and Rhône-Ouvèze, based on terminology defined at the symposium of Narbonne in 1970 (Guilaine et al. 2001). In this context, the Bell Beaker, preceding the Early Bronze Age, developed during the second phase. Its insertion "within the local context and its chronological relationships between the Bell Beaker and local cultures of the Final Neolithic has been the subject of many contradictory interpretations"[22] (Lemercier 2002, p. 26), such is the complexity of the situation.

The distribution of the Bell Beaker culture is not uniform across this region. The south-east, with more than 320 sites, is by far the richest (Lemercier 2002). The Bell Beaker in Southern France has produced more than forty radiocarbon dates that place it in the first half of the 3rd millennium BC (Bailly & Salanova 1999).

2.4.2 The Bell Beaker in Southern France: archaeological data

Decorated pottery includes both the standard as defined by L. Salanova (2000, 2002) and local production: the Rhodano-Provençal and the Pyrenean. The division of the Bell Beaker into four phases has been established on the basis of chronological interpretation of the different horizons of this pottery (Guilaine et al. 2001). The Bell Beaker has an early phase – constituted almost exclusively of decorated pottery – the standard – and funerary structures. The second phase, considered to be transitional or of integration, sees the development of domestic structures in which decorated pottery coexists with domestic pottery of different local traditions. During the third phase, ceramic forms diversify and the local Bell Beaker ceramic traditions mentioned above appear. The fourth and final phase corresponds to the

[21] *des problèmes de terminologie se posent puisque certaines des cultures entrant en jeu sont attribuées au Néolithique et d'autres au Chalcolithique* (original text)

[22] *au sein du contexte local et les relations chronologiques entre Campaniforme et cultures locales du Néolithique final ont fait l'objet de nombreuses interprétations contradictoires* (original text)

Barbed Wire Bell Beaker (Lemercier 2003), with new pottery forms of the same name that mark the end of the phenomenon in this region, or the beginning of the Early Bronze Age for some researchers.

With respect to domestic pottery, "the types [...] are new, few originate in the cultures of the local substrate at the end of the Neolithic. In addition, sites with decorated pottery are much more numerous than sites with only common ware pottery, reinforcing the renewal of cultural components of the Bell Beaker"[23] (Besse 2001, p. 69).

We have seen that, through the study of decorated pottery (Lemercier 2002) and the lithic industry (Furestier 2005, 2007), it is now possible to demonstrate the presence of two distinct phases in the development of the Bell Beaker culture, at least in south-eastern France. These are an early and isolated phase of appearance of the phenomenon and a second phase of integration and diffusion within local traditions.

"While Southern France and, to a lesser degree, the Central-West region witnessed well-developed metallurgy during the first half of the 3rd millennium, the northernmost cultures [...] remained, voluntarily or not, on the margin of technological innovations"[24] (Vander Linden 2006, p. 83). All the same, during the Bell Beaker period, evidence of metallurgy is not among the most common (Vander Linden 2006).

The different kinds of Bell Beaker burials found in Southern France were presented in the previous chapter. The most frequent practice was the re-use of collective tombs that were dolmens, as well as hypogea and burial caves dating to the Final Neolithic-Chalcolithic. Some strictly Bell Beaker individual graves were, however, also found. The Bell Beaker is also documented in this region by an important number of domestic structures. Sites are either "pure", with only material from this period, or "mixed", with both Bell Beaker and material from other local cultures at the end of the Neolithic.

In the initial developmental phase of the Bell Beaker complex, the archaeological data mark a clear break with local Final Neolithic cultures. This break is followed by a period of co-existence or varying degrees of integration, depending on the material studied. For O. Lemercier (2004, p. 235), the spread of the Bell Beaker may have taken place via maritime routes from Portugal, with "small groups transporting objects, but especially knowledge"[25].

2.4.3 The Bell Beaker in Southern France: biological anthropological data

Anthropological analyses addressing Bell Beaker settlement have focused here only on metric cranial data. The first studies did not observe the famous planoccipital brachycephaly characterizing the Bell Beaker populations in Eastern Europe. Individuals are dolichocephalic, in keeping with the local Mediterranean morphology. A few exceptions were found in Bell Beaker ossuaries re-used during the Early Bronze Age (Riquet et al. 1963).

R. Menk (1979, 1981) also included Southern France in his study. He analyzed 78 individuals from the end of the Neolithic to the Early Bronze Age, which included 23 Bell Beakers. For Menk, the vast majority of Bell Beaker individuals was grouped among the brachymorphs or the large meso-dolichomorphs, and thus separated from the local dolichomorph populations. Early Bronze Age individuals were found among each of these different morphologies.

However, the preceding chapter showed that re-evaluations of the early discoveries today place some brachycephalic individuals in the Early Bronze Age rather than in the Bell Beaker (Tchérémissinoff 2006). The question thus remains open.

Beyond this, very few studies have focused on Bell Beaker individuals, probably due to the disorganized context of the funerary structures with several occupations, within which it is difficult to identify the Bell Beaker individuals with certainty.

2.4.4 The Bell Beaker in Southern France: samples studied

The situation in Southern France is not among the simplest. The typical funerary practice during the Bell Beaker was the re-use of collective burials dating to the end of the Neolithic. These thus contain several occupations which are sometimes difficult to separate.

The populations studied here, constituted of more than 700 individuals and 5 sites, are distributed between the Final Neolithic/Chalcolithic and the Early Bronze Age (Figure 11). These are primarily located in southeast France. Only the Peirieres dolmen (n°1) is located in the western part of the region considered. Sample sizes range between 18 and 172 individuals. Assemblages are complex from

[23] *les types [...] sont nouveaux, peu d'entre eux trouvent une origine dans les cultures du substrat régional de la fin du Néolithique. De plus, les sites avec céramiques décorées sont bien plus nombreux que les sites avec céramique commune seule, renforçant le renouvellement des composantes culturelles au Campaniforme* (original text)

[24] *Alors que le midi de la France et, dans une moindre mesure, le Centre-Ouest connaissent une métallurgie bien développée durant la première moitié du 3e millénaire, les cultures les plus septentrionales [...] sont elles restées, volontairement ou non, en marge des innovations technologiques* (original text)

[25] *petits groupes porteurs à la fois d'objets mais surtout de savoir-faire* (original text)

the point of view of cultural attribution; they are presented below by site:

- The Villedubert dolmen (n°1) has two distinct cultural phases, the first dating to the end of the Neolithic and the second to the Bell Beaker.

- The Peyraoutes dolmen (n°2) also contains two occupations, including one (layer 2 – C2) which may be Bell Beaker and another which would be Chalcolithic (layer 3 – C3). Unfortunately, the reworking of the layers (Bouville 1971, Lemercier 2002) limits us to working with a single combined Bell Beaker/Chalcolithic group.

- The Crottes hypogeum (n°3) contains two Chalcolithic occupations: layer 2 (C2) and layer 5 (C5). Could the first occupation (C2) be Bell Beaker? This hypothesis will be tested during analyses.

- The Boileau hypogeum (n°4) has been attributed to the Final Neolithic.

- The Cudieres dolmen (n°5) has two occupation phases – Chalcolithic and Early Bronze Age – which cannot be separated and form here a single assemblage.

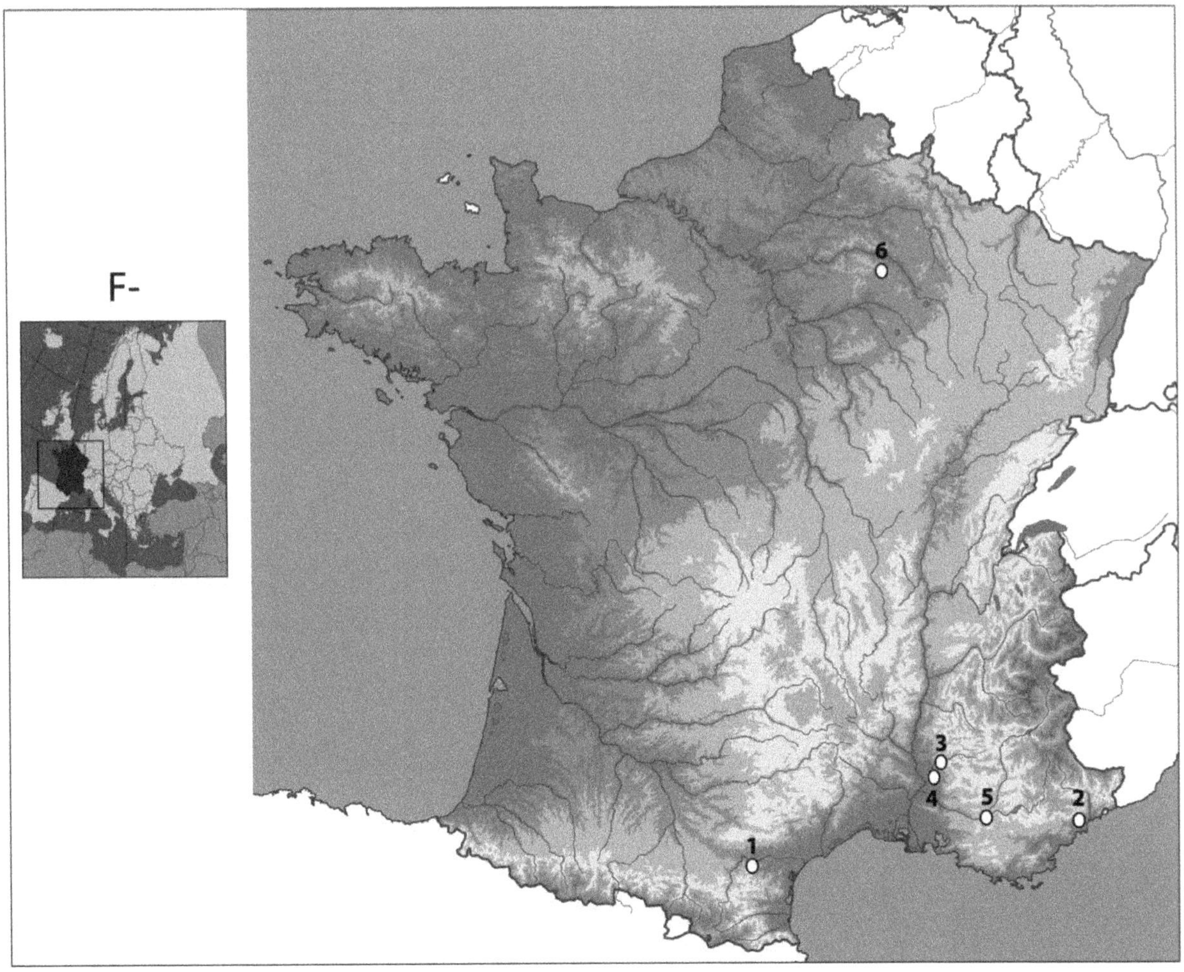

Figure 11. Southern France: geographic distribution of sites studied. Each site has been given a number indicating its position on the map, to which is added the site name, their cultural attribution(s) and, in parentheses, the sample size.

1. Villedubert dolmen: Bell Beaker (70); unknown (19) / 2. Peyraoutes dolmen: Bell Beaker/Chalcolithic (172) / 3. Crottes hypogeum: Chalcolithic layer C2 (49); Chalcolithic layer C5 (92) / 4. Boileau hypogeum: Final Neolithic (130) / 5. Cudieres dolmen: Early Bronze Age (98).

2.5 The southern domain: Northern Spain

The Iberian Peninsula, like Bohemia, is a crucial region in the understanding of the Bell Beaker phenomenon. It has been proposed many times as a possible center of origin for this cultural complex. For this study, research has focused on Northern Spain and more precisely, the northern and central Meseta region, since this is a very well-documented region.

2.5.1 The Bell Beaker in Northern Spain: its cultural, spatial and temporal position

On the Meseta, the first Neolithic data is dated to the first half of the 4th millennium BC. The Bell Beaker appears in the late phase of the Copper Age and coexists with it until the emergence of the Early Bronze Age. We know today, after the past twenty years of research, that the Bell Beaker phenomenon developed across the entire region. At present, discoveries are numerous and remains are largely represented by domestic structures.

The pre-Bell Beaker Chalcolithic developed on the Meseta during the first half of the 3rd millennium BC and ended around 2200 BC. Radiocarbon dates place the beginning of the Bell Beaker in the first half of the 3rd millennium BC on the Iberian Peninsula, but is situated between 2500 and 2200 BC on the Meseta. Here a local horizon, the Ciempozuelos, developed during the final phase and persisted until the Early Bronze Age (Garrido-Pena 2000).

2.5.2 The Bell Beaker in Northern Spain: archaeological data

Decorated pottery includes both maritime beakers, found mainly in the southern part of the Meseta and in funerary contexts as well, and Ciempozuelos pottery, highly stylized, black or gray with incised decoration, and represented mostly by small bowls (Vazquez Cuesta 2006). This is by far the most abundant pottery type found in the sites, and comprises more than 87% of the pottery recovered (Garrido-Pena et al. 2005). For R. Harrison (1986), an early phase of the Bell Beaker culture can be identified by the first pottery type and its offshoots. This was followed by a longer lasting late phase dominated by the Ciempozuelos pottery of the local horizon (Harrison 1986).

A study of more than 200 decorated ceramics from the central Meseta was carried out by R. Garrido-Pena (2000). It showed, on one hand, standardization with respect to dimensions and volumetric capacity of certain vessels, and on the other hand, based on study of the decoration, the presence of exchange networks on several levels – local, regional and interregional (Garrido-Pena et al. 2005). These results, according to Garrido-Pena, confirm the status of these ceramics as objects of high social value and exclude them from the category of ordinary or domestic objects (Garrido-Pena 2000). Petrographic analyses demonstrate that the pottery was produced locally and that the proportion of temper varied by site (Millàn & Arribas 1994).

Chemical analyses of pottery from sites in the Ambrona Valley, including the Sima tumulus and the tumulus of La Pena de la Abuela, have shown that some of these vessels contained beer (Garrido-Pena et al. 2005). This element once again suggests a relationship between Bell Beaker pottery and ritual containers (Garrido-Pena 2000). For others, "the Bell Beaker beer is not a novelty [...] we can not assume without criticism that beer is a high value product in Bell Beaker time" (Vazquez Cuesta 2005, p. 87).

Bell Beaker metallurgy follows the technological traditions of its predecessors (Vander Linden 2006) and procurement zones for ore may have been located in the regions of Madrid and Toledo (Garrido-Pena et al. 2005).

Domestic structures are frequently found near water sources and at higher elevations "with an ample environment control" (Garrido-Pena et al. 2005). These sites often reflect long duration periods and the different superimpositions make analyses of these structures difficult (Garrido-Pena 2000).

The Meseta is perfectly incorporated into the western diversity of the Bell Beaker phenomenon by its funerary ritual. The re-use of Neolithic and pre-Bell Beaker Chalcolithic megalithic monuments, tumulus and cave burials, and flat burials in the ground, to cite only a few examples, all attest to a broad variability contrasting sharply with the uniformity of collective burials during the Neolithic (Garrido-Pena 2000). The placement of the Bell Beaker individual, as well as the accompanying grave goods, in re-used graves, has often been discussed and is considered to be a specific treatment of the deceased having social significance (Garrido-Pena et al. 2005).

These archaeological data have led R. Garrido-Pena, M. Rojo Guerra and I. Garcia Martinez de Lagran (2005) to consider functional interpretations by the exchange of goods of social value – and particularly the hypotheses of D.L. Clarke (1976) – as a possible, even probable, explanation for the development of the Bell Beaker on the Meseta. Evidence from the archaeology of this region tends to support the hypothesis by which "Bell Beakers and accompanying objects are not vulgar domestic elements, but high value objects used in the legitimation strategies of the leaders emerged in the Meseta Copper Age societies, in the context of a social and economic transformation process, which would have extended through the dense exchange networks, in diverse social mechanisms such as the gift exchanges, politics pacts, marriage exchanges, and so on" (Garrido-Pena et al. 2005, p. 450).

2.5.3 The Bell Beaker in Northern Spain: biological anthropological data

In his analysis, R. Menk (1979, 1981) examined 12 individuals, mostly from Catalonia. Only four of these were clearly brachycephalic and obviously isolated from the underlying local Neolithic. These are considered by Menk as intrusive individuals. In contrast, M.D. Garralda (1979), who undertook a synthesis for the cranial morphology of Neolithic and Early Bronze Age populations on the Iberian Peninsula, demonstrated that the morphological composition varies little from one region to another, with a clear predominance of the gracile Mediterranean type (dolichocephaly). The rare cases of brachycephaly are often considered to be at the limits of the range of local variability. The rounded morphology of some individuals, discovered along the Atlantic coast, in Catalonia and Majorca, has been compared with alpine and Dinaric types, but with no certainty (Garralda 1979).

Apart from basic anthropological studies concerning the biological identification and the funerary recruitment of buried individuals (Gonzalez Martin and Campo Martin 2002, Alt 2005, Nicklisch et al. 2005), some studies have addressed other aspects of these populations. Isotope analyses (Trancho et al. 1996, Trancho & Robledo 1999, Dürrwächter et al. 2005) have been done to study paleonutrition in some Chalcolithic assemblages with or without Bell Beakers and for the Early Bronze Age. These studies indicate an agrarian economy with a small contribution of animal proteins despite small sample sizes and problems with diagenesis. DNA analysis of individuals from two sites in the Ambrona Valley (la Sima and la Pena de Abuela tumuli) was unsuccessful since no DNA could be extracted (Dürrwächter et al. 2005). From a purely anthropological point of view, no element supports the introduction of new populations during the emergence of the Bell Beaker on the Meseta. In any event, studies on the Iberian Peninsula do not find this either...

2.5.4 The Bell Beaker in Northern Spain: samples studied

For this region, the populations analyzed are attributed to the Final Neolithic, the Chalcolithic, the Bell Beaker and the Bronze Age and include more than 180 individuals from 14 sites (Figure 12). The sites are mainly located in the northern part of the Meseta; only the site of la Valle de las Higueras (n°13) is found in the southern part of the region.

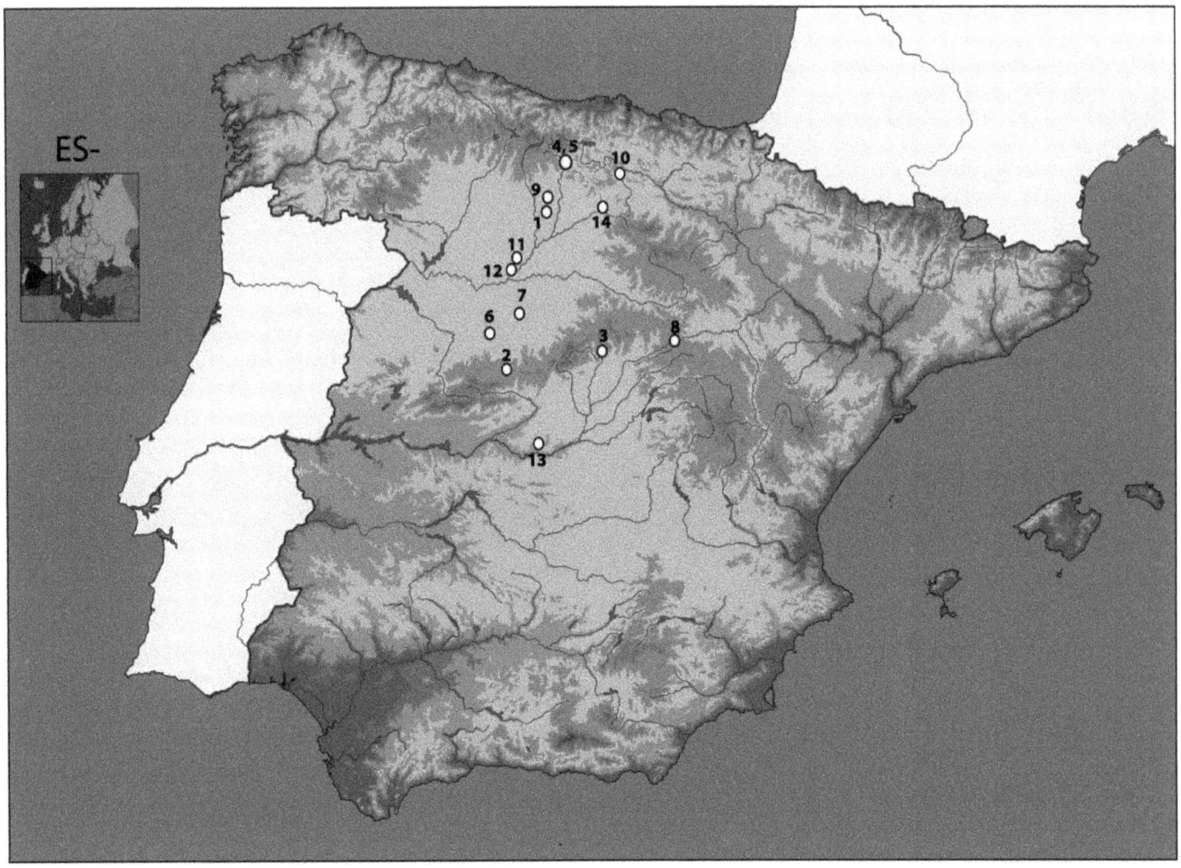

Figure 12. Northern Spain: geographic distribution of sites studied. Each site has been given a number indicating its position on the map, to which is added the site name, their cultural attribution(s) and, in parentheses, the sample size.

1. Carrelasvegas: Middle Bronze Age (1) / 2. Cerro de la Cabeza: Chalcolithic (9) / 3. Cueva del Destete: Bell Beaker (5) / 4. Cueva Rubia: Early or Middle Bronze Age (1) / 5. Cueva Tino: Early or Middle Bronze Age (3) / 6. El Tomillar: Chalcolithic (3) / 7. Fuente Olmedo: Bell Beaker (1) / 8. La Sima: Final Neolithic (22); Bell Beaker (3) / 9. La Velilla: Final Neolithic (50) / 10. Las Arnillas: Chalcolithic/Bell Beaker (24) / 11. Los Cercados: Chalcolithic (1) / 12. Los Zumacales: Final Neolithic (18) / 13. Valle de las Higueras: Chalcolithic (tumulus 8, cuevas 30); Bell Beaker (9) / 14. Villimar: Chalcolithic (1).

Samples sizes vary from 1 to 50 individuals. Among the sites, samples are as follows:

- The Final Neolithic is represented by individuals from collective tombs, such as la Sima (n°8), La Velilla (n°9) and Los Zumacales (n°12).

- The Chalcolithic is represented by burials at the sites of Cerro de la Cabeza (n°2), El Tomillar (n°6), Los Cercados (n°11), Valle de las Higueras (n°13) and Villimar (n°14).

- the Bell Beaker itself is represented by burials at la Cueva del Destete (n°3), de Fuente Olmedo (n°7), de la Sima (n°8), and Valle de las Higueras (n°13).

- Some individuals belong to the Bronze Age. Two sites – Cueva Rubia (n°4) and Cueva Tino (n°5) – are attributed to the Early or Middle Bronze Age. The site of Carrelasvegas (n°1) is clearly attributed to the Middle Bronze Age. The low number of samples for this period excludes these sites from analyses.

Las Arnillas (n°10) has two funerary occupations – Chalcolithic and Bell Beaker. The human remains from the two occupations cannot be isolated and are here considered as a single assemblage.

2.6 At the articulation between two domains: Switzerland

Switzerland is geographically located between two large domains – southern and eastern – and contrasts with them not only for the Bell Beaker, but also for the other periods included in this work.

Discoveries and, in consequence, the knowledge that we have of the Neolithic, are unequally distributed across the Swiss territory.

2.6.1 The Bell Beaker in Switzerland: its cultural, spatial and temporal position

The chronological range included here ranges from the 5th to the 3rd millennium BC, from the Middle Neolithic to the Early Bronze Age. Switzerland has been divided into three zones (western, northern and eastern) to briefly present its cultural evolution through time. In Western Switzerland, the pre-Bell Beaker cultural succession during the Neolithic includes the Cortaillod, Horgen and Luscherz/Auvernier Corded Ware cultures (Final Valaisian Neolithic for the Valais). In Northern Switzerland, the successive cultures are Egolzwill, Cortaillod, Horgen and Corded Ware. In Eastern Switzerland, the cultures are Rossen, Pfyn, Horgen and Corded Ware. The Swiss Bell Beaker is thus situated between the end of the Neolithic and the beginning of the Early Bronze Age, succeeding the Auvernier Corded Ware-Luscherz and the Final Valaisian Neolithic in the west and the Corded Ware in the center and east.

Bell Beaker discoveries depend on the state of research and, with some exceptions, sites are located in the western and northern zones of Switzerland. They are dated to the second half of the 3rd millennium BC between 2500 and 2200 BC.

2.6.2 The Bell Beaker in Switzerland: archaeological data

The funerary ritual is well-known in Western Switzerland. The Middle Neolithic is characterized by burials of Chamblandes type. An initial occupation (4800 and 4300 BC) is composed of cemeteries containing mainly individual graves. It is possible to demonstrate changes in funerary rituals during the second half of the 5th millennium BC. This second phase (4300 and 3300 BC) is marked by the appearance of collective burials in the Chamblandes cists. Burials may be dual or multiple, simultaneous or successive. These burials constitute elements foreshadowing the collectivization of tombs that developed at the end of the Neolithic with the appearance of megalithic tombs (Moinat & Gallay 1998). The most extensive practice during the Final Neolithic and the Bell Beaker is thus the collective burial. Despite gaps, it is possible to follow the same pattern in Northern Switzerland. The eastern part of Switzerland lies outside the range of megalithic burials. Some Bell Beaker single grave burials follow the tradition observed in the eastern domain (Moinat & Stöckli 1995). Beginning with the Early Bronze Age, single graves reappear and cist burials and tumuli appear.

Pre-Bell Beaker settlement structures are the celebrated Swiss lacustrine sites. No settlement is clearly attested in the interior or at high elevations (Hasenfratz & Gross-Klee 1995). In contrast, Bell Beaker domestic structures are known only in Western Switzerland. These are primarily terrestrial sites, although rare discoveries at lacustrine sites have been made (Besse 2006).

The Swiss Bell Beaker would have developed, based on the archaeological data, following more or less significant influences from both the Mediterranean and Central Europe (Gallay 2006). Southern influences would have resulted from an ideological phenomenon, while eastern influences would have derived from population movement.

2.6.3 The Bell Beaker in Switzerland: biological anthropological data

Results of analyses of metric data for Switzerland appear to conform to the view of European Neolithic populations. Middle Neolithic individuals have a clearly dolichocephalic morphology (Menk 1979,

1981). Those from the Bell Beaker culture, however, have a specific morphology: they are "extremely brachycephalic, with occipital flattening and entirely different from the local substrate"[26] (Menk 1979, p. 272). By contrast, Late Neolithic assemblages, the transition period, were not included since data for this period were insufficient. To rectify this chronological hiatus in his interpretations, R. Menk proposed the hypothesis that the physical type observed during the Middle Neolithic persisted until the Bell Beaker period, when one observed a population break. During the Early Bronze Age, rounded morphology tended to disappear while more intermediate forms (mesocranial) became more common (Simon and Kaufmann 1998).

In 1996, a new study incorporating an assemblage discovered at the end of the 1980s – dolmen MXII at the site of Petit-Chasseur at Sion – led to rejection of Menk's hypothesis. A clear break in cranial morphology coinciding with the appearance of the Bell Beaker is no longer acceptable to Eades, since the Late Neolithic morphology is of the intermediate form (mesocranial) (Eades 1996).

A re-evaluation of metric cranial data has recently been carried out (Desideri 2010), allowing refinement of the results obtained by these different studies. In brief, there is a shift from the highly elongated forms of the Middle Neolithic to the very rounded forms of the Bell Beaker period. This result must, however, be modified since we already find the intermediate form in abundance, the mesocranial form in the Middle Neolithic and a majority of brachycranial individuals during the Late Neolithic. Despite relatively small sample sizes, it is, however, possible to consider the presence of gradual evolution of cranial morphology during the Neolithic, but brachycephalization does not seem to be strictly linked to the emergence of the Bell Beaker culture (Desideri 2010).

Two studies have been carried out on non-metric cranial variability and dentition (Eades 1996, Desideri 2001). Interpretation of the results of non-metric data suggests stability in pre-Bell Beaker populations, a stability that is not maintained with the emergence of the Bell Beaker complex. The heterogeneity encountered during late periods is, in general, associated with the arrival of new populations, or least modified access within the funerary realm (Desideri & Eades 2002, 2004). This conforms well to anthropometric results and supports population continuity until the Bell Beaker.

Finally, a study based on chemical analysis of human bone has been carried out by M. Chiaradia, a researcher with the Department of Mineralogy in Earth Science at the University of Geneva (Chiaradia et al. 2003). He analyzed the isotopic ratios of lead and strontium in teeth from individuals dating from the Middle Neolithic to the Early Bronze Age in the town of Sion, as well as teeth of several modern subjects in the Geneva region. Chiaradia also analyzed the isotopic compositions of lead and strontium in both the dentine and the enamel of each tooth because the principal objective of his research was the study of post-mortem contamination of bones and not a study of population history. However, from the enamel data, he demonstrated that all of the individuals assimilated lead while alive and that they were born and probably lived their entire lives in the same place, except for one person, who would have migrated from a region geologically different from the Valais. This was a Bell Beaker individual from dolmen MXI. He also proposed a place of origin in Central Europe based on the concentrations of lead and strontium in the dental enamel of this subject. Anthropological data seem to be in agreement with respect to the situation at the start of the Swiss Neolithic. However, beginning with the Bell Beaker, the situation becomes more complex, with data supporting either population continuity or more marked differences that could reflect population renewal.

2.6.4 The Bell Beaker in Switzerland: samples studied

For Switzerland, the populations analyzed include 520 individuals from 8 sites chronologically situated between the Middle Neolithic and the Early Bronze Age (Figure 13). These are mainly located in the western part of Switzerland. Only the site of Aesch (n° 4) is located in northern Switzerland.

Sample size ranges from 10 to 120 individuals. Samples are divided among the sites as follows:

- The Middle Neolithic I is represented by the sites of Barmaz I (n°1) and II (n°2), Chemin des Collines (n°5) and Avenue Ritz (n°8).

- The Middle Neolithic II includes the sites of Chamblandes (n°3) and Corseaux (n°6).

- The Final Neolithic is present only in the megalithic area of Petit-Chasseur (n°7) in dolmens MVI (during its first occupation phase) and MXII.

- The site of Aesch (n°4) and the two dolmens of the cemetery at Petit-Chasseur (n°7) (MVI by re-occupation of the funerary chamber of the Final Neolithic and MXI by erection of their own monument) are attributed to the Bell Beaker.

- The Early Bronze Age includes two samples, the first from the site of Barmaz I (n°1) and the second from several burials at the cemetery at Petit-Chasseur (n°7).

[26] *extrêmement brachycrânes, à aplatissement occipital* et *totalement différents du substrat local* (original text)

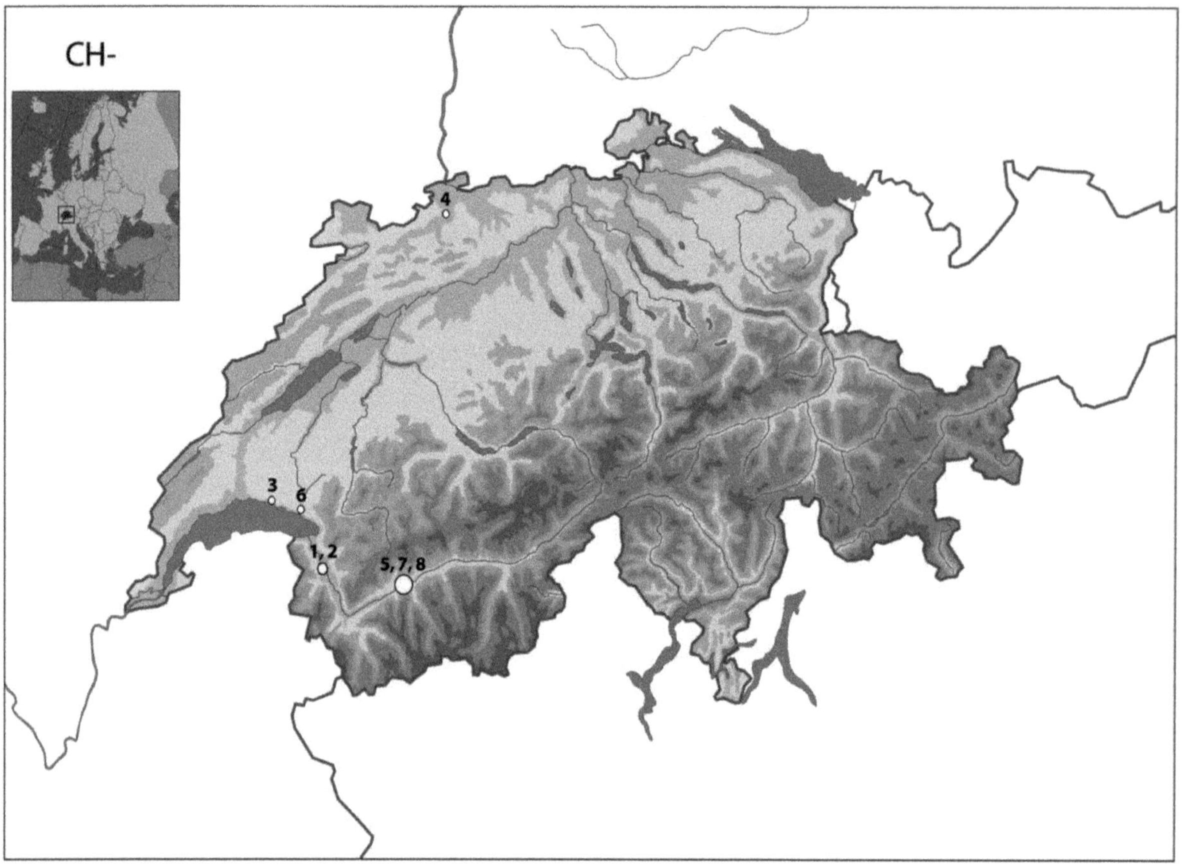

Figure 13. Switzerland: geographic distribution of sites studied. Each site has been given a number indicating its position on the map, to which is added the site name, their cultural attribution(s) and, in parentheses, the sample size.

1. Barmaz I: Middle Neolithic (51); Early Bronze Age (17) / 2. Barmaz II: Middle Neolithic (22) / 3. Chamblandes: Middle Neolithic (74) / 4. Aesch: Bell Beaker (environ 50) / 5. Chemin des Collines: Middle Neolithic (24) / 6. Corseaux: Middle Neolithic (44) / 7. Petit-Chasseur: Final Neolithic (dolmen MVI – circa 40 –, dolmen MXII – circa 120); Bell Beaker (dolmen MVI – 10 –, dolmen MXI – 13); Final Neolithic/Bell Beaker: incineration pit (26); Early Bronze Age (15) / 8. Avenue Ritz: Middle Neolithic (14).

Chapter 3
Dental terminology

The objective of this chapter is to present a lexicon of terms specific to this research. We have deliberately chosen to do so as text and not a glossary, in order to facilitate reading. For some, this section may appear superfluous, elementary or uninviting, and if so, please continue directly with chapter 4. For others, this chapter is worth consulting for better understanding of the chapters to follow, although it is not necessary to read it from beginning to end. The aim is to be coherent in the presentation of this work, which is why certain basic elements are repeated here.

3.1 Anatomy of a tooth

The tooth (Figure 14) is formed of two distinct parts, the *crown* and the *root*. The lower end of the root is termed the *apex*. The term *coronal* is applied to the highest part of the tooth, the *crown*, and *apical* to the lowest part, the point of the root or the *apex*.

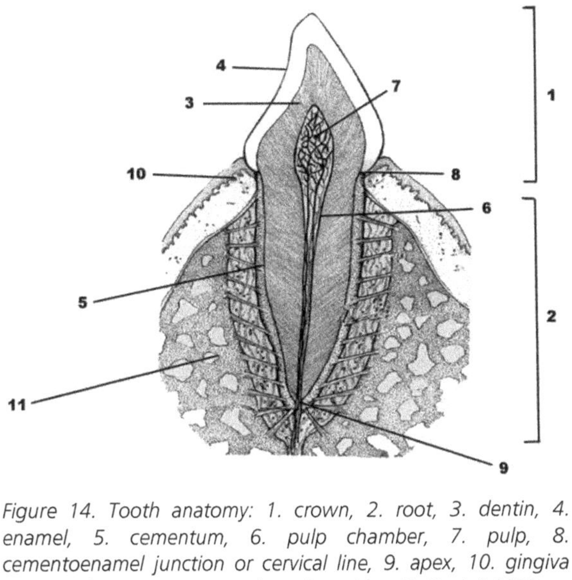

Figure 14. Tooth anatomy: 1. crown, 2. root, 3. dentin, 4. enamel, 5. cementum, 6. pulp chamber, 7. pulp, 8. cementoenamel junction or cervical line, 9. apex, 10. gingiva 11. alveolar process or tooth socket. After S. Cugini 1983, p. 24, illustration modified.

The tooth is composed of several kinds of tissue:

The *dentin*, commonly called *ivory*, is the tissue forming the volume of the tooth. It is hard, elastic, yellowish-white and avascular. It is composed of around 70% mineralized elements, called calcium hydroxyapatite, 18% organic matter, formed mainly of collagen fibers and 12% water. The cells responsible for the formation of the dentin are the *odontoblasts*, which regenerate the dentin (About et al. 2000, 2002).

The enamel is the protective tissue covering the dentin on the crown. It is the most mineralized tissue in the human body and contains more than 95% mineralized elements (hydroxyapatite crystallite), 4% organic matter and 1% water. The cells responsible for enamel formation are the *ameloblasts* (About et al. 2000). These cells cover the enamel before tooth eruption; at the end of the growth process, they disappear. Enamel, then, cannot be regenerated or replaced (Woelfel & Scheid 1997).

Cementum is the protective tissue covering the dentin on the root and is hard. It is formed of around 65% mineralized elements (hydroxyapatite crystallite), 23% organic matter, largely composed of collagen, and 12% water (Woelfel & Scheid 1997). The cells responsible for cementum formation are the *cementoblasts* (Ruch 2001).

The *pulp chamber* is located within the dentin and contains the cellular tissue, more commonly known as the *pulp*, the blood vessels and the nerves (Palosaari 2003). A distinction is made between the dentin and the pulp even if embryologically or functionally these two elements are similar (Heiss et al. 1998). The element differentiating them is their consistency. In effect, one is a soft tissue (the pulp) and the other is a hard tissue (the dentin).

Various terms exist concerning the contact zones between the different tissues. The *cementoenamel junction* is the line of separation between the enamel of the crown and the cementum of the root; it is also termed the *cervical line*. The internal contact zones between the dentin and the protective tissues are respectively termed the *dentinoenamel junction* and the *cementodentinal junction* (Woelfel & Scheid 1997).

After eruption, the teeth are each attached in an *alveolar process* or *tooth socket*. The *gingiva*, part of the *buccal mucosa*, covers the alveolar bone and immobilizes the teeth by blocking them at the cementoenamel junction.

3.2 The dentition

The human dentition is *diphyodont*, meaning that humans develop two generations of teeth (Figure 15). The first generation is known as the *milk teeth*, *deciduous*, *primary* or *temporary* dentition. It is already half-formed at birth and develops during the

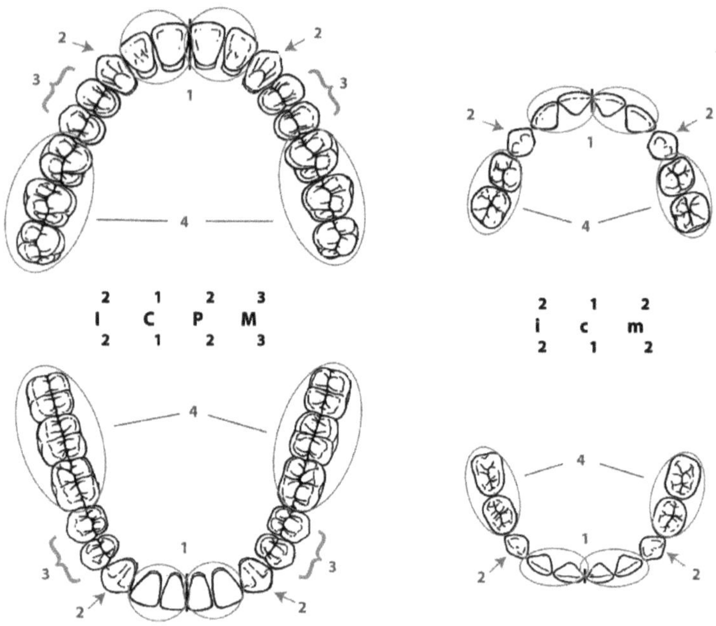

Figure 15. Human dentition. Left, schema of the permanent dentition; right, schema of the deciduous dentition.

The different dental classes are indicated: 1. incisors, 2. canines, 3. premolars, 4. molars. Dental formulas for each dentition are placed between the upper and lower arcades.

After S. Cugini 1983, p. 27-28, illustration modified.

first two years of life. The teeth are gradually replaced by the *permanent* dentition, of which the first tooth begins its development soon before birth and the final tooth is in place at around age 20 (Hillson 1996).

Human dentition is also *heterodont*, meaning that there are different *tooth classes* which develop and which are located according to their specialization (Doro Garetto et al. 1991).

The *incisors* are located in the medial part of the *dental arch*. They are easily recognizable since they have a spatulate or blade-like form. The incisors have a compressed and sharp morphology that serves to incise and cut food. The *canines* are teeth with a conical and pointed crown. This morphology aids in ripping and tearing food. The *premolars* are transitional teeth between the canines and the molars; the first premolars are frequently caniniform and the second molariform. Their function is both to cut and crush food. Finally, the *molars*, located in the back part of the dental arches, have a rather massive and squared morphology. They are used to crush and chew the food.

The dentition has two dental arches: the upper bone – the *maxillary* – and the lower bone – the *mandibula*. Half of an arch is termed a *quadrant*. The left and right quadrants are separated by the midline of the dental arch.

Within each quadrant of deciduous dentition are two incisors, one canine and two molars, which are actually two deciduous premolars. This problem comes from the traditional names of dentistry which were adopted without reference to paleontology. Among the mammals, deciduous dentition consists of incisors, canines and premolars. Depending on the species, there can be up to four deciduous premolars. For humans, the two deciduous molars are equivalent to the third and fourth premolars in other mammals[27] (Hillson 1986). Deciduous dentition thus comprises a total of 20 teeth.

For permanent dentition, a quadrant is composed of two incisors, one canine, two premolars and three molars. There are two types of permanent tooth: one that replaces a deciduous tooth and is termed a *successive tooth* and one that does not replace a milk tooth, being a permanent molar, termed *additional tooth*. A similar problem in terminology exists for the permanent premolars that are described as the first and second premolars, but which are actually the third and fourth premolars (Hillson 1986). The permanent dentition comprises a total of 32 teeth, although this can vary because a person without wisdom teeth – the third molars – would have 28 teeth.

The *antimeres* are symmetric teeth in the same arch. Thus, the upper central left and right incisors are antimeres. The term *isomeres* refers, in contrast, to the same tooth on opposing arches. The first upper and lower premolars are thus isomeres.

3.2.1 Positioning terms

The dental arch has a parabolic form, which is why the terms anterior and posterior are not really appropriate to describe the front and back of a tooth. In general, the terms *mesial* for the front and *distal* for the back are used (Figure 16).

[27] We chose the traditional terms of dentistry here in order to avoid confusion.

For the sides or faces: the side facing the tongue is termed *lingual*, the side facing the cheek is the *buccal*, *facial* or *labial* face. The terms anterior and posterior are reserved for the teeth themselves: *anterior* for the incisors and canines, *posterior* for the premolars and molars.

Depending on the type of tooth, the mastication surface can be called the *incisal edge* (for the anterior teeth) or the *occlusal surface* (for the posterior teeth). The second term can, however, be applied to all teeth. Some authors, such as E. Marseiller (1984), also use the term *functional surface* for the mastication face.

The term *proximal* is used to define the contact zones (mesial or distal) between the teeth.

3.2.2 Descriptive morphological terms

Teeth have a certain number of structures, either positive or negative, across the surface of the crown. Mastication surfaces have small *pits*, also called *foramen*, and *grooves*, that are named based on their location. Two types of grooves exist: the *principal* or *fundamental* grooves are deep and separate the cusps, while the *secondary* or *accessory* grooves are found on the cusps themselves. The *fossa* is a depression on the lingual surface of the anterior teeth and on the occlusal surface of the posterior teeth. It is generally found between two grooves.

Other structures are also found on the crown, such as small rounded accessory nodules called the *tubercles*, and *crests* that are named based on their position. All teeth have at least two crests on the proximal edges (occlusal surface) that are called the *marginal crests*; depending on their position, these are either distal or mesial.

A series of specific terms exists specific to the anatomy of the root. The *furcation* is the division zone for roots on a *pluriradicular* tooth (having more than one root). This zone will separate in *bifurcation* for a *biradicular* tooth (two roots) or in *trifurcation* for a *triradicular* tooth (three roots).

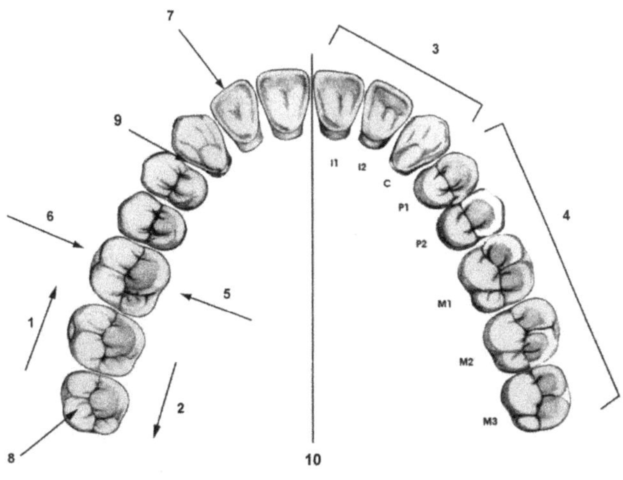

The divisions created by groove development that can sometimes split a root are called *radicals*. A *radice* is a small accessory root.

3.2.3 Terms reserved for the anterior teeth

Some terms are specifically reserved to describe the different parts of the anterior teeth. Each part of the anterior teeth is subdivided into three distinct zones. The crown, in longitudinal view, is divided into three parts. The *cervical third* corresponds to the region near the cementoenamel junction. The *incisal third* is located at the top of the tooth. The intermediary part is called the *middle third*. In width, the three zones are respectively termed the *distal*, *middle* and *mesial thirds*. The root is divided into the *apical* (end of the root), *middle* and *cervical thirds*.

The *cingulum* is an enlargement or a protuberance found on the cervical part of the lingual surface of the crown. The *mamelon* corresponds to the tubercle on the incisal edge of the incisors. In general, three tubercles are present.

3.2.4 Terms reserved for the posterior teeth

Specific terms also exist for the description of the different parts of the posterior teeth. As for the anterior teeth, the different fractions of the posterior teeth are divided into three precise zones. In longitudinal view, the crown is divided into the *cervical*, *middle* and *occlusal thirds*. In width, the terms are the same as for the anterior teeth (c.f. chapter 3.2.3).

The *cusps* are prominences on the surface of molars and premolars. The *sulcus* is a depression in the center of the occlusal surface. The different molar cusps can be named differently depending on the terminological system adopted. Three systems exist, which are, in general, used equally by researchers. The tables below (Figures 17 and 18) show the correspondence between the three systems in order to give an overview of the terms adopted for the description of molar cusps.

The first system uses the positioning terms described above; this is the most precise notation for the denomination of the cusps. The second

Figure 16. Positioning terms

1. mesial face, 2. distal face, 3. anterior teeth, 4. posterior teeth, 5. lingual face, 6. buccal, facial or labial face, 7. incisal edge, 8. occlusal surface, 9. proximal, 10. midsagittal plane.

After S. Cugini 1983, p. 140, illustration modified.

Positioning terms	Tribosphenic system	Dental anthropology
mesiolingual cusp	Protocone	cusp 1
mesiobuccal cusp	Paracone	cusp 2
distobuccal cusp	Metacone	cusp 3
distolingual cusp	Hypocone	cusp 4
--	Metaconule	cusp 5

Figure 17. The different systems used for the description of the upper molars

Positioning terms	Tribosphenic system	Dental anthropology
mesiobuccal cusp	Protoconid	cusp 1
mesiolingual cusp	Metaconid	cusp 2
centrobuccal cusp	Hypoconid	cusp 3
distolingual cusp	Entoconid	cusp 4
distobuccal cusp	Hypoconulid	cusp 5
--	Entoconulid	cusp 6
centrolingual cusp	Metaconulid	cusp 7

Figure 18. The different systems used for the description of the lower molars.

corresponds to Osborn's *tribosphenic system*[28]. Authors frequently use this system to name dental traits corresponding to the presence of a cusp. Finally, we can use the terminology employed in dental anthropology. Cusps are simply numbered, the advantage being that this system is quite easy, but has the disadvantage of being less precise.

3.3 Systems of dental notation

Different systems of dental notation are used in the literature. It is important to learn them since teeth are often encoded and thus less accessible. The most frequently used are presented in figure 19.

The *Universal Numbering System*, developed by Parreidt in 1882, was adopted by the American Dental Association in 1975 (Woelfel & Scheid 1997). The principle is fairly simple: for the permanent teeth, a number from 1 to 32 is attributed. The numbering begins with the third upper right molar, the third upper left molar corresponds to 16, the third lower left molar to 17 and the third lower right molar to 32. For numbering of the deciduous teeth, letters from A to T are used, beginning with the second upper right molar and following the same principle.

The *Palmer* (1861) and *Zsigmondy* (1870) *systems* supplement tooth numbering by parentheses specifying the quadrant to which they belong. The symbol (X) indicates upper right, (Y) lower left, etc. The permanent teeth are noted from 1 to 8. The notation begins with the central incisor and ending with the third molar for each quadrant. For deciduous teeth, a letter from A to E is attributed using the same principle.

[28] This system is used by paleontologist to determine mammalian cusps.

The *International System* or F.D.I. (International Dental Federation) attributed two numbers to each tooth. The first corresponds simultaneously to the dentition, the arcade and the side. In this way, the 10s indicate the *permanent-upper-right dentition* and the 70s the *deciduous-lower-left dentition.* The second number corresponds to the tooth itself. Numbering begins with the central incisor and end with the third molar for each quadrant. Permanent teeth are noted from 1 to 8 and the deciduous teeth from 1 to 5.

In this work, we have not chosen any of these systems, preferring a terminology of dental notation that is simple and easily understood, often used by the American school.

For the permanent teeth, each tooth is coded as follows:

A capital letter corresponds to the first letter of the name of the tooth (M=molar, P=premolar, C=canine and I=incisor).

A number is added to specify the tooth in its dental class, placed as superscript or subscript, thus indicating upper or lower arcade (M^1 = first upper molar, P_2 = second lower premolar, etc.).

Finally, lateralization of the tooth is specified by the letters l (left) and r (right).

Example: M_3 *l* is the third lower left molar.

For the deciduous dentition, the same system has been adopted:

A small letter corresponds to the first letter of the name of the tooth (m=molar, c=canine and i=incisor).

A number is added to specify the tooth in its dental class, again placed as superscript or subscript to indicate upper or lower arcade (m^1 = first upper molar, i_2 = second lower incisor, etc.).

Finally, lateralization of the tooth is again specified by the letter l (left) and r (right).

			Universal system		Palmer or Zsigmondy system		International system	
			right	left	right	left	right	left
permanent dentition	maxillary	third molar	1	16	8⌋	⌊8	18	28
		second molar	2	15	7⌋	⌊7	17	27
		first molar	3	14	6⌋	⌊6	16	26
		second premolar	4	13	5⌋	⌊5	15	25
		first premolar	5	12	4⌋	⌊4	14	24
		canine	6	11	3⌋	⌊3	13	23
		lateral incisor	7	10	2⌋	⌊2	12	22
		central incisor	8	9	1⌋	⌊1	11	21
	mandible	central incisor	25	24	1⌉	⌈1	41	31
		lateral incisor	26	23	2⌉	⌈2	42	32
		canine	27	22	3⌉	⌈3	43	33
		first premolar	28	21	4⌉	⌈4	44	34
		second premolar	29	20	5⌉	⌈5	45	35
		first molar	30	19	6⌉	⌈6	46	36
		second molar	31	18	7⌉	⌈7	47	37
		third molar	32	17	8⌉	⌈8	48	38
deciduous dentition	maxillary	second molar	A	J	E⌋	⌊E	55	65
		first molar	B	I	D⌋	⌊D	54	64
		canine	C	H	C⌋	⌊C	53	63
		lateral incisor	D	G	B⌋	⌊B	52	62
		central incisor	E	F	A⌋	⌊A	51	61
	mandible	central incisor	P	O	A⌉	⌈A	81	71
		lateral incisor	Q	N	B⌉	⌈B	82	72
		canine	R	M	C⌉	⌈C	83	73
		first molar	S	L	D⌉	⌈D	84	74
		second molar	T	K	E⌉	⌈E	85	75

Figure 19. The different systems of dental notation.

Example: m^2d is the second upper right molar.

This notation will be adopted in most cases here (in the text and appendices). However, depending on the computer programs used, this terminology may sometimes be modified. As a result, it is possible to find names of variables in upper or lowercase independent of the dentition considered.

Example: *T1M3R* or *t1m3r*, both indicate the same trait observed on the same tooth, being here that trait 1 (congenital absence) was observed on the third right molar.

This is simply a problem associated with the program used and the version that unfortunately cannot be controlled. So, to distinguish between the two dentitions, we have simply added a "d" (in upper or lowercase) before the initial of the tooth to indicate deciduous dentition.

Example: *T28DI2L* or *t28di2l*, being trait 28 (extension of the enamel on the vestibular surface) observed on the left lateral deciduous incisor.

Similarly, premolars in certain tables may be encoded by the initial P or PM.

3.4 Supplementary definitions

Human dentition can sometimes present *surnumerary teeth*, a *retention* of deciduous teeth, *transposed teeth*, which is the inversion in the position of two teeth, and the *congenital absence* of teeth, which takes two forms: *anodontia* involving the lack of all teeth and *hypodontia* involving only a few teeth.

Synodontia refers to the complete fusion of two teeth; when this is only partial (not involving the crown), the term *schizodontia* is used.

Hypercementosis is an excess of cementum in the root. *Hypoplasia* is a disturbance affecting the enamel, caused by repeated problems during childhood (nutritional or infectious). This lesion is manifested by the presence of striae on tooth crowns. Its presence alters the dental enamel and exposes the affected teeth more greatly to caries.

Isolated teeth, as well as disconnected maxillae and mandibles are generally grouped under the term *vracs*.

We conclude here with this summary of terms necessary for understanding of this work. In this way, we will not describe each tooth because this is not the aim. However, excellent and complete syntheses, from which we have collected a large part of the data, can be consulted in this respect.

We cite here, among others, S. Cugini (1983), G.C. van Beek (1983), E. Marseiller (1984), S. Hillson (1996), T. Doro Garetto et al. (1991), M.M. Ash (1993), J.B. Woelfel & R.C. Scheid (1997), L. Scheuer & S. Black (2000) et T.D. White & P.A. Folkens (2005).

Chapter 4
Non-metric dental traits: indicators of distance between populations

Non-metric dental traits can be observed on the entire dentition. One of the advantages of these traits is the possibility of observing them on living individuals. This is not a minor advantage because it enables better understanding of their biological value, a relatively rare situation in physical anthropology. In addition, the tooth is one of the most resistant parts of the skeleton and often represents the best-preserved elements in archaeological contexts. These two points suggest that the analysis of non-metric dental traits may be one of the more interesting approaches when applied to studies of past populations.

Such interest in variation in dental morphology is not recent; it was described as early as the ancient Greek anatomists (Ossenberg 1976). Given this, it will be useful to begin this chapter with a brief history of such research. This is not intended to be exhaustive and primarily concerns the state of research regarding the establishment of the different definitions of the variables and their application in differentiating populations.

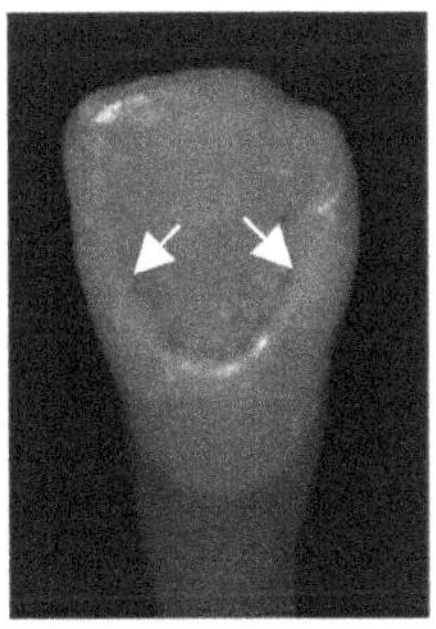

Figure 20. Upper left lateral incisor with development of marginal crests on the edges of the lingual surface.

Next, it will be shown that dental morphology is a useful tool in analyses of relationships between populations. To determine whether non-metric dental traits are good estimators of biological distance, different aspects will be addressed. The first to be considered is the biological value of these variables. One must above all be able to demonstrate

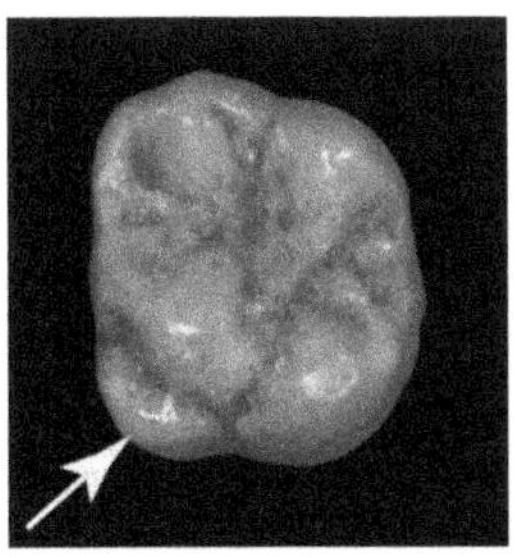

Figure 21. First upper left molar with a secondary tubercle better known as Carabelli's trait.

that development of the dentition is genetically driven. The second aspect is their mode of inheritance. The third relates to the effects of environment on their development. Finally, an attempt will be made to measure the role of genes in their expression.

This is followed by a discussion of the reliability of the observation system, a significant element that is the most often debated.

Finally, it will be verified whether these variables, applied to modern populations, are sufficiently sensitive to be considered as good indicators of biological distance.

4.1 A short history of research

The study of variants in dental morphology began in the 19th century by their description in different populations. The basic principles of dental ontogeny were established at the turn of the century. In 1920, A. Hrdlickà was the first to classify the degree of expression of a morphological dental trait, *shoveling* (Figure 20), by seriating these variations within several human populations. He subsequently expanded his work to examine other dental traits (Hrdlickà 1921). This period was marked by the emergence of research on morphological dental variations for comparative study. C.J. Shaw, in 1927, described the dental morphology of the Bantu and San populations. M.S. Goldstein, in 1931, focused on molar morphology among the Inuit and C.T. Nelson, in 1938, described the dental variability among the Pecos Indians. P.M. Butler, in 1939, established the concept of gradients observed on the dentition, like that of *morphogenetic fields*. The work of A.A. Dahlberg (1945) focused on variation in dental traits of Indians in the American Southwest. In 1949, P.O. Pedersen studied the dentition of Arctic populations.

The 1950s marked a decisive step forward for dental anthropology. Research concentrated on genetics and morphogenesis of morphological variability of the crown. B.S. Kraus (1951) explained the mode of inheritance of *Carabelli's trait* (Figure 21). H. Grüneberg (1952) was the first to confirm that the anatomical variants were quasicontinuous variations.

Beginning in the 1960s, dental anthropology became a separate discipline. K. Hanihara, in 1961, developed the reference plates for the morphological variants of deciduous teeth based on the work of A.A. Dahlberg. In 1963, D.R. Brothwell published a monograph on the different aspects of dental anthropology. In 1965, the first international symposium on dental morphology took place in Denmark under the auspices of A.A. Dahlberg, P.O. Pedersen and V.

Alexandersen, bringing together researchers from different fields, including anthropology, genetics, dentistry and paleontology. This meeting led to other conferences held every three years as well as a large number of publications on dental morphology.

During the 1970s, N.E. Morton created statistical methods testing polygenic systems (Morton et al. 1971). C.G. Turner, in 1970, developed standardized gradations for the development of certain traits of molar crowns. This work resulted in the creation of the ASU_DAS (Arizona State University Dental Trait System) system for recording dental traits. Studies of the transmission of dental traits (see, among others, Christian et al. 1974, Berry 1978) intensified and were based on twin studies and related subjects. In 1978, J.H. Osborn proposed a new model to explain the development of dental classes and their gradients, which he called the *Clone model*.

Since then, research on dental variants has continued to grow and, in general, follows three directions:

- The establishment of new criteria for classification (e.g., Alvesalo et al. 1975, Sciulli 1977, Aas & Risnes 1979a/b, Turner et al. 1991).
- The description of modern populations, including studies in Oceania (Smith et al. 1982, Townsend & Brown 1980, Townsend et al. 1990, etc.), the Americas (DeVoto & Perrotto 1971, Sofaer et al. 1972b, Escobar et al. 1976, Brewer-Carias et al. 1976, Scott et al. 1983, etc.), Africa (Chagula 1960, Greene 1982, Haeussler et al. 1989, etc.) and Asia (Manabe et al. 1992, Higa et al. 2003, etc.), leaving Europe to play the poor relation with only a few rare studies carried out (Brabant 1967, Berry 1976, etc.).
- Explanation of the biological aspects of dental variants, including the mechanisms of odontogenesis, their mode of inheritance and the effects of environmental factors on development (Harris & Bailit 1980, Townsend & Brown 1980, Keene 1982, Saunders & Mayhall 1982, Townsend et al. 1986, Nichol 1989, etc.).

The use of non-metric dental traits in archaeological context is a relatively recent development. Studies focus primarily on description, population movement and the history of ancient settlement (Greene 1982, Lukacs 1983a/b, Lukacs & Walimbe 1984, Irish & Turner 1990, Coppa et al. 1998, Irish 1997, Desideri 2001, 2005, etc.).

These anatomical variations have only been incorporated into internal studies within the last fifteen years (Sjøvold 1977, Alt & Vach 1992, Alt 1997, Eades 1997, 2003, Piera 2000, etc.).

4.2 Non-metric dental traits

When discussing non-metric dental traits, all of the anatomical variation observed on permanent and deciduous dentition is considered. A series of equivalent terms is encountered in the literature – trait, character, variant, variable, anomaly and shape – to which an adjective may be added to differentiate traits as epigenetic, discrete, non-metric, discontinuous, or threshold.

In general, reference is made to traits that may be present or absent, or that reflect different stages of development. They may take the form of positive structures, such as the presence of tubercles or secondary crests, or negative, such as grooves. They may also be represented by variation in number, position or the size of cusps and roots (Figure 22).

The terminology for dental traits varies by authors. As an example, the following are the different synonyms that can be found in the literature for two of these traits:

- For *Carabelli's trait*, equivalent terms are *mesiolingual tubercle*, *protostyle*, *Carabelli's anomaly* and *tuberculus anomalous.*
- For the *entoconulid*, equivalent terms are *cusp 6*, *tuberculum sextum* and *tuberculum accessorium posteriore internum.*

The ambiguity in the naming of traits has often led to confusion between the definition of the variables and the terms employed, sometimes leading to observation errors.

Of more than a hundred dental traits, only forty or so have been studied in detail, addressing the purely biological aspects of their development, mode of inheritance and heritability.

4.2.1 Dental ontogeny

The development of the deciduous dentition begins between sixth and seventh week of prenatal life. After a simultaneous phase of growth for both deciduous and permanent teeth, odontogenesis ends between 18 and 25 years of age by formation of the roots and the eruption of the third molars (Ruch 2001).

In vivo and *in vitro* laboratory analyses on embryonic tissue have led to better explanation of the mechanisms and processes of odontogenesis (Wang 2004).

Studies of the dental development of rodents, mice in particular, have largely contributed to current understanding of organogenesis in general.

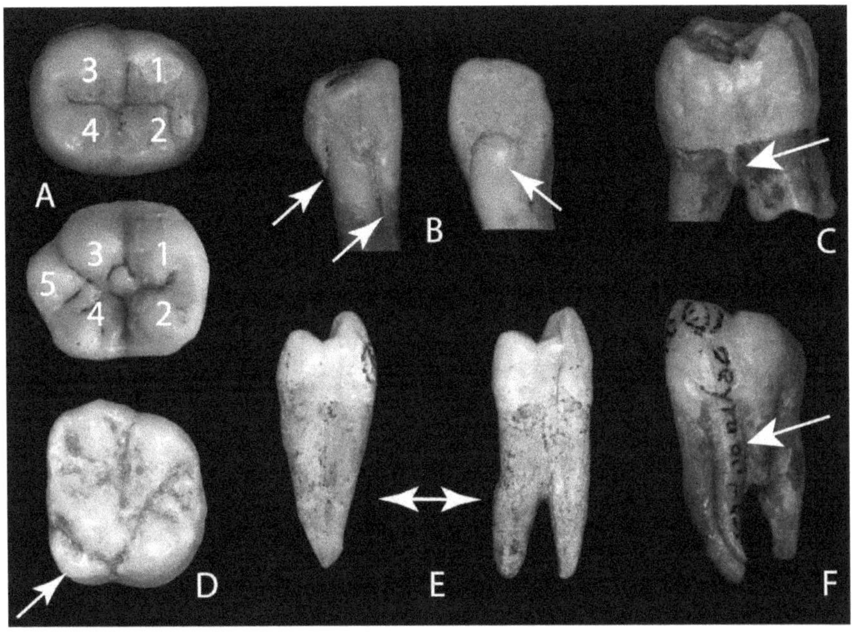

Figure 22. Examples of non-metric dental traits observed on permanent dentition: (A) number of cusps on lower molars, top, 4 cusps, bottom, 5 cusps / (B) on right, lateral incisor with two interruption grooves, one medial and the other distal; on left, lateral incisor with a tuberculum dentale on the lingual surface / (C) enamel extension is present on the upper molar / (D) occlusal view of upper molar with Carabelli's trait / (E) (E) number of roots on a first upper premolar, on left, monoradicular, on right, biradicular / (F) radix paramoralis present on a first upper molar.

4.2.1.1 Dental development

Dental ontogeny begins during the initial stages of craniofacial development and can be divided into three phases: initiation, morphogenesis and differentiation (or histogenesis) (Figure 23). This is a complex process involving coordinated interactions – sequential and reciprocal – between the epithelium and the mesenchyme (Pispa & Thesleff 2003).

The different tissues thus have two embryological origins. The enamel is of epithelial origin and the other tissues (dentin, cement, pulp and alveolo-dental ligaments) derive from the mesenchyme (Wheater et al. 2001).

The initial stages for the growth of the dentition are similar to those of other organs derived from the ectoderm, such as hair and mammary glands (Tummers 2004). Coronary development is generally divided into three phases as well: *bud*, *cap* and *bell stages*. This classification does not reflect meaningful functional changes, but rather describes morphological development (Ten Cate 1998). In specific areas of the mandibular and maxillary arcades, the oral epithelium forms dental lamina and the mesenchyme thickens. The lamina then engender localized epithelial thickening that invades the mesenchyme, termed *dental placodes* which correspond to the location of the future teeth. These thickenings produce dental buds (*bud stage*). By division of epithelial and mesenchymal cells, the buds grow and are transformed into dental caps (*cap stage*). The concave form of the latter surrounds the mesenchyme, the future dental pulp. The dental caps are gradually converted by histogenesis into enamel. They also participate in the appearance of a temporary structure that is an arrangement of aptotic cells (programmed self-destruction) and replacement cells grouped under the term *enamel knot*. The fundamental role of this group of cells will be discussed below. Escalation of the growth processes and histogenesis causes the dental caps to be transformed into dental bell-shaped organs (*bell stage*). The tooth form is determined by the combination of cell proliferation and by cellular movements.

During the bell stage, cell differentiation (odontoblasts and ameloblasts) creates different tissues forming the tooth (Mitsiadis 2001). Differentiation of the odontoblasts begins at the top of the cusps and develops in apical direction. These cells synthesize and secrete the organic constituents of the dentin[29] (Ruch 2001).

[29] The principal organic constituents of the dentin are collagen, proteoglycans, glycoproteins-sialoproteins, phosphoproteins, proteins rich in γ-carboxyglutamic acid, ameline, metalloproteases, lipids, growth factors and serum proteins (Ruch 2001).

Differentiation of the ameloblasts begins similarly, at the top of the occlusal surface. They synthesize and produce the enamel constituents[30].

Rhizogenesis takes place at the end of coronary development. Activity of the odontoblasts continues by producing the organic part of the dentin. This expansion of the cells toward the base is called *Hertwig's sheath*. It will determine the final size of the root. In contact with the sheath, the cementoblasts begin to differentiate and produce the cementum that will gradually replace it (Stevens & Lowe 1996).

4.2.1.2 Molecular aspects

Until the 1990s, analyses of the genetic aspects of the dentition were limited to a few measurements of heritability (Polly 2006). In recent years, research has greatly improved understanding of the molecular development of teeth. We can now confirm that the formation of the dentition is controlled by a certain number of genes that act in different place and intervene at different times during odontogenesis, determining the position and form of each tooth (Thesleff & Nieminen 1996).

More than 300 genes are involved in the development of the dentition, as has been demonstrated by, among others, the Developmental Biology Program at the Institute of Biotechnology at the University of Helsinki concerning dental and craniofacial development, coordinated by I. Thesleff.

Research has in particular focused on identifying the genes involved in the formation of the dentition and their interaction (Jernvall & Thesleff 2000, Thesleff 2003, etc.).

Interactions between the different cellular tissues responsible for odontogenesis are influenced by various agents composed of transcription factors, growth factors and cell-matrix molecules (Figure 23). Among the transcription factors we find certain classes of genes such as the *homeogenes*, the *oncogenes* and genes associated with embryonic development.

The *homeogenes*[31] or *homeotic genes* define the position and characteristics of each organ and control the synthesis of transcription factors that code the activity of structural genes.

The principal homeogenes involved in dentition development are the Alx, Barx, Dlx, Lhx, Msx and Pitx classes. The *proto-oncogenes*[32] are genes intervening in the regulation of mitosis. Among the genes associated with embryogenesis are the Pax, Lef-1 and Eda classes (Mitsiadis 2001, Cobourne & Sharpe 2003).

The growth factors, which are signaling molecules, intervene not only in division, but also in cellular migration and differentiation. The principal growth factors are the TGFβs super-classes comprising the TGFβs, the BMPs, the activins, the follistatins, the EGF class comprising the EGF polypeptide and TGFα, the FGF class which are fibroblast growth factors, the neurotrophin class, HGF, PDGF, the midkine and pleiotrophin molecules and the retinoic acids (Thesleff & Nieminen 1996, Mitsiadis 2001).

Finally, the extracellular matrix molecules participate in the division, migration, cellular adhesion and histogenesis (Mitsiadis 2001).

The loci of genes playing a role in odontogenesis have gradually been located on the different chromosomes (Sperber 2004). It is through experiments involving mutation or the suppression of a gene leading to deformities, or even the partial or total absence of teeth, that its involvement in development can be demonstrated (Nieminen et al. 1995, Pirinen et al. 1996, 2001, Axelson et al. 2003, Axenovich et al. 2003, Miletich & Sharpe 2003, Pemberton et al. 2006).

The precise role of each known gene involved in odontogenesis is the subject of studies that are still in their infancy. However, some work has been done to determine certain function of these molecules (Qju et al. 1997, Ferguson et al. 1998).

For example, the homeogene Barx1 induces dental buds to molarization (Tucker et al. 1998), the homeogenes Msx1 and Alx3 determine the incisiform morphology of teeth and the region of overlap between the homeogenes Msx1 and Dlx intervene in the classes of canines and premolars (Sperber 2004).

Several research projects have demonstrated that by augmenting the expression of the ectodysplasine (Eda gene), the number of cusps increases, their form and position alters and the subject also has supernumerary teeth (Kangas et al. 2004, Tucker et al. 2004).

[30] The principal organic constituents of enamel are amelogenines, enamelines, ameloblastines, the tufteline, sialophosphoproteins, laminine-5, proteolytic enzymes, phosphatase alcaline, lipids and serum proteins (Ruch 2001).

[31] A homeotic gene is a regulatory gene that controls the destiny of groups of cells during embryonic development (Campbell & Reece 2004).

[32] The proto-oncogenes are genes involved in the control of cell division. Deregulation of their expression by mutation causes a tumor (excessive multiplication of cells); they are then called oncogenes.

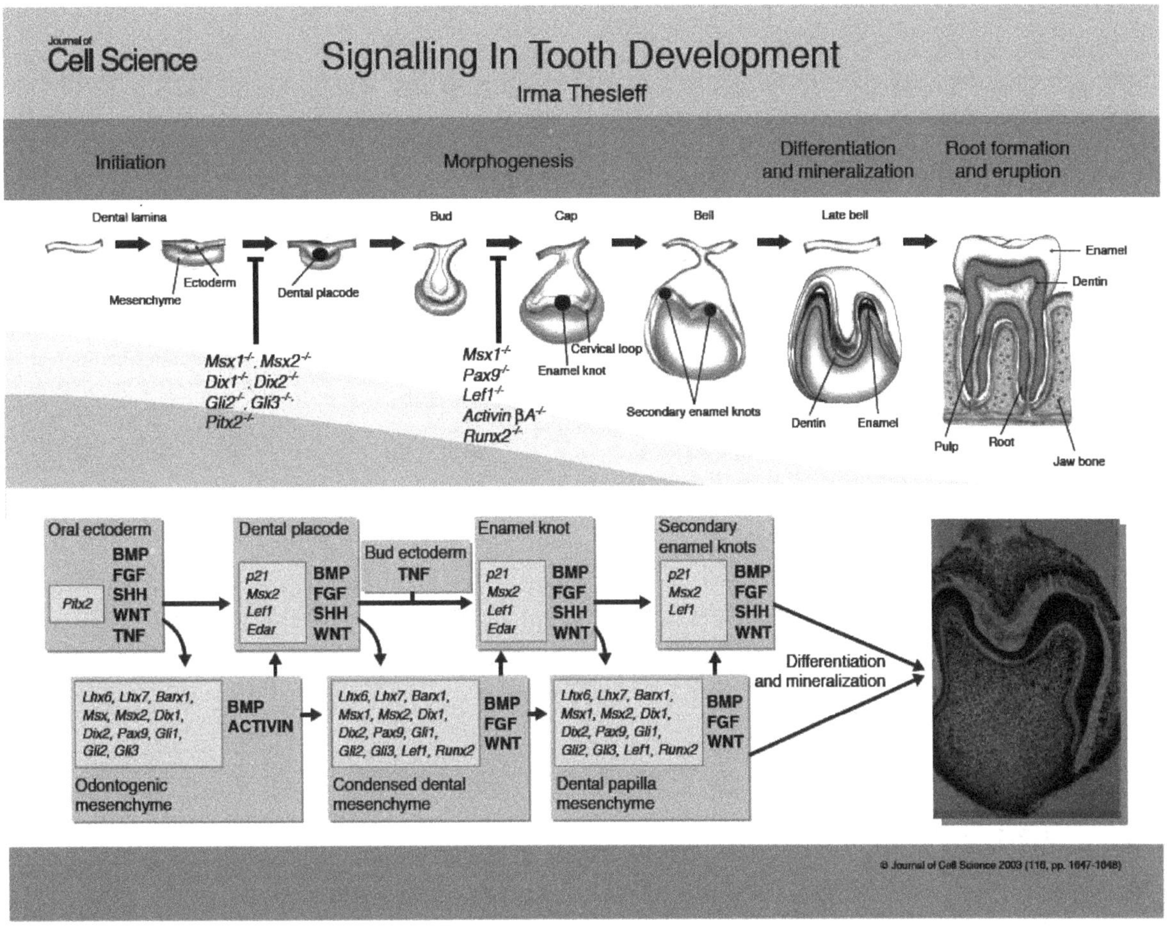

Figure 23. Tooth development. Top, synthesis of the different stages of dental growth, from initiation to eruption. Bottom, synthesis of different factors currently known that intervene during different stages of tooth development. After I. Thesleff 2003, p. 1647-1648.

P.T. Sharpe and his team have put forth the idea of the existence of an *odontogenic homeobox code*[33] involved in the determination of the location and type of tooth (Sharpe 1995, 2001, Tucker & Sharpe 1998, Tucker et al. 2004). This concept has been developed from experiments that demonstrated the role of *Hox homeotic genes* in the position of vertebrae along the embryonic body axis[34] (Horan et al. 1995).

The *enamel knot* has an important role and is itself a center of signalization and organization that manages information concerning morphogenesis and cusp growth (Vaahtokari et al. 1996). The primary enamel knot develops at the transition between the bud and cap stages, regulating the progression of morphogenesis and situated at the base of the first cusp that develops (Harris & Dinh 2006). Secondary knots appear in the following stage (bell stage) at the future location of the other cusps (Thesleff 2003, Line 2001). It would appear that they codify the form and size of the cusps (Tucker & Sharpe 1998, Cobourne & Sharpe 2003). Y. Kassai et al. (2005) have discovered that the intensity of expression of ectodin, an inhibitor of bone morphogenetic proteins (BPMs) in the enamel knot, has an effect not only on the latter, but also on cusp form and the number of teeth.

Today, computer-aided models combining gene activity, developmental interactions and phenotypic change have been developed to attempt to explain cusp formation and dental morphological variability (Salazar Ciudad & Jernvall 2002).

"Though the exact functions of genes in morphogenesis still remain unknown, some genes [...] have closer spatial correlation to morphology than others, and it is possible that such genes are more relevant to the patterning and evolution of the species-specific shapes than other genes [...] which are otherwise essential for the normal tooth development" (Keränen et al. 1998, p. 485). We are far from having elucidated all of the mechanisms of dental

[33] A homeobox is a section of DNA situated in the genes ensuring control of development. It is 180 base pairs long encoding a protein domain, the homeodomain. The homeobox Hox genes are transcription regulators (activators or inhibitors) controlling a cascade of other genes indispensable for the morphogenesis of a specific organ (Mitsiadis 2001).

[34] Homeobox Hox genes are positioned sequentially along certain chromosomes. The order of their arrangement represents the position of different organs that they control. These genes are, by the intermediary of regulatory proteins that they produce, regulators of anatomical organization (Mitsiadis 2001).

development, but such studies are becoming more profuse and the acquired knowledge already significant. Now that we know which genes are involved in the expression of stage of a non-metric dental trait, the way is open even if the path to follow remains long.

4.2.1.3 Biological aspects

Mammals all have the same set of teeth, differentiated by diet. Among the carnivores, the dentition is specialized since their diet mainly requires sharp teeth. Rodents have a pair of continuously growing incisors and three pairs of molars. Humans, in contrast, are omnivores and have a non-specialized dentition. It is defined as being *diphyodont* and *heterodont*. However, we find gradients in the dentition in which each tooth resembles its neighbor. In human dentition, it is common to find incisiform inferior canines or caniniform or molariform pre-molars, thus showing a morphological continuum between the different dental classes (Scott & Turner 1997).

The term expression gradient is used to explain the morphological variations observed in the dental classes. Researchers explain these variations in terms of *fields* and *clones*. These concepts are useful to understand variability in the dentition, but the mechanisms involved are not yet completely understood.

The concept of *dental morphogenetic fields* derives from the analysis of P.M. Butler (1939) of the morphodifferentiation of Cenozoic fossil mammal teeth. He developed the concept of dentition gradients as morphogenetic fields (Figure 24). This scientist postulated that mammalian dentition could be differentiated along the antero-posterior axis into three equinumerous morphogenetic fields that correspond to the incisors, canines and molars. Each group is subject to a distinct genetic influence that governs the size and form of the tooth in the group (Butler 1978). In addition, the intensity of morphogenetic influence is better on a particular tooth in each group, and this tooth is the most stable in size and form. The most mesial teeth of each morphological class would have a greater concentration in substance and are subject to the greatest genetic control. In contrast, the last teeth that develop in a group (or class) are those that show the most environmental components.

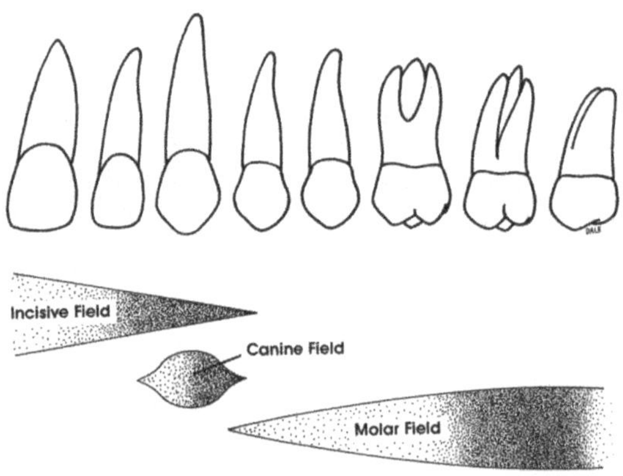

Figure 24. Schema of P.M. Butler's morphogenetic fields – Field theory model (1939). After R. Ten Cate 1998, p. 91.

A.A. Dalhberg, in 1945, took the concept of morphogenetic fields developed by P.M. Butler and added an additional class, the pre-molars.

J.H. Osborn, in 1978, developed the *Clone model* to explain the development of dental classes and expression gradients (Figure 25). The starting point is

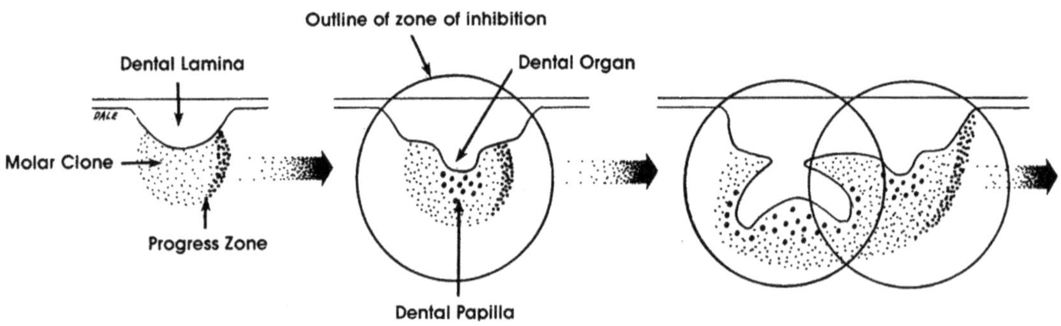

Figure 25. Schema of J.H. Osborn's Clone model – Clone theory (1978), concerning the development of posterior teeth (molars). After R. Ten Cate 1998, p. 91.

identical to that of the model of morphogenetic fields. The specialized region that develops is here termed the *clone* or *primordium* (a population of cells). All of the teeth in a dental class derive from the same cellular region that developed from stem precursor cells, and that sequentially produces the teeth for which the configuration depends on the potential of form of the original cells. Each *clone* or *primordium* develops a structure that would then be duplicated according to the umber of teeth per class. The first tooth developed, which is generally the mesial tooth, expresses all of the initial instructions of the primordium. By contrast, the subsequent teeth express them only partially, due to loss of information.

The theory of morphogenetic fields assumes initial uniformity of the dental bud and the gradual appearance of teeth of differing form and size as a function of interactions with gradient concentrations of a hypothetical morphogene. The Clone theory, however, implies that each initial dental bud is intrinsically different and its morphogenesis controlled independently (Ruch 2001).

For P.M. Butler (2001), the two theories are only partially correct. Many others have pointed out that these models describe, but do not explain the patterns in a system that shows gradients (Scott & Turner 1988, 1997, Ruch 2001, Tyrrell 2001, etc.). The increasing progress of studies about the molecular basis of the dentition could in the long term support one or the other of these theories. While waiting, however, the Field and Clone theories are useful for understanding the morphological variations observed on the dentition.

4.2.2 The mode of inheritance of non-metric dental traits

Much work has focused on the mode of inheritance of dental traits. To prove that the phenotypic frequency conforms to the genotypic frequency, it must be demonstrated that these traits follow a simple mode of inheritance by the action of dominant, recessive or codominant genes (Mendelian inheritance). At first, researchers attempted to confirm this model for all dental traits, even those which had variable expressions.

B.S. Kraus (1951) was the first to determine the mode of inheritance for *Carabelli's trait* by the study of related subjects. He concluded that the expression of this variable results from the action of codominant genes, while admitting that other genetic factors could have a certain influence on its transmission. Others also tried to demonstrate that the different traits studied followed Mendel's model, but encountered enormous difficulties in proving that this system was the only mode of inheritance for dental traits (Turner 1967, 1969, DeVoto & Perrotto 1971, Escobar et al. 1976, etc.).

In 1960, J.H. Edwards argued that the mechanisms involved in the transmission of traits expressed only by presence or absence were much more complex. H. Grüneberg (1952) had been the first to confirm that certain discontinuous phenotypes, refusing to follow Mendel's model, obeyed a polygenic mode of transmission. He termed these variables *quasicontinuous*.

The concept of quasicontinuous variables was first introduced in anthropology by R.J. Berry and A.C. Berry (1967) and A.C. Berry (1976) to justify the use of non-metric variables in comparative population studies. Researchers, among them D.H. Goose and G.T.R. Lee (1971) began to accept models of the polygenic mode of transmission, in which a certain number of genes interacted, each with an additive effect, for a trait to be expressed.

Non-metric dental traits are considered to be quasicontinuous variables as opposed to those which are discontinuous, characterized by a simple mode of inheritance, and continuous, which have complex mechanisms of heredity (Grüneberg 1952). The model of quasicontinuous variation developed by D.S. Falconer (1965) explains the relationship between the phenotype and the genotype of quasicontinuous variables. This model (Figure 26) presents a distribution of qualitative morphological traits within a population. This distribution derives from the predisposition of each individual to express a trait, combined with environmental factors that affect this expression positively or negatively (Tyrell 2000). All of these factors follow a normal curve within a single population. The threshold, which is the point after which all of the individuals express the trait, varies between populations, and the liability is the relative position of an individual in the distribution with respect to the threshold.

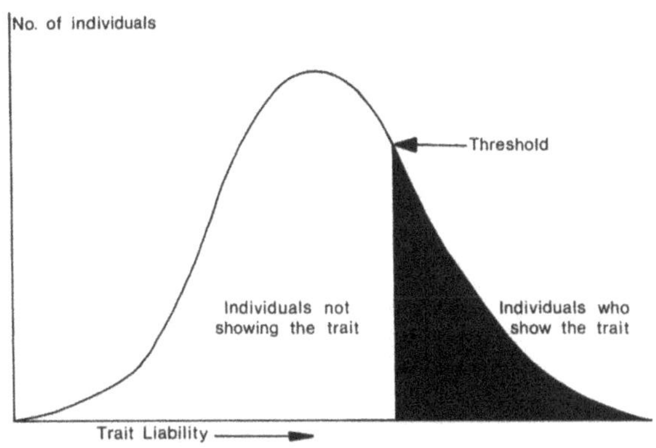

Figure 26. D.S. Falconer's threshold model (1965) adapted for a hypothetical non-metric trait. After A.J. Tyrell 2000, p. 291.

Statistical methods, complex segregation analysis, have been developed to evaluate the mode of inheritance of a trait within a lineage (Morton et al. 1971, Morton & MacLean 1974, Elston & Stewart 1971). Many anthropologists have applied these methods to dental traits.

D. Kolakowski et al. (1980) were the first to use complex segregation analysis to evaluate the mode of inheritance of *Carabelli's trait*. They observed this trait in 358 nuclear families on the Solomon Islands. The variance of *Carabelli's trait* is for the most part due to the effect of a major gene. However, these authors estimate that a small part of the variance is the result of additive genes found on different loci.

C.R. Nichol (1989, 1990) also undertook this type of analysis, but on a much larger number of dental traits (24 of which 17 non-metric variables belong to the ASU_DAS system) by the study of casts belonging to 83 Pima Indian nuclear families. For the traits studied, 14 had a major gene responsible for transmission. These major genes were dominant or recessive – respectively 10 and 3 cases – or unspecified[35]. Four other traits may also have been, with much les certainty, influence by a major gene[36]. The remaining six appear to have been controlled by several genes[37].

Several non-metric traits were identified in the catalogue of V.A. McKusick (1990) concerning the phenotypes of Mendelian heredity. More than forty dental variables are found in this publication, primarily anomalies associated with dentin and enamel development, such as dysplasia, *dentinogenis imperfecta*, synodontia, supernumerary teeth and dental eruption before birth. For the variables observed in the present study, six traits were inventoried in the catalogue and had an autosomal dominant mode of inheritance These are the *congenital absence* (different kinds of hypodontia), *winging* of the upper central incisors, *shoveling* of the upper incisors, the *interruption groove* (*dens invaginatus*), *odontoma*, and *Carabelli's trait*. Although these are listed within the publication, the mode of inheritance of these different variables has not yet been firmly established.

However, the results of the different studies demonstrate that the mode of inheritance of non-metric dental traits appears to be clearly multifactorial, although much less complex than for continuous variables. Some traits were under the influence of a major gene, others by several genes with an additive effect in different places and at different times of tooth development.

4.2.3 Environmental effects

At present, it is known that genes control dentition development, but we assume that environment also had an effect on dental morphology. *In vivo* and *in vitro* experiments on rodents have identified many of the elements of environmental factors affecting dentition development. Other studies on migrant human populations or on data sets comprising different generations have provided interesting indications.

Laboratory experiments have demonstrated that the diet of the pregnant or breast-feeding mother can influence the size of offspring tooth size. A.G. Searle (1954a/b), with experiments on mice, showed that the progeny of a mother with a protein-poor diet had smaller third molars. The work of R.S. Bader (1965) also indicated that the maternal environment played a key role in determination of tooth size, or even their congenital absence. He showed that vitamin A deficiency reduced size significantly. For R.M. Grainger et al. (1959), diet during dental development also influenced size. B.J. Krueger (1962, 1966) tested the effect of boron, fluoride and molybdenum on developing dental morphology in rodents. The first element had no effect on dentition development, while the other two produce calcium traumatism in the enamel matrix. However, the effects were often limited to postnatal damage and less *in utero* (Tenzcar & Bader 1966, Larson & Bader 1976).

Studies of environmental factors affecting human tooth size are less common, but have also confirmed that tooth size can be influenced by environment.

For example, I.J. Møller (1967) published a synthesis of research on the effects of trace elements on dental morphology. He concluded that the amount of fluoride in drinking water played a clear role in the dentition. Increased levels of fluoride conferred a greater size for the dentition, as well as more rounded cusps and shallower grooves.

H.L. Bailit and B. Sung (1968) attempted to determine if the maternal environment influenced the development of permanent dentition using a data set of more than a hundred families from Boston. They observed that weight at birth of the subject and mother's age could have effects on dentition size. Similarly, S.M. Garn et al. (1980) tested several factors – maternal conditions (diabetes, hypertension and hyperthyroidism) and developmental conditions (length of gestation, length and weight at birth) – that could have systematic effects on the size of deciduous and permanent dentition. Their results show that each of these factors influenced tooth size. For example, diabetes in the mother led to smaller tooth size while hypertension and hyperthyroidism led to larger size. Moreover, the effects were found on both deciduous and permanent dentition. D. Kolakowski and E.F. Harris (1981) pointed out the existence of differential

[35] Traits under the influence of a major gene are protuberance, insetting and the interruption groove, shoveling, double-shoveling, Carabelli's trait, lingual cusp variations, the hypoconulid, the metaconulid and the maxillary torus. The form of the maxillary arch is controlled by a major recessive gene. The dominance of the major gene for the accessory cusp has not yet been identified.

[36] Traits under the uncertain influence of a major gene are labial convexity of the incisors, the distal accessory tubercle (called the metaconule) of the upper molars, the entoconulid and the protostylid of the lower molars.

[37] Traits affected by the additive effect of several genes (polygenic transmission) are winging of the incisors, the distal accessory ridge of the canines, the groove pattern of lower molars, the deflecting wrinkle of the first lower molar, the form of the mandibular arcade and the mandibular torus.

effects of environmental factors on the diameter of anterior teeth.

C.F. Ebeling et al. (1973) examined long-term change in tooth size for Swedish populations. They noted that an increase in size through time was probably due, in their view, to genetic-environmental interactions.

All of this work has demonstrated that tooth size, for which rate plasticity is comparable to that for stature, can be influenced by different environmental factors. Much remains to be done, however, to clarify the role of environment in the expression of non-metric dental traits.

A single study has been done on the effect of an element on the expression of a dental trait. This is the work of G.J. Cox et al. (1961) on the effects due to the ingestion of fluoride, during dental development, on the size of *Carabelli's trait*. No direct influence on the expression of this variable was observed. Other researchers have been interested in other factors that could possibly influence the development of dental traits. It appears that, according to G.R. Scott and C.G. Turner (1997), mean annual temperature, humidity, ultraviolet rays and altitude have no impact on development. Most of these effects occur *in utero*, but they also noted that mammals are very well protected against this type of pre-natal harm (Tyrell 2000).

G.W. Lasker (1945) studied the dental morphology of Chinese populations and their descendants who immigrated to the United States. The population occurrence of dental traits observed in the two groups studied was identical. Migration of Scandinavian populations during the Middle Ages from a moderate maritime climate in regions as different as Greenland and Iceland provided more interesting indications regarding morphological change. It appears that cranial variations, notably the palatine and mandibular tori, although strongly hereditary, were subject to significant environmental constraints (Halffman et al. 1992). By contrast, their dental morphology was comparable to that of their descendants (Scott & Alexandersen 1992). Similarly, G.R. Scott and C.G. Turner (1997) observed that the dental morphology of the descendants of European colonists was identical to that of their ancestors and remained quite different from indigenous populations.

At present, the issue is to identify which elements have an effect on dental traits and particularly what these effects are. We know that dental traits are not entirely protected from environmental influences, but their effect seems to be minor and their impact insignificant on population frequencies (Scott & Turner 1997). For G.R. Scott and R.H.Y. Potter (1984), a phenotypic adaptation of the dental system would produce mutations in the genotypic frequencies within a population that migrated to a region involving environmental change (dietary change, for example). To do so, these phenotypic adjustments would have to confer selective advantages. The occurrence of dental traits would derive from genetic changes rather than environmental fluctuations (Eades 2003).

4.2.4 Heritability of non-metric dental traits

The phenotype is the group of characteristics observable in an individual. It is determined in part by genes and in part by environment. The role of genetic determinism in the expression of dental traits has incited much interest among anthropologists, but they have often wrongly interpreted what the calculation of heritability could, in reality, contribute as a result.

We should not confound heritability, in the strict sense of the term, which corresponds to the relationship between additive genetic variance and phenotypic variance (being the measurement of the genetic determinism of a trait), with heritability in the broad sense. The latter corresponds to the part of the variability caused by genetic effects, in the total variability observed for a trait in a population. This is a proportion in a population and has no meaning for an individual. Heritability measures the degree of transmission of this trait from a parent to his offspring. Its calculation is not an index of genetic determinism, but "expresses the confidence to accord to the phenotype of individuals as an estimation of their additive genetic value"[38] (Falconer 1974, p. 128). For dental traits, when we speak of heritability, we are generally referring to this definition.

To calculate the heritability[39] of a trait, different elements must be taken into account. The inheritance of the variable must be polygenic, meaning each gene must act with an additive effect for the trait to be expressed. Heritability is specific to the population and the environment for which it is calculated (Falconer 1974).

The relatedness of individuals stipulates the degree to which we expect that their similarity is determined by genetic factors (Kohn 1991). Resemblance between related people has been a means to estimate heritability of dental traits. Using the correlation coefficient between parents and offspring, analyses can estimate the heritability of certain dental traits (Sofaer et al. 1972a, Scott 1973, Alvesalo et al. 1975, Blanco & Chakraborty 1977, Sharma 1992, etc.). The

---

[38] *exprime la confiance à accorder au phénotype des individus en tant qu'appréciation de leur valeur génétique additive* (original text)

[39] Heritability is equal to twice the correlation in the expression of a trait. When the value approaches 1, this signifies that a large proportion of the phenotypic variance of a trait within a population is due to additive genetic effects. Therefore, it does not indicate the total proportion of genetic factors in the expression of a trait because the influence of a major gene in the expression of a trait, for example, is not taken into account (Falconer 1965).

two most commonly studied traits are *Carabelli's trait* and incisor *shoveling*. Their heritability has been estimated in several studies based on different populations living in different environments (Scott & Turner 1997). Heritability similar for each has been observed in the different groups studied. According to G.R. Scott and C.G. Turner (1997), non-metric dental traits demonstrate a high degree of heritability, situated between 0.4 and 0.8.

An estimation of genetic determinism can be done using concordance analysis of dental traits of twins. Starting with the hypothesis that genes define the expression of these variables, it is assumed that for perfect twins (monozygotes), any difference in expression must be attributed to the environment. In addition, the concordance between the expressions of false twins (dizygotes) would be less elevated. Such concordance analysis of twins (Ludwig 1957, Berry 1978, Kaul et al. 1985, Townsend et al. 1986, 1990, Liu et al. 1998, etc.) has confirmed this assumption. A. Lundström (1963) carried out a fairly interesting exercise using a sample of dental casts from more than 120 pairs of twins. Based on dental morphology, he attempted to define the zygosity, the determination of monozygosity or dizygosity of pairs of individuals. He succeeded in correctly classifying 95% of the twin pairs studied. J.C. Boraas et al. (1988) studied monozygotic twins separated at birth who had also been raised in entirely different environments (community, city, different dietary habits, etc.), who had a very high concordance in the expression of different dental traits. Variance analysis can also be used to estimate genetic determinism of twins (Scott & Potter 1984, Boraas et al. 1988, Townsend & Martin 1992, etc.).

Finally, different studies have supported the idea that most of the non-metric dental traits seem to have a strong hereditary component.

4.3 Reliability of the recording system

The reliability of the recording system of observation is a fundamental, even crucial, element in each study, regardless of the approach used. Standardization in modes of observation must be guaranteed because this adds credibility to the data that are subsequently analyzed; without this, results can be brought into question. The objectivity of the recording of non-metric dental traits, which are above all qualitative variables and which can be recorded differently, has often been contested:

- *Dichotomy (A=0/P=1)*: presence or absence of a trait
- *Gradation (A=0/P=1, 2...)*: different stages of development are attributed to the presence of a trait
- *Measurement (A=0/P=10, 20... mm)*: qualitative expressions of the variables are transformed into quantitative data.

Dichotomy was the first approach adopted by researchers in dental morphological studies at the end of the 19th century and the early 20th century. Some traits were observed only by their presence or absence, but others showed different levels of expression. With dichotomized data for variables that showed gradations, researchers were limited in their means of analysis because they lost essential information about the variability in expression of morphological traits. While dichotomy is not the best method for recording this type of data, quantification is not better, even if in theory it represents the least debatable approach. According to G.R. Scott and C.G. Turner (1997), most dental variables are not adapted to this form of measurement because the traits show variations in both size and form. They sometimes present levels of expression so fine that they are impossible to quantify.

The best method of recording is currently limited to the different gradations that can be observed[40]. These scales contain quantitative and qualitative characteristics of the dental morphology. A. Hrdlickà, in 1920, was the first to demonstrate the advantage of the sub-division of the expression of dental traits. This type of data takes into account the variable expressivity that can be observed on the majority of these traits.

However, some researchers insist on the subjectivity of evaluation of the expression of dental morphological traits. They argue that the presence of a trait cannot be sub-divided because the use of gradations amplifies observation errors (Sofaer et al. 1972a). In effect, the lack of standardization in the definitions of the variables and the inability to observe the different variations in dental traits were for a long time a real problem for researchers. They were obliged to note the difficulty in comparing data obtained by different observers.

In 1950, A.A. Dalhberg reduced this problem by creating a series of casts showing the variability of several dental traits. He was followed by K. Hanihara who, during the 1960s, developed dental casts for non-metric variants of deciduous teeth (Hanihara 1961). Although these casts were not always available, they also existed in the form of photographs published in 1963 in his article "Crown characters of the deciduous dentition of the Japanese-American hybrids." Subsequently, C.G. Turner, in collaboration with Arizona State University, created a set of

[40] To establish a scale, researchers organize the determination from the weakest expression to the strongest. From the start, the minimum and maximum expressions must be defined, followed by delimitation of the intermediate expressions.

dental casts (Figures 27 and 28) for more than twenty traits on permanent teeth (ASU_DAS system) (Turner et al. 1991). The use of casts is incontrovertible, in effect limiting differences in identification between observers or by the same researcher at different times.

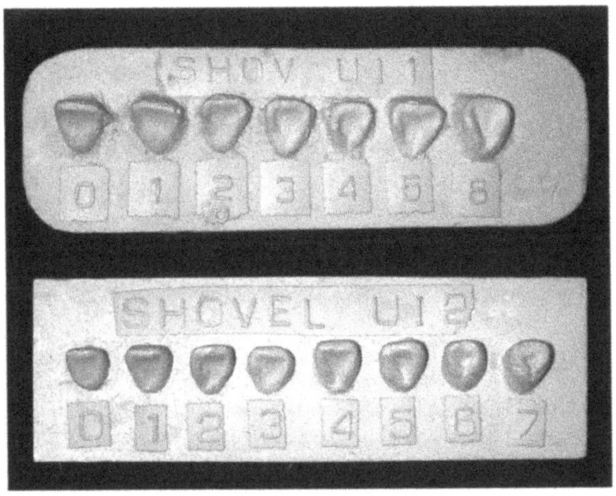

Figure 27. Example of dental casts from the ASU_DAS system (Arizona State University) reproducing the different stages during which shoveling can be observed. Left, cast showing the different variations encountered for the upper central incisor. Right, cast for the upper lateral incisor.

G.R. Scott (1975), in a study of dental variability in Native Americans in the Southwest United States, measured intraobserver error by recording the same data set twice. He was interested in the percentage of errors in the determination of the presence or absence of a trait and the percentage of attribution errors for phenotypic expression. He found the concordance rates varied between 85.7% and 100% with a mean of 95.2%. For gradations, the mean was 84.3% for attribution to the same stage. This demonstrates the difficulty in identifying the manifestation of one thing at one precise place and to recognize whether this thing is or is not the trait to be observed.

C.G. Turner and K. Hanihara (1977) studied 85 Ainu dental casts to address interobserver problems. One of the interesting points of this work is the determination of *Carabelli's trait*, a mesiolingual cusp on upper molars. According to Hanihara's results, the Ainu are very similar to Asian populations, while Turner's results indicated the opposite, with no affinity observed. These differences would be due, according to the authors, to the difficulty of one of the researchers to correctly identify weak expressions of the trait. This study demonstrates that differences between observers can sometimes lead to completely contradictory interpretations.

C.R. Nichol and C.G. Turner (1986) published the most detailed study on intra- and interobserver errors. C.R. Nichol analyzed a data set three times and C.G. Turner once. They recorded 45 dental traits, of which 37 of gradient format had dental casts for reference and 8 were observed only by presence of absence. Four sets of observations were thus available for comparison. They listed eight values used to evaluate concordance in recording dental traits in their sample. The first consisted in evaluating recording differences of a trait during one observation session that was not recorded in another, termed the "observed only one session percentage." This occurred on average 7% of the time for an intraobserver comparison and 13% for two observers. They then calculated a series of percentages for disagreement in expression attribution: absolute disagreement (variant scoring percentage), >1 grade variant scoring percentage, net mean grade difference) and absolute mean grade difference. Finally, they carried out similarity tests between the distributions to determine whether the differences that occurred were too numerous to be random. In the next chapter, evaluation of our own concordance will show in more detail that the results of Nichol and Turner's study (1986) place interobserver differences between 25 and 30% and intraobserver difference between 10 and 30% for the different values measured.

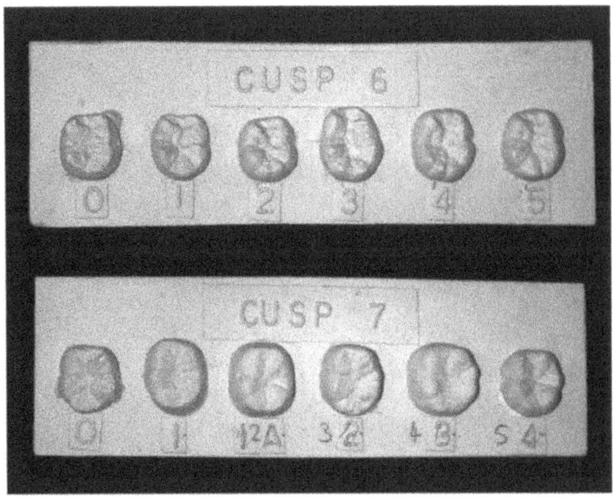

Figure 28. Example of dental casts from the ASU_DAS system (Arizona State University) reproducing the different stages during which the expression of certain cusps on the lower molars can be observed. Left, cast showing the different variations encountered for the entoconulid or the 6th cusp. Right, cast of the metaconulid or the 7th cusp.

The problem thus exists not only in the estimation in the degree of expression, but also in the evaluation in the presence or absence of a trait. Dental casts have been developed as a result of concern for objectivity. In addition, they allow identification of the weakest expressions of traits, which is the most common problem.

The objective to be met, during the recording phase, is standardization of modes of observation to ensure replication of the results. Ideally, two series of observations by two different researchers would yield similar results, with a minimum of intra- and interobserver errors. It is impossible to obtain 100% agreement in samples that have been observed by several researchers. The dental casts developed by A.A. Dahlberg, K. Hanihara and C.G. Turner, do, however, permit stages to be attributed with greater precision. Finally, during an analysis, apart from the use of dental casts and precise definitions, it is indispensable to be able to validate the data by testing their replicability and, where possible, their concordance with other researchers.

4.4 The potential of these variables in comparative population studies

The final element to verify is to determine whether non-metric dental traits are good indicators of biological distance between populations. To do so, these variables must be applied in studies on modern populations and at various levels of differentiation, i.e., from local studies to intercontinental. The use of non-metric dental traits in internal or familial studies is not discussed here since this is a scale of analysis not used in the present work. Different syntheses can be consulted, such as that of K. Alt and his collaborators (Alt & Vach 1991, 1995, Alt 1997, Alt et al. 1995, 1998) or S. Eades (1997, 2003).

Several studies have demonstrated the potential of dental morphology as discriminatory of biological distances at a continental scale (Shaw 1927, Goldstein 1931, Nelson 1938, Pedersen 1949, Moorrees 1951, etc.). The frequencies of certain dental traits vary strongly between five main geographic regions. To cite only a few examples, *Carabelli's trait* is a variable common among Europeans, *shoveling* quite common among Asians, the fifth cusp on upper molars and the sixth cusp on lower molars typical among Australian Aborigines and the seventh cusp found almost exclusively among African populations.

Some authors have even used the frequency of dental morphological traits to define complexes of 5-10 traits that differentiate populations on an intercontinental level. In 1967, K. Hanihara defined the Mongoloid dental complex[41], based on very high occurrence of certain traits present on the deciduous dentition of Asian and Amerindian populations. This complex was then expanded to the permanent dentition and finally sub-divided by C.G. Turner (1987) into two distinct groups: the Sinodonts (comprising the populations of Northeast Asia and the Amerindian populations) and the Sundadonts (characterizing the populations of Southeast Asia, Polynesia and Micronesia)[42], J.T. Mayhall et al. (1982), for their part, demonstrated the existence of the Caucasoid dental complex[43] grouping a set of dental traits typically observed in populations of European origin. G.C. Townsend et al. (1990) defined a set of variables frequently present among the Aborigines that he termed the Australian dental complex[44]. Finally, J.D. Irish (1995, 1997, 1998) demonstrated the existence of a set of traits characterizing subs-Saharan populations that he called the sub-Saharan African dental complex[45] and a North African group called the North African dental complex[46].

However, while non-metric dental traits are good indicators when the scale of differentiation is large, their usefulness has often been questioned for smaller scales. To determine whether non-metric dental data can be a good indicator of biological distances at finer scales, researchers have compared them to other estimators such as metrics, linguistics, geographic distribution and genetic data.

41 The complex is composed of the following variables for the deciduous dentition: shoveling of the upper incisors, the metaconule (distal accessory tubercle) on the second upper molars, the deflecting wrinkle, the protostylid and the metaconulid on the second lower molars. This is supplemented for the permanent dentition by shoveling, the deflecting wrinkle, the protostylid, the entoconulid and the metaconulid on the first lower molars.

42 This dichotomy is based on divergences of occurrence of eight traits: shoveling and double-shoveling of the first upper incisors, the first monoradicular pre-molar, enamel extension of the first molar, congenital absence of the third molar, the deflecting wrinkle and the triradicular root of the second lower molar. For more information, please refer to the article by C.G. Turner (1990).

43 The complex includes elevated frequencies of winging of the upper incisors, Carabelli's trait on the upper molars, the protostylid on the lower molars, the absence or low frequency of shoveling of the upper incisors, odontoma on the pre-molars and the entoconulid and the metaconulid on the lower molars.

44 The complex has been defined based on the very high frequency of the entoconulid on the lower molars, the presence of the metaconule (dat) and Carabelli's trait on the upper molars and very low frequencies for the protostylid and the metaconulid on the lower molars.

45 The complex is composed of elevated frequencies of the mesial ridge of the upper canines, the biradicular first upper pre-molar, Carabelli's trait on the upper molars, Tomes root son the first lower pre-molar, the Y groove pattern and the biradicular root for the second lower molars. Very low frequencies not only of winging and double-shoveling of the upper central incisors, but also enamel extension of the first and congenital absence of the third upper molars.

46 The dental morphology of this complex is very similar to the European complex: both are simple and express only rarely very high expressions of dental traits, with the exception of those that characterize it. The North African complex is thus defined by very low frequencies of winging of the upper incisors, the metaconule (distal accessory tubercle) and deflecting wrinkle on the first upper molar, biradicular root of the first pre-molars and triradicular root of the second upper molars, Tomes root on the first lower pre-molar, the Y groove pattern and the biradicular root for the two lower molars. This complex is also characterized by elevated frequencies of the interruption groove on the second upper incisors and congenital absence of the upper third molars.

C.G. Turner (1969) was one of the first researchers to have carried out such an analysis. He compared the frequencies of dental data to the frequencies of blood estimators of Native Americans in the American Southwest. The results showed that the agreement between these two types of data is not perfect, but they are still largely comparable.

J.A. Sofaer et al. (1972b) compared the distances of dental data from different American tribes with geographic distances, estimators of genetic differences based on blood group frequencies and variants of serum protein. At first, correlations between dental data and the different indicators were relatively poor. The authors were confronted with different methodological problems, primarily encountering difficulties in the replication of their observations, which is one of the main elements in validating data. They thus decided to eliminate the variables posing serious problems of standardization and carried out a new analysis. This turned out to be much more successful, with very good correlations between the different estimators.

The analysis of C.A. Brewer-Carias et al. (1976) attempted to determine the correlation of a distance matrix, calculated on non-metric dental data, with distance matrices based on genetic markers to evaluate the degree of microdifferentiation at the local level (between different villages of Yanomama Indians). Very good correlations were obtained between dental distances, genetic distances and geographic proximity for the different groups studied.

In the same spirit, the study of H.R. Palomino et al. (1977) tried to determine the value of non-metric dental data through the study of different populations at different levels of differentiation. The material studied resulted in a compilation of data collected from the literature and the subsequent results were uncertain. It seems that the dental data are good indicators between populations when the scale of differentiation is large. By contrast, when it is small, they are much less useful. That said, G.R. Scott and A.A. Dahlberg (1982) consider that the results of this study are contestable, the analysis having been done with published data that makes it impossible to control the standardization of observations. The reliability of the data is weakened and renders the results debatable.

A.C. Berry (1976) studied the dental morphology of different European populations, from Southwest and Northwest England, the Shetland Islands and Germany. After having calculated measurements of divergence between the different groups, the distances obtained demonstrated strong similarity to the geographic proximity of the different groups.

P. Kirveskari (1978) took an interest in the dental morphology of the Lapp Skolt community, which indicated a European rather than Asian origin, also suggested by serological analysis.

G.R. Scott and A.A. Dahlberg (1982) studied the dental morphology of different tribes in the American Southwest, grouped into four linguistic families. Their results show a strong parallel between dental and linguistic data. Another study by G.R. Scott et al. (1983) confirmed this similarity, analyzing a large sample of Pima Indians for whom the family relationships were known.

The study of A.J. Perzigian (1984) compared the results of dental morphological and metric data. He studied 42 samples from a very broad chronological range (from prehistory to the present). According to him, the use of morphology to distinguish biological distance between populations is preferable to the use of metric data. His results showed that the differences observed by metrics could be explained by technocultural or dietary change, while morphological data group populations by geographic distribution.

C.R. Nichol (1990) worked with both metric and non-metric dental data with the aim of explaining the modes of transmission for these types of variables. His work focused on the dentition of the Pima Indians in Arizona. Results for affinities between the different groups observed demonstrate close proximity between the dental data (metric and morphological) and linguistic data.

T. Higa et al. (2003) observed dental morphological variability on different Asian populations, and more specifically with populations from Ryukyu Island. They carried out intra- and interpopulational analyses and obtained results comparable to the genetic results.

Different studies have exposed the utility of non-metric dental traits as indicators of biological distance between populations. Comparisons between different indicators have established the value of dental morphology in interpopulational studies regardless of the scale of differentiation. Correlations between dental and genetic distances are generally more than satisfactory. Correlations between dental morphology and geographic proximity and linguistic data are also quite elevated, different analyses having demonstrated strong similarities between these different kinds of data. When results are not in agreement, this can always be explained by methodological problems that, most of the time, are problems of observation.

Chapter 5
From tooth to trait

While there are many variations in dental morphology, not all are appropriate in the context of this research. It was thus necessary to initially select the dental traits that provided relevant indications about the history of the populations being studied. Following this selection, techniques for data acquisition were considered. Finally, we evaluate here our competence to identify the dentition and the determination of the expression of the morphological variations retained for this study.

5.1 Non-metric dental traits

5.1.1 Trait selection

This is a key step since its objective is to choose the relevant dental traits that will be recorded for this research. The literature concerning studies of the relationships between populations viewed through variation in dental morphology shows that the authors do not systematically use the same traits. Some traits are often, and even always, included, such as *Carabelli's trait*, the *protostylid* and *shoveling*; others are more rarely included and often absent from such studies. Our selection is based on more than a century of research.

It is crucial to choose traits that do not represent different expressions of a characteristic or that do not mix different traits, in order to avoid information redundancy. For example, some researchers subdivide the expressions of *Carabelli's trait* into two distinct variables. Grade 1 (presence of a pit on the buccal groove) is considered to be a trait independent of the other expressions (from presence of groove – grade 2 – to a completely separate cusp – grade 7). The groove pattern, which consists in determining the position of the lower molar cusps by their forms (as X, Y and +), is a trait often subdivided by researchers. For J.A. Sofaer et al. (1972a), the expression as X and as Y are distinct traits and the expression + represents the absence of these traits. This subdivision is erroneous because the sequence of the groove pattern is a morphological continuum ranging from the X form, passing through the + form to the Y form. The intermediate grade is thus considered as the absence of the trait, which is incorrect from a biological viewpoint (Nichol 1990).

From this, we have created a list that combines the characteristics capable of being observed on permanent teeth (49 traits for 334 possible observations) and deciduous teeth (44 traits for 196 possible observations) (Figures 29 and 30).

The selection of variables observed on the permanent dentition is composed, in part, of traits retained by the ASU_DAS system (Arizona State University Dental Anthropology System) that group dichotomous or graduated traits in standardized observations. This system also includes a series of reference casts for graduated traits, serving as a supplement to the definitions established (Turner et al. 1991, Scott & Turner 1997). Broadly adopted by the scientific community working on population relationships using dentition studies, this system proposes traits that are easy to observe, have a certain resistance to wear, slow development and a generally very low sexual dimorphism (Turner et al. 1991). The list is completed by a selection of traits belonging to the FU_DTS system (Freiburg University Dental Trait System). This system comprises traits that are highly hereditary (Alt & Türp 1995). Clinical studies have proven that the traits presented by the FU_DTS system are rare in populations (Alt 1997). This system subdivides the traits into anomalies and variants that would be adapted for the determination of relationships between individuals. The traits retained in this system are, for the most part, the same as those presented by the ASU_DAS system, the difference occurring at the level of gradations, where a large majority of traits are recorded on the basis of presence or absence.

The established list for deciduous teeth is primarily composed of traits defined by K.D. Jørgensen (1956), K. Hanihara (1961, 1963) and P.W. Sciulli (1977). In addition, some of the traits recorded on permanent molars, belonging to the ASU_DAS and FU_DTS systems, can be observed on deciduous second molars. These molars, morphologically very similar to their permanent homologues, should by all logic express the same traits.

It was decided, when possible, to keep the same definitions and scales proposed by the authors who established the definitions of the different traits. A long period of training was necessary to become familiar with these definitions and to apply them skillfully. During the selection process for the variables used, one dental trait posed serious problems regarding its definition, because this differed by author. This is the *metaconule* or *cusp 5*, chosen from the ASU_DAS system. It is traditionally described as an accessory tubercle located on the

Dental trait	Tooth observation	Dental system
congenital absence	I^2, P^2, M^3, I_1, P_2, M_3	ASU_DAS system (modified)
radical number	All teeth	ASU_DAS system
radiculae appendiciformes	I, C, P	FU_DTS system
canine root number	C_-	ASU_DAS system
premolar root number	P^1, P^2	ASU_DAS system
tomes root	P_1	ASU_DAS system
molar root number	Molars	ASU_DAS system (modified)
radix paramolaris	Molars	FU_DTS system
Idiopathische radices	Molars	FU_DTS system
radix Carabelli	M^1, M^2, M^3	FU_DTS system
radix Citroen	M_1, M_2, M_3	FU_DTS system
radix entomolaris	M_1, M_2, M_3	FU_DTS system
winging	I^1	ASU_DAS system (modified)
labial convexity	I^1, I^2	ASU_DAS system
Interruption groove	I^1, I^2	ASU_DAS system
akzessorische höckerchen	I^1, I^2	FU_DTS system
cingulum	I^1, I^2	FU_DTS system
double-shoveling	I, C, P	ASU_DAS system
shoveling	I, C, P	ASU_DAS system
tuberculum dentale	I^1, I^2, C^-	ASU_DAS system (modified)
talon cusp	I^1, I^2, C^-	FU_DTS system
canine distal accessory ridge	Canines	ASU_DAS system
canine mesial ridge	C^-	ASU_DAS system
odontome	Premolars	ASU_DAS system
accessory cusp	P^1, P^2	ASU_DAS system
lingual cusp variations	P_1, P_2	ASU_DAS system
enamel extensions	P^1, P^2, M^1, M^2, M^3	ASU_DAS system
parastyle	M^1, M^2, M^3	ASU_DAS system
Carabelli's trait	M^1, M^2, M^3	ASU_DAS system
metacone	M^1, M^2, M^3	ASU_DAS system
hypocone	M^1, M^2, M^3	ASU_DAS system
metaconule	M^1, M^2, M^3	FU_DTS system
distal accessory tubercle	M^1, M^2, M^3	ASU_DAS system
mesial paracone tubercle	M^1, M^2, M^3	FU_DTS system
mesial accessory tubercle	M^1, M^2, M^3	FU_DTS system
protoconule	M^1, M^2, M^3	FU_DTS system
lingual paracone tubercle	M^1, M^2, M^3	FU_DTS system
deflecting wrinkle	M_1	ASU_DAS system
anterior fovea	M_1	ASU_DAS system
mid trigonid crest	M_1, M_2, M_3	ASU_DAS system (modified)
distal trigonid crest	M_1, M_2, M_3	ASU_DAS system
cusp number	M_1, M_2, M_3	ASU_DAS system
groove pattern	M_1, M_2, M_3	ASU_DAS system
protostylid	M_1, M_2, M_3	ASU_DAS system
hypoconulid	M_1, M_2, M_3	ASU_DAS system
entoconulid	M_1, M_2, M_3	ASU_DAS system
metaconulid	M_1, M_2, M_3	ASU_DAS system (modified)
tuberculum paracone	M_1, M_2, M_3	FU_DTS system
tuberculum Citroen	M_1, M_2, M_3	FU_DTS system (modified)

Figure 29. List of non-metric dental traits observed on the permanent dentition: the first column lists the name of the trait followed in parentheses by the term most often used in the literature; the second column identifies the teeth on which the trait is observed; the last column lists the main recording systems.

occlusal face on the marginal distal groove (Harris & Bailit 1980, Townsend et al. 1986, Turner et al. 1991), between the *metacone* and the *hypocone*. For K. Alt (1997), the *metaconule* and *cusp 5* are not synonymous to define the same variant but are rather two distinct traits. According to Alt, the *metaconule* is a tubercle on the transverse groove and cusp 5 a tubercle on the marginal distal groove, also called the distal accessory tubercle. A decision had to be made between these different definitions and determine whether there was a confusion of definitions between the authors. Most researchers applying one definition over another is not a sufficient reason to consider it as exact. After a search for information that could clarify these differences, an article was found to answer our questions. E. Kanazawa et al. (1990) studied

Dental trait	Tooth observation	Dental system
radical number	All teeth	ASU-DAS system
buccal enamel line	All teeth	Jørgensen (1956) (modified)
dilaceration	i^1, i^2	Jørgensen (1956)
radiculae appendiciformes	i, c	FU_DTS system
incisors, canine root number	i, c	Jørgensen (1956)
canine root section	$c^{\cdot}$	Jørgensen (1956) (modified)
molar root number	molars	ASU-DAS system (modified)
radix paramolaris	molars	FU_DTS system
idiopatische radices	molars	FU_DTS system
incisors incisal border	incisors	Jørgensen (1956) (modified)
radix Carabelli	m^1, m^2	FU_DTS system
radix Citroen	m_1, m_2	FU_DTS system
radix entomolaris	m_1, m_2	FU_DTS system
talon cusp	i^1, i^2	FU_DTS system
shoveling	i^1, i^2, $c^{\cdot}$	Hanihara (1963)
tuberculum dentale	i^1, i^2, $c^{\cdot}$	ASU-DAS system
double lingual tubercle	$c_{\cdot}$	Jørgensen (1956)
cusp number	m^1	Hanihara (1963) (modified)
metacone crest	m^1	Jørgensen (1956)
parastyle	m^1, m^2	ASU-DAS system
Carabelli's trait	m^2	Hanihara (1963)
metacone	m^2	ASU-DAS system
hypocone	m^2	ASU-DAS system
metaconule	m^2	FU_DTS system
distal accessory tubercle	m^2	ASU-DAS system
mesial paracone tubercle	m^2	FU_DTS system
mesial accessory tubercle	m^2	FU_DTS system
protoconule	m^2	FU_DTS system
lingual paracone tubercle	m^2	FU_DTS system
cusp number	m_1, m_2	Hanihara (1963) (modified)
protostylid	m_1, m_2	ASU-DAS system
anterior fovea	m_2	ASU-DAS system
split distostylid	m_2	Jørgensen (1956)
mid trigonid crest	m_2	ASU-DAS system (modified)
distal trigonid crest	m_2	Hanihara (1961)
deflecting wrinkle	m_2	ASU-DAS system
hypoconulid	m_2	ASU-DAS system
entoconulid	m_2	ASU-DAS system
metaconulid	m_2	ASU-DAS system (modified)
tuberculum paracone	m_2	FU_DTS system
tuberculum Citroen	m_2	FU_DTS system (modified)
fovea posterior	m_2	Jørgensen (1956) (modified)
trigonid furrow	m_2	Jørgensen (1956)
cervical prominence	m_2	Jørgensen (1956)

Figure 30. List of non-metric dental traits observed on the deciduous dentition: the first column lists the name of the trait followed in parentheses by the term most often used in the literature; the second column identifies the teeth on which the trait is observed; the last column lists the main recording systems.

the different accessory cusps present on the upper molars. These authors confirm the confusion in definitions surrounding these two terms. Thus, the definitions that should be applied correspond to those proposed by K. Alt (1997). Only these two traits posed a real concern for identification.

Some changes have been made in the scales of certain traits proposed by the different recording systems. Three kinds of change have been made: the merging of two variables, a simplification of the gradations and a reorganization of the scale of expression.

Only two variables were merged:

- The first merged trait is *congenital absence*. We have merged congenital absence and the size reduction of the peg-shaped tooth form of incisors and molars because there is probably a continuum in size reduction of a tooth, ending in its absence. The variable is observed only on permanent dentition.
- The second variable is the *molar root number*. We have included *pyramidalism* – root in the form of a single cone – in the first expression

of the number of roots for molars because we have the impression that by recording them separately, we obtain the same information twice for the first grade (one root). The variable is recorded on both permanent and deciduous dentition.

When the gradations are not clear enough, it was decided to simplify them. This avoided the errors of estimation of which we were already aware. Two variables observed on both dentitions were thus dichotomized:

- To record the *mid trigonid crest* (crest separating cusps 1 and 2), the ASU_DAS system defines a scale with two sub-grades (grades 1A and 1B). We have opted for a simplified recording of presence/absence.

- To record the *Citroen tuberculum* (tubercle located on the lingual surface of the mesolingual cusp), the FU_DTS system adopts a scale of four grades: from microforms (grade 1) to the development of a large tubercle (grade 4). Again, we have recorded this trait as present or absent.

For four variables on permanent dentition and three on deciduous dentition, expressions deemed insufficiently clear have been redefined so that they could be observed. We have deliberately merged the grades for which differences are too small or subtle, while maintaining distinct groups that were easily observable:

- For *winging* of the upper central incisors, the ASU_DAS system applies a scale of four grades based on their position. Two sub-grades are present for bilateral rotation – mesiolingually rotated incisors – (grade 1A: angle > 20° and 1B: angle < 20°). This has been simplified here by merging these two grades, retaining only the presence of rotation and ignoring the angle formed by the incisors.

- For the *buccal enamel line* – an extension of the enamel often found between the two roots –, K.D. Jørgensen (1956) defined six grades based on extent and form. This scale has been simplified by grouping the first two grades as grade 1 and the following two as grade 2, since the differences between these grades are much too subtle to be easily reproduced.

- For the *canine root section* – determination of the curve of the root –, K.D. Jørgensen (1956) proposed a scale of four grades. This has again been simplified by grouping degrees 1 and 2 into grade 1, for the reasons given above.

- The *incisal border*, a variant also defined by K.D. Jørgensen (1956), is presented in five grades. A problem of definition is also encountered and the different grades have been reorganized and simplified. The first two are grouped as grade 1 and the following two as grade 2.

Some researchers observe several criteria simultaneously in order to evaluate the expression of certain traits. This can be a fairly tedious process and one of the traits observed on the deciduous dentition has thus been simplified.

- The deciduous *molar cusp number* includes six grades for P.W. Sciulli (1977). He takes into account both the presence of a cusp and its size. To remain objective, we have noted only the number of cusps without considering their respective size as well, when it is too difficult to observe.

The scale of expression has been altered for two traits, one on the permanent dentition and the other on both sets. These transformations do not change the definitions proposed by the different recording systems; the expressions of these traits are simply continuously numbered, without the addition of subdivisions.

- The ASU_DAS system proposes a scale of six expressions for the *tuberculum dentale* – a tubercle located in the cingular region on the lingual surface, the second-to-last subdivided into two grades "5-" and "5". Here they are continuously numbered, such that our grade 5 corresponds to the ASU_DAS grade 5-, grade 6 to grade 5 and grade 7 to grade 6.

- For the *metaconulid* – the seventh cusp on lower molars –, the ASU_DAS system identifies a scale in four grades: from microforms corresponding to grade 1, subdivided into two grades (1A and 1B), to the development of an entirely separate cusp (grade 4). We have opted for a simplified recording without subdivision of the first grade, but a continuous gradation using the same ASU_DAS definitions (grades 1 to 5).

Figure 31. The types of non-metric dental traits observed on the permanent dentition: the first column lists the name of the variable preceded by a number that refers to the trait number on the recording form; the second column identifies the format for the recording code; the third lists the measurement scale of the system; the fourth presents the meaning of the coded expressions; the last column lists the gradations retained.

Name of the variable	Recording code	Type	Expression	Gradation
1 congenital absence P2	numerical	dichotomous	presence/absence	0-3
1 congenital absence M3+I2	numerical	ordinal scaled	development/absence	0,1,2,3
2 radical number	numerical	ordinal scaled	development	1,2,3,4,5,6,7,8
3 radiculae appendiciformes	numerical	dichotomous	absence/presence	0-1
4 premolar root number	numerical	ordinal scaled	nombre	1,2,3
5 molar root number	numerical	ordinal scaled	nombre	1,2,3,4
6 radix Carabelli	numerical	dichotomous	absence/presence	0-1
7 radix paramolaris	numerical	dichotomous	absence/presence	0-1
8 idiopathische radices	numerical	dichotomous	absence/presence	0-1
9 winging	numerical	non-ordinal scaled	position	1,2,3,4
10 labial convexity	numerical	ordinal scaled	development	0,1,2,3,4
11 interruption groove	alphabetical	non-ordinal scaled	position	0, M, D, M, Med
12 akzessorische Höckerchen	numerical	dichotomous	absence/presence	0-1
13 cingulum	numerical	dichotomous	absence/presence	0-1
14 talon cusp	numerical	dichotomous	absence/presence	0-1
15 shoveling I1+C	numerical	ordinal scaled	absence/development	0,1,2,3,4,5,6
15 shoveling I2	numerical	ordinal scaled	absence/development	0,1,2,3,4,5,6,7
16 tuberculum dentale I1	numerical	ordinal scaled	absence/development	0,1,2,3,4
16 tuberculum dentale I2+C	numerical	ordinal scaled	absence/development	0,1,2,3,4,5,6,7
17 double-shoveling	numerical	ordinal scaled	absence/development	0,1,2,3,4,5,6
18 canine mesial ridge	numerical	ordinal scaled	absence/development	0,1,2,3
19 canine distal accessory ridge	numerical	ordinal scaled	absence/development	0,1,2,3,4,5
20 accessory cusp	numerical	dichotomous	absence/presence	0-1
21 odontome	numerical	dichotomous	absence/presence	0-1
22 enamel extensions	numerical	ordinal scaled	absence/development	0,1,2,3
23 parastyle	numerical	ordinal scaled	absence/development	0,1,2,3,4,5,6
24 Carabelli's trait	numerical	ordinal scaled	absence/development	0,1,2,3,4,5,6,7
25 metacone	numerical	ordinal scaled	absence/development	0,1,2,3,4,5,6
26 hypocone	numerical	ordinal scaled	absence/development	0,1,2,3,4,5,6
27 metaconule	numerical	dichotomous	absence/presence	0-1
28 distal accessory tubercle	numerical	ordinal scaled	absence/development	0,1,2,3,4,5
29 mesial paracone tubercle	numerical	dichotomous	absence/presence	0-1
30 mesial accessory tubercle	numerical	dichotomous	absence/presence	0-1
31 protoconule	numerical	dichotomous	absence/presence	0-1
32 lingual paracone tubercle	numerical	dichotomous	absence/presence	0-1
33 congenital absence P2	numerical	dichotomous	presence/absence	0-1
33 congenital absence M3+I1	numerical	ordinal scaled	development/absence	0,1,2,3
34 radical number	numerical	ordinal scaled	development	1,2,3,4,5,6,7,8
35 radiculae appendiciformes	numerical	dichotomous	absence/presence	0-1
36 canine root number	numerical	ordinal scaled	nombre	1,2
37 Tomes root	numerical	ordinal scaled	absence/development	0,1,2,3,4,5
38 molar root number	numerical	ordinal scaled	nombre	1,2,3
39 radix Citroen	numerical	dichotomous	absence/presence	0-1
40 radix paramolaris	numerical	dichotomous	absence/presence	0-1
41 radix entomolaris	numerical	dichotomous	absence/presence	0-1
42 idiopathische radices	numerical	dichotomous	absence/presence	0-1
43 shoveling	numerical	ordinal scaled	absence/development	0,1,2,3
44 double-shoveling	numerical	ordinal scaled	absence/development	0,1,2,3,4,5,6
45 canine distal accessory ridge	numerical	ordinal scaled	absence/development	0,1,2,3,4,5
46 odontome	numerical	ordinal scaled	development/position	0,1,2,3,4,5,6,7,8,9
47 lingual cusp variation	numerical	dichotomous	absence/presence	0-1
48 deflecting wrinkle	numerical	ordinal scaled	development	0,1,2,3
49 anterior fovea	numerical	ordinal scaled	absence/development	0,1,2,3,4
50 mid trigonid crest	numerical	dichotomous	absence/presence	0-1
51 distal trigonid crest	numerical	dichotomous	absence/presence	0-1
52 cusp number	numerical	ordinal scaled	nombre	4,5,6
53 groove pattern	alphabetical	non-ordinal scaled	position	Y,+, X
54 protostylid	numerical	ordinal scaled	absence/development	0,1,2,3,4,5,6,7
55 hypoconulid	numerical	ordinal scaled	absence/development	0,1,2,3,4,5
56 entoconulid	numerical	ordinal scaled	absence/development	0,1,2,3,4,5
57 metaconulid	numerical	ordinal scaled	absence/development	0,1,2,3,4,5
58 tuberculum paracone	numerical	dichotomous	absence/presence	0-1
59 tuberculum Citroen	numerical	dichotomous	absence/presence	0-1

Name of the variable	Recording code	Type	Expression	Gradation
1 radical number	numerical	ordinal scaled	development	1,2,3,4,5,6,7,8
2 enamel line	numerical	ordinal scaled	absence/development	0,1,2,3
3 dilaceration	numerical	non-ordinal scaled	position	0,1,2
4 radiculae appendiciformes	numerical	dichotomous	absence/presence	0-1
5 incisors and canine root number	numerical	ordinal scaled	nombre	1,2,3
6 canine root section	numerical	non-ordinal scaled	forme	0,1,2
7 molar root number	numerical	ordinal scaled	nombre	1,2,3
8 radix Carabelli	numerical	dichotomous	absence/presence	0-1
9 radix paramolaris	numerical	dichotomous	absence/presence	0-1
10 idiopathische radices	numerical	dichotomous	absence/presence	0-1
11 incisors incisal border	numerical	non-ordinal scaled	forme	1,2,3
12 talon cusp.	numerical	dichotomous	absence/presence	0-1
13 shoveling	numerical	ordinal scaled	absence/development	0,1,2,3
14 tuberculum dentale	numerical	ordinal scaled	absence/development	0,1,2,3,4,5,6
15 cusp development	numerical	ordinal scaled	nombre	2,3,4
16 metacone crest	numerical	ordinal scaled	absence/development	0,1,2
17 parastyle	numerical	ordinal scaled	absence/development	0,1,2,3,4,5,6
18 Carabelli's trait	numerical	ordinal scaled	absence/development	0,1,2,3,4,5,6,7
19 metacone	numerical	ordinal scaled	absence/development	0,1,2,3,4,5,6
20 hypocone	numerical	ordinal scaled	absence/development	0,1,2,3,4,5,6
21 metaconule	numerical	dichotomous	absence/presence	0-1
22 distal accessory tubercle	numerical	ordinal scaled	absence/development	0,1,2,3,4,5
23 mesial paracone tubercle	numerical	dichotomous	absence/presence	0-1
24 mesial accessory tubercle	numerical	dichotomous	absence/presence	0-1
25 protoconule	numerical	dichotomous	absence/presence	0-1
26 lingual paracone tubercle	numerical	dichotomous	absence/presence	0-1
27 radical number	numerical	ordinal scaled	development	1,2,3,4,5,6,7,8
28 enamel line	numerical	ordinal scaled	absence/development	0,1,2,3
29 radiculae appendiciformes	numerical	dichotomous	absence/presence	0-1
30 incisors and canine root number	numerical	ordinal scaled	nombre	1,2,3
31 molar root number	numerical	ordinal scaled	nombre	1,2,3
32 radix Citroen	numerical	dichotomous	absence/presence	0-1
33 radix paramolaris	numerical	dichotomous	absence/presence	0-1
34 idiopathische radices	numerical	dichotomous	absence/presence	0-1
35 radix entomolaris	numerical	dichotomous	absence/presence	0-1
36 incisors incisal border	numerical	non-ordinal scaled	forme	1,2,3
37 double lingual tubercle	numerical	dichotomous	absence/presence	0-1
38 cusp number	numerical	ordinal scaled	nombre	3,4,5
38 cusp number	numerical	ordinal scaled	nombre	4,5,6
39 protostylid	numerical	ordinal scaled	development	0,1,2,3,4,5,6,7
40 anterior fovea	numerical	dichotomous	absence/presence	0-1
40 anterior fovea	numerical	ordinal scaled	absence/development	0,1,2,3,4
41 split distostylid	numerical	dichotomous	absence/presence	0-1
42 mid trigonid crest	numerical	dichotomous	absence/presence	0-1
43 distal trigonid crest	numerical	dichotomous	absence/presence	0-1
44 deflecting wrinkle	numerical	ordinal scaled	absence/development	0,1,2,3
45 hypoconulid	numerical	ordinal scaled	absence/development	0,1,2,3,4,5
46 entoconulid	numerical	ordinal scaled	absence/development	0,1,2,3,4,5
47 metaconulid	numerical	ordinal scaled	absence/development	0,1,2,3,4,5
48 tuberculum paracone	numerical	dichotomous	absence/presence	0-1
49 tuberculum Citroen	numerical	dichotomous	absence/presence	0-1
50 posterior fovea	numerical	dichotomous	absence/presence	0-1
51 trigonid furrow	numerical	dichotomous	absence/presence	0-1
52 cervical prominence	numerical	dichotomous	absence/presence	0-1

Figure 32. The types of non-metric dental traits observed on the deciduous dentition: the first column lists the name of the variable preceded by a number that refers to the trait number on the recording form; the second column identifies the format for the recording code; the third lists the measurement scale of the system; the fourth presents the meaning of the coded expressions; the last column lists the gradations retained.

The remaining non-metric traits selected have been recorded in conformity with the definitions established by the different dental systems and authors.

5.1.2 The different types of dental data

As has been seen, the list created makes it possible to make 334 observations from the recording of 49 variables for the permanent dentition and 196 observations from 44 variables for the deciduous dentition. Teeth in the upper arcade are somewhat favored over those in the lower arcade, with 32 and 27 traits observed respectively. For the deciduous dentition, 26 variables have been record for each arcade[47]. The anterior teeth, by their simple and varied morphology, offer only a limited number of morphological variations. This does not apply to the permanent upper incisors and canines which, like the molars, show more marked variability, at least on the crown.

The dental morphological variations selected develop and are recorded in different ways. Figures 31 and 32 summarize the different kinds of data that have been observed.

Observations can be encoded either numerically or alphabetically. The first option is used for most of the dental traits. An alphabetical code has been used for only two variables (the interruption groove and the groove pattern). It will be seen that the type of code used has relatively little importance in comparison to the meaning of the expression, which is fundamental. Nevertheless, preliminary and analytical statistical manipulations require a numerical gradation, necessitating a transformation of alphabetical codes.

Thus, the morphological variables are expressed quite differently. An appearance may be limited to simple presence/absence, such as the presence of an accessory root or a tubercle. It can also reflect different stages of development, such as for most of the traits relating to molar cusps. Nevertheless, a trait may always be present, and in this case we observe its development, number, form and position. These different types of dental data have been grouped in four categories:

- The *dichotomous trait*

  The most basic of observations, here a variable is recorded by its presence or absence.

- The *ordinal scaled trait*

  A given variable is observed on the basis of its development. The trait may be absent or not, but its presence reflects different stages of expression.

- The *non-ordinal scaled trait*

  A variable is recorded here in numerical form, but its different expressions are not developmental. These are variants that indicate a form (such as the canine root section) or position (such as incisor winging). The order of the gradations is not a reflection of the development of the appearance of the trait.

- The *non-ordinal unscaled trait*

  A variable is recorded in alphabetical form, but is of the same type as the non-ordinal scaled traits. Only two traits are of this data type, the interruption groove and the groove pattern.

A complete description of the traits can be found in appendix 3 for the permanent dentition and appendix 4 for the deciduous teeth.

These two catalogues include a descriptive form for each trait. The title corresponds to the trait number on the data recording sheet, its English name (sometimes Latin or German depending on the author who defined the trait).

Each form contains six topics. The first presents the different terms encountered in the literature, followed by useful references for the description of the trait, a brief description of the trait, the recording system selected and finally the scales used.

This phase, concerned with the selection and establishment of definitions/scales of expression, makes it possible to carry out systematic observations that are easy to replicate.

5.2 Data acquisition

The non-metric dental traits selected will be observed for the human populations in the different regions. The next step is thus to establish a system for data acquisition.

By experience, we know that simultaneously observing materials and recording the data electronically is not the simplest of tasks. As a result, a data recording form on paper was developed from which the data would then be encoded in a computer database for future use.

5.2.1 Creation of the manual data recording form

Two recording forms, one for the permanent dentition and one for the deciduous, were created to facilitate

---

[47] The totals do not correspond to the number of traits observed by dentition. Some variables, such as the number of radicles, number of premolar and molar roots or the distal accessory ridge, are recorded on the isomeres, but not necessarily with the same gradations. From now on, we will list and number separately the same variants observed on the two arcades. Thus, the totals reach 59 traits observed for the permanent dentition and 52 for the deciduous dentition.

data acquisition (Appendix 5). These forms are divided into three distinct sections.

- The first section covers general information about the individual observed. The following information is noted: site name, site number in reference to the database of sites analyzed (Appendix 1), a unique form ID number attributed to the individual (from 1 to n by region) and an ID number for the individual or tomb (depending on information specific to each site). In addition, information about the teeth is specified, such as the type of teeth present, their location (maxillary or mandibular) and the presence of teeth not belonging to the individual.
- The second section records the expressions of the variants observed for the list of dental traits. The first column lists the trait observed and the variable number in reference to the catalogue in appendices 1 and 2 and the gradations possible. The different quadrants of the dentition are presented in occlusal view to facilitate data recording.
- The final section is reserved for additional observations during the data recording process.

The data recording forms are modified for the recording of isolated teeth. We separate the forms by isomers, taking part in a natural and ecological process that saves paper. We thus obtain a *tooth* form instead of an *individual* form (Appendix 6).

5.2.2 Creation of a database

A database has been created that allows management of all observations in a single file (Appendix 7). This entry form, created with Microsoft Access, makes possible not only the processing of information and simplified presentation, but also straightforward data transfer to other systems of analysis.

Data entered is stored in several different tables that exactly replicate the paper data forms. The entry form is divided into five sections, necessary because Microsoft Excel allows only 256 variables per document and there are 530 dental variables per individual. Transfer to Excel is a transitional but necessary step leading to statistical analysis programs.

The first section contains the individual information and is linked to the other four sections which correspond to the permanent and deciduous maxillary and mandibular dentition.

The advantage of such an entry form over paper is that all of the information is available before one's eyes at the same time.

Of course, no natural and ecological process of conservation of *giga* or *mega* is employed for the database!

5.3 Evaluation of intra- and interobserver concordance

This stage of the work is a necessary step to ensure the legitimacy of the data obtained. A long training period is crucial to reach an acceptable level of competence. One needs not only an irreproachable knowledge of the dentition (identification of a tooth, lateralization, etc.), but it is also imperative to master the definitions of the different dental traits and succeed in observing them. When making morphological observations, a researcher must unceasingly make decisions.

So, we evaluate not only the agreement in the determination of teeth between researchers, but also in modes of observation of non-metric dental traits between my own observations and those of a second observer.

5.3.1 Evaluation of the concordance in the determination of the dentition

In the literature it is unusual to find discussion of the evaluation of dental identification. This is an important element when a researcher is not always able to work on collections of teeth still in their arcades. And in the present work, we have studied samples composed of individuals and others composed mainly of isolated teeth.

The idea of estimating the error rate in the determination of teeth from one of the series in the corpus was considered after recording data from the Villedubert dolmen (Aude, France). This was an assemblage almost exclusively composed of isolated teeth. The site had at least two occupations, one dating to the Final Neolithic, the other to the Bell Beaker. This test was made possible with the collaboration of Coralie Demangeot, from the University of Bordeaux (France). She also studied the Villedubert collection for her doctoral research on methods of calculating the MNI (minimum number of individuals) (Demangeot 2008). We were thus able to compare our data, even if, for the present research, the approach primarily consisted in verifying the numbering/value of each tooth in order to determine a good cultural attribution (Table 1).

Descriptive statistics were used for the comparison without aiming at obtaining a list of discrepancies in the determination of teeth between two observers.

We first noted that the total number of teeth is not the same for each observer (Figure 33), with a difference of more than 1100 teeth. These include undetermined teeth (label and/or tooth type not identified) for which 899 were taken into account for the MNI study and 36 (unlabeled) for the dental traits (DT). The low number of unidentified cases for the DT study is explained by the fact that only teeth on which non-metric traits could be observed were retained. By eliminating all of the unclassifiable teeth, the total number of teeth observed for the MNI study was 2976 and 2728 for the DT study, a difference of no more than 248 teeth. But, surprisingly, unexpected differences were also encountered.

Figure 34 summarizes the different kinds of differences.

dental traits - DT - J. Desideri	2763
minimum number of individuals - MNI - C. Demangeot	3875

Figure 33. Total number of teeth recorded by observer.

Agreement in determination occurred for 2368 teeth and the number of discrepancies was 219. The MNI study includes 387 additional teeth which were not recorded for non-metric dental traits. Details of these determinations are not available since comparisons were done with tables sent by Coralie Demangeot and not with the material itself. A good part of these teeth, such as tooth buds, isolated roots or heavily worn teeth, are inapplicable for the present study. It is also probable that some teeth may have been overlooked.

concordant determination	2368
disconcordant determination	219
additional determination MNI	389
additional determination DT	107
determination DT other site	34

Figure 34. Composition of the different observations in the Villedubert series.

The opposite problem is also present. We examined 106 teeth that were not found in the MNI database, but it is not possible to know whether these were overlooked or if they could have belonged to another assemblage (identical numbering prevented verification).

They were thus eliminated in order to avoid the introduction of potential errors in the interpretation.

notation errors	79
with lateralization errors	13
with interarcade errors	
with intradistrict errors	6
with interdistrict errors	
with interdentition errors	

interarcade errors	13
with lateralization errors	3
with intradistrict errors	4
with interdistrict errors	
with interdentition errors	
notation errors	

interdistrict errors	11
with lateralization errors	
with interarcade errors	
with intradistrict errors	
with interdentition errors	
notation errors	

lateralization errors	67
with interarcade errors	3
with intradistrict errors	5
with interdistrict errors	
with interdentition errors	
notation errors	13

intradistrict errors	76
with lateralization errors	5
with interarcade errors	4
with interdistrict errors	
with interdentition errors	
notation errors	6

interdentition errors	3
with lateralization errors	
with interarcade errors	
with intradistrict errors	
with interdistrict errors	
notation errors	

Figure 35. Frequency of common discordant determinations according to origin and distribution.

We also recorded 34 teeth belonging to the Aven de la Boucle (Corconne, Gard, France), a Final Neolithic collective burial that had been erroneously stored in the same cartons as those of the Villedubert dolmen. These were immediately eliminated from the database.

We then focused on the 219 discrepancies by clarifying their origin and distribution (Figure 35). We thus grouped these discrepancies in several distinct categories and note that it is also possible to find two different types of discrepancy on a single tooth.

- *notation errors*

  These are transcription errors of labels and number 79 teeth. They result from misreading or transcription of the number attributed to the tooth during excavation. These ID numbers are small and inadequate as labels. Reading them was often difficult and, unsurprisingly, could lead to errors that could have significant effects; a cultural phase was attributed to the teeth on the basis of their numbering. It is important to avoid introducing errors of this type in our sample and thus any teeth with this type of discrepancy were eliminated from the sample. Such errors are sometimes associated with lateralization errors (13 cases) and intradistrict errors (6 cases).

- *lateralization errors*

  This type of error is a disagreement in identification of the side to which the tooth belongs (right or left). Disagreement in choice of antimere occurred in 67 cases. This problem mainly occurred for the upper lateral incisors (7 cases) and the lower second premolars (11 cases). Even though the number of discrepancies is relatively low, we were surprised since these were not teeth generally having problems with identifying lateralization (at least for what was relevant to us) and if we had to predict which tooth would be most subject to such errors, we would have instinctively selected the lower incisors.

- *interarcade errors*

These are discrepancies in the attribution of the dental arcade for a tooth. Confusion between isomeres occurred 13 times. Canines were the most often victim of this kind of error (8 cases). The highly similar morphology between the isomeres of this district can lead to this kind of confusion. In brief, this type of error is fairly rare.

- *intradistrict errors*

This type of error refers to the position of a tooth within a dental district. It is the most common type (76 cases). Molars, which were the most often subject to this type of error, are difficult to distinguish (even within the same district) (32 cases). The upper premolars (19 cases), identified principally by the respective height of the buccal and lingual cusps, and the lower incisors (12 cases), also become difficult when they are worn.

- *interdistrict errors*

This refers to a disagreement in the attribution of the dental class of a tooth, and occurred in 11 cases. The morphology of the dentition follows a continuum from the incisors to the molars, which is why it is sometimes possible to confuse the district of a tooth with one of the adjacent classes. Errors never went beyond a single dental field, and the discrepancies are thus incisor-canine (5 cases), canine-premolar (5 cases) or premolar-molar (1 case).

- *interdentition errors*

Finally, errors can be made in identifying the type of dentition, but were relatively rare. The three cases all involved confusion between the second deciduous molar and the first permanent premolar, which are morphologically very similar. Generally, three elements distinguish the deciduous from the permanent tooth: a greater flaring of the roots, a more rounded crown and its small size.

Our principal interest lay in the correct cultural attribution for the sub-groups of the site, and secondarily in the evaluation of the determination of the dentition. Statistical tests were not done, but the fairly low number of discrepancies does not seem to be due to systematic bias and may reflect a rate of natural variation that could be expected. In addition, the morphology of the different types of teeth is not fixed, and it is possible to make a mistake in good faith. Despite everything, when recording very specific traits on the different teeth, our errors are not the most significant. This is why we decided to eliminate all teeth with notation errors and to retain our own determinations when we were in disagreement. To follow through with this exercise, it would have been ideal to examine each error with Coralie Demangeot point by point to analyze them. This was not possible, but it would be interesting to do so in the future to better understand the variations in the number of determinations, more so than the discrepancies in the determinations themselves.

5.3.2 Evaluation of agreement in modes of observation of non-metric dental traits

It can thus be seen that standardization of modes of observation is imperative in order to guarantee the replication of results. Many researchers emphasize the subjective nature of the evaluation of morphological dental traits, whether between observers or by a single researcher at different times. Perfect agreement in the identification of the expressions of the different variables in a sample observed several different times would be utopian. Nevertheless, it is possible to limit the differences by use of reference plates, precise definitions and experience so that they do not have significant effects on population frequencies.

For C.R. Nichol and C.G. Turner (1986), differences vary according to observer, so it is important to evaluate the agreement in modes of observation within a research project. We tested not only variations in our own modes of observation, but also in comparison with a second researcher[48]. A sample of around 30 individuals for whom the teeth allowed a large number of observations was chosen from the material studied. At the same time, we chose a sample first studied in the early stages of research in order to estimate the degree of personal development in the different stages of recording[49]. The sample included individuals from the Barmaz I and II necropolises (Collombey-Muraz, Valais, Switzerland). Only 42

---

[48] Suzanne Eades, who prepared a thesis in the Department of Anthropology and Ecology at the University of Geneva on the heritability of dental traits (Eades 2003), had the kindness to observe the 35 individuals selected so that we could also test the errors between observers for this research.

[49] One year passed between the two phases of recording.

dental traits observed on the permanent dentition were included in the evaluation since the variables retained by the second observer were not the same as those used in the present project.

Three series of observation were thus available for this analysis (Table 2):

- **O1a** observations made during the first recording session.
- **O1b** observations made during the second recording session.
- **O2** comparative observations (made by S. Eades).

Not only were our two recording sessions compared (O1a/O1b), but also each of these sessions with the comparative session (O1a/O2 and O1b/O2). We present the results for observer agreement, even if this is not an essential element for the continuation of this research. The interest lies in quantifying differences between two researchers having undergone the same training in non-metric dental traits. At first view, this seemed to be an ideal situation where differences would be expected to be low.

We initially evaluated the absolute differences present between the different recording sessions. Next, from the eight values used by C.R. Nichol and C.G. Turner (1986) in their study of intra- and interobserver errors, we selected five tests that they developed to explain the variability of the potential discrepancies. The first value consists in determining the recording differences of a trait recorded during one session and not during a different session. Next, we addressed discrepancies of scale. To do so, we examined different aspects to understand the causes and consequences of these divergences: the total discrepancy rate, variation of more than one stage of difference and the raw mean error. Finally, we carried out a similarity test for observations between recording sessions. It would be of interest to compare these results with those of Nichol and Turner as well as those of S. Eades, who carried out the same type of statistical analysis (Eades 2003).

The aim here was to determine whether differences in identification were significant or not and whether they had an impact on the samples studied. Based on the results, it would have perhaps been necessary to redefine the scales that were problematic and if necessary, consider the elimination of certain variables.

5.3.2.1 Evaluation of absolute discrepancy

This initial value consists in estimating the raw discrepancies between two series of observations. It simply quantifies all deviation or variance in judgment independently of origin. The individual percentages by trait and session for this measurement are found in table 3.

Figure 36 shows the range and general mean for recording variations between sessions, calculated on the basis of three observation sessions. The values are located between 0% and 42.05% for intraobserver discrepancies and between 0.97% and 76.92% for interobserver discrepancies, with means respectively of 13.48% and 30-36.08%.

These results, using all of the possible deviations in recording, clearly explain the difficulties one may have in accurately replicating the observations made on the same sample.

Session	Range	Mean
O1a-O1b	0.00 - 42.05%	13.48%
O1a-O2	0.97 - 76.92%	36.08%
O1b-O2	3.88 - 60.00%	30.00%

Figure 36. Evaluation of absolute discrepancies.

In general, the intraobserver series shows that the variables recorded on the upper teeth have the highest number of differences. Among all traits, nine variables were perfectly replicated. These are most often dichotomous traits and variables for which the expression indicates a very precise position, such as the *interruption groove* (T11), where one notes the position of the groove on the lingual surface of the incisors. Fourteen traits lie below 10% of the absolute discrepancy. The remaining traits have quite diverse ranges. These are not simply scaled traits, but also dichotomous traits and those with non-developmental expression. Their importance must thus be measured and their origin determined because, depending on the case, their impact on analyses could be significant to different degrees.

The situation of two interobserver series is quite explicit since for both sessions not a single trait had an identical replication of observations. In effect, only two traits were found above the 10% threshold of absolute disagreement. These are *shoveling* (T44, value between 0.97% and 4.85%) and *double-shoveling* (T45, value to 3.88%) observed on the lower incisors. This is not really surprising since these two easily recorded traits show very little variability. For the others, the most significant deviations are not related to the number of expressions of the variables. It will be of interest to refine the perception of these results by the next set of tests that are likely to make it easier to better understand the structure of difficulties encountered.

5.3.2.2 Evaluation of agreement in trait observation

The number of variables by trait in a sample can differ by session and observer. We do not take into account the attributed stage, but only the observability or not of a trait. C.R. Nichol and C.G. Turner (1986) term this value the "*observed on one session only percentage*". Variations can be due to different factors. This can be a reluctance to record a variable, which can fade with practice. The opposite situation is also possible. Dental wear is also a factor affecting the recording of a variable and experience can alter its observability, by limiting or extending it.

The observation of a trait can thus be difficult and an acceptable threshold beyond which a variable is considered as difficult to replicate must be established. C.R. Nichol and C.G. Turner (1986) have defined this threshold at 10%, a value also used by S. Eades (2003). Individual percentages by trait and by session concerning this measurement are found in table 3.

Figure 37 presents the range and general mean for the recording or not of a trait from one session to another, calculated on the basis of three observation forms. Our values, which are found between 0% and 41.91% for intraobserver discrepancies and between 0% and 61.54% for interobserver discrepancies, fall within the limits proposed by the different authors, with means slightly higher than those indicated in the other studies.

Session	Range	Mean
O1a-O1b	0.00 - 41.91%	10.62%
Nichol1-Nichol2 (Nichol and Turner 1986)	0.00 - 33.30%	7.10%
Nichol1-Nichol3 (Nichol and Turner 1986)	0.00 - 29.60%	6.70%
Nichol2-Nichol3 (Nichol and Turner 1986)	0.00 - 39.60%	7.70%
Eades1-Eades2 (Eades 2003)	0.00 - 78.60%	12.20%
O1a-O2	0.00 - 61.54%	26.60%
O1b-O2	0.00 - 50.53%	21.03%
Nichol1-Turner (Nichol and Turner 1986)	2.00 - 64.30%	14.70%
Nichol2-Turner (Nichol and Turner 1986)	2.00 - 50.00%	12.10%
Nichol3-Turner (Nichol and Turner 1986)	0.00 - 51.90%	13.10%

Figure 37. Observed on one session only percentage: percentage of the recording or not of a trait between two sessions.

For the intraobserver discrepancies and for all traits observed, 12 demonstrate identical observability. The origin of the deviations for the other variables shows that increase in experience makes them easier to record. 18 traits are found beyond the acceptable threshold. These traits are in majority recorded on upper teeth. They are, above all, rare traits such as the distal tubercle (T12, value to 40.91%) or the talon cusp (T14, value to 39.47%). There were difficulties at first in observing this type of trait since their presence is rare in the populations studied. The other traits are those which are found on the sides on which wear develops, such as the occlusal surface of molars (*Carabelli's trait* – T24, the *metacone* – T25, the *hypocone* – T26) and the lingual side of incisors (*shoveling* – T15).

The problem is not to fail in the evaluation of the presence of a trait, but in the attribution of its expression. Thus, in cases of uncertainty in the correct evaluation of a stage in its presence on a tooth with wear, it is often decided not to record it. In general, these two problems are resolved with practice and experience.

With no great surprise, a clear majority of variables go beyond the acceptance threshold for the two series examined for interobserver discrepancies. Our sessions (O1a and 1b) have a higher observability with respect to the comparative session (O2). Most of the traits involved are those which show no variation in intraobserver recording, probably indicating a greater degree of caution on the part of the second observer.

5.3.2.3 Evaluation of discrepancy in recorded gradations

This value aims to estimate the discrepancies between proposed gradations for a single expression and thus tests the capacity for attribution and replication of a degree of expression. C.R. Nichol and C.G. Turner (1986) term this value the inverse *variant scoring percentage*. They have defined an acceptable threshold for absolute divergence at 10%, again adopted by S. Eades (2003).

The individual percentages by trait and session for this measurement are found in table 3.

Figure 38 presents the range and general mean for variation in the evaluation of the gradation of a trait from one session to another, calculated on the basis of three observation forms.

The values obtained, whether for intraobserver or interobserver discrepancies, are considerably lower than those for other studies, around 20% for the mean and for the upper limit of the range.

For intraobserver discrepancies, traits observed on the lower teeth have a relatively low divergence in recognition, less than 12% (except for T47) with a mean of 2%. Differences for observations made on upper teeth are slightly higher with a mean of 5% and values between 0% and 23.81%. Total deviations have a mean of 3.34%. More precisely, 19 traits show perfect agreement between the two recording series.

The variants found in this category are either rare traits or dichotomous variables.

Session	Range	Mean
O1a-O1b	0.00 - 23.81%	3.34%
Nichol1-Nichol2 (Nichol and Turner 1986)	0.00 - 65.90%	26.20%
Nichol1-Nichol3 (Nichol and Turner 1986)	0.00 - 76.70%	29.40%
Nichol2-Nichol3 (Nichol and Turner 1986)	0.00 - 70.00%	25.90%
Eades1-Eades2 (Eades 2003)	0.00 - 96.40%	22.60%
O1a-O2	0.00 - 57.78%	13.25%
O1b-O2	0.00 - 46.14%	11.02%
Nichol1-Turner (Nichol and Turner 1986)	0.00 - 80.50%	31.70%
Nichol2-Turner (Nichol and Turner 1986)	2.00 - 79.10%	29.00%
Nichol3-Turner (Nichol and Turner 1986)	0.00 - 66.10%	30.10%

Figure 38. Variant scoring percentage: evaluation of discrepancies in gradations of a trait from one session to another.

For the rest, 9 traits are found below the acceptable threshold, including 4 with a very low disagreement rate (around 1%). The four remaining variables are found above the threshold. These are the *cingulum* (T13, value to 11.11), the *metacone* (T25, value to 13.85), the *hypocone* (T26, value to 23.81) and the *lingual cusp number* (T47, value to 11.76). These variables form part of the traits presenting more than four different expressions.

For the two series evaluated for interobserver discrepancies, it can first be noted that the difficulties encountered are the same as those for intraobserver discrepancies, but are much more accentuated. This is a very reassuring element, since this situation reflects a certain logic in the difficulty of replication of observations. The discrepancies are found in the same places with higher rates. This implies a consistency in the difficulty of attribution of gradations for only some variants. The difficulties are once again found on traits with more than three expressions of variability. In general, dichotomous traits also present good results. 16 variables for the first comparison between observer and 15 for the second fall beyond the acceptable threshold.

5.3.2.4 Percentage of attribution of more than one stage of difference between two sessions

This value is relatively significant and consists in calculating the rate discrepancy for more than one stage in the attribution of a gradation. In effect, C.R. Nichol and C.G. Turner, who term this value *>1 grade variant scoring*, estimate that "because grading standards of the nature used for the examination of morphological characters divide a continuous range of expression into discrete classes [...] that disagreements of one grade represents a natural difficulty in the ability to consistently classify individuals [...] whereas disagreements of two or more grades are due either to imprecise observational technique, recording error, or difficulties with standard itself" (Nichol & Turner 1986, p. 300). They have defined an acceptable threshold for absolute divergence at 10%, also adopted by S. Eades (2003). Dichotomous variables are excluded from this test, which is why this value is calculated only on 27 graded traits. The individual percentages by trait and session for this measurement are found in table 3.

Figure 39 presents the range and general mean for variations in attribution of more than one stage of difference from one session to another, calculated on the basis of three observation forms. The values obtained are situated within the limits proposed by the different authors, with means and upper limits clearly lower than those indicated in the other studies.

This type of error is uncommon in the intraobserver series. In effect, among all of the variables, 13 do not reflect this error and 13 others are found below the acceptable threshold. Only one variable, the *hypocone* (T26), is found above, with a value of 13.49%, which is not among the most alarming. The mean is very low (less than 2%), indicating that the deviations in recognition of more than one stage are very rare. These results have a fundamental significance, since they reveal that no trait is the subject of serious divergences in standardization.

Results of comparisons between observers are also very good. Only 6 traits for the first interobserver series and 5 variables for the second are found above the threshold of 10%. Means and upper limits are also very low.

5.3.2.5 Raw mean error

This value, that C.R. Nichol and C.G. Turner (1986) term *net mean grade difference* or *NMGD*, defined the mean error of a gradation expressed in percentages. This is a raw value that takes into account the direction of divergences between two recording sessions. A positive value indicates that the more significant expressions have been attributed during the second series of observation. A negative value indicates, in contrast, that more elevated gradations were observed in the first series. A mean error close to zero reveals that the deviations are random and non-directional. These authors have defined an acceptable threshold for the raw mean error that is reflected by a weighting in relation to the number of possible expressions by trait[50]. For S. Eades, "these maximal expressions are rarely attained for European populations."[51] (Eades 2003, p. 43) and the use of a weighted acceptable threshold proposed by the American authors is unjustified; Eades thus uses a different acceptable threshold of ±20%. This threshold seems to be relatively high, and the 10% threshold has been retained here. While more restrictive, this threshold is inferred from the different values already calculated. The divergences in this study are much less significant than those presented by Nichol and C.G. Turner (1986) and by S. Eades (2003) and the use of their thresholds is not justified.

Session	Range	Mean
O1a-O1b	0.00 - 13.49%	1.79%
Nichol1-Nichol2 (Nichol and Turner 1986)	0.00 - 25.70%	26.20%
Nichol1-Nichol3 (Nichol and Turner 1986)	0.00 - 38.30%	29.40%
Nichol2-Nichol3 (Nichol and Turner 1986)	0.00 - 25.00%	25.90%
Eades1-Eades2 (Eades 2003)	0.00 - 50.00%	6.50%
O1a-O2	0.00 - 31.25%	7.72%
O1b-O2	0.00 - 36.84%	6.04%
Nichol1-Turner (Nichol and Turner 1986)	0.00 - 80.00%	31.70%
Nichol2-Turner (Nichol and Turner 1986)	0.00 - 79.10%	29.00%
Nichol3-Turner (Nichol and Turner 1986)	0.00 - 66.10%	30.10%

Figure 39. >1 grade variant scoring: valuation of the attribution of more than one stage of difference.

It was decided to test here only the raw mean error of our own observations, this type of information being less useful in an interobserver perspective. The individual percentages for this measurement are found in table 4.

Figure 40 presents the range and general mean for the raw mean errors. The results obtained fall within the limits proposed by the different authors with a much lower mean and range.

13 variables have a positive mean error, indicating that they were attributed to higher gradations during the second recording session. In contrast, 7 traits with a negative mean error show that their expression was lowered during the second session. The value of the mean error of the remaining variables is equal to zero. 19 of these show no discrepancy in gradation. Their calculation was not necessary, but in the end corresponds to a verification of the data between the different tests. The null value of the 3 remaining variables, *shoveling* (T15), the *double-shoveling* (T17) of upper anterior teeth and the *cusp number* (T52), indicate that the deviations are not directional.

Only two traits are found slightly above the acceptable threshold. These are the *mesial crest* (T18, value to 10.91) and the *lingual cusp number* (T47, value to 13.13). All of the other values deviate only slightly from the mean, indicating that the observed differences are negligible and random.

5.3.2.6 The degree of similarity in distributions

The final value measured is a test for similarity of distributions. Depending on the type of data, distinct tests were carried out. Thus, in order to verify the degree of similarity for dichotomous variables, it was advised to use the X^2 test; the similarity in distribution for graduated traits was verified with a paired sample t-test. The measurements were made only on our own observation and not on those between observers.

Among all traits, 15 are dichotomous and 27 graduated. The first type of variable refers to rare traits or those for which observation is simple and clear. From this, in most cases, they are variables with constant expression.

We also find pairs of invariant observations; it is thus pointless to test this type of variable. We therefore focus only on graduated variables (t-test) and do not carry out X^2 tests.

T-tests, at a 5% level of significance, compare the means obtained by sessions of observation (O1a and O1b) for each trait. The results for these tests are found in table 5.

The t-test cannot be calculated on all variables together, because for some the standard error for the difference between the means is equal to 0. So, 15 traits observed on the upper teeth and 8 traits on the lower teeth were able to be tested.

Only a single trait, the *lingual cusp number* for lower premolars (T47, t-test =-2.19, df=79, p=0.037)

[50] The weighted acceptable threshold proposed by C.R. Nichol and G.R. Turner (1986) consists in multiplying the maximum number of stages by variables by a threshold of 0.05.

[51] *ces expressions maximales sont rarement atteintes pour des populations européennes* (original text)

presents two means significantly different. The divergence between the two recording series could indicate difficulties of standardization.

Nevertheless, considering the limited number tested (n=42), we can lower the level to 0.01 in reference to the Bonferroni correction (alpha level/number of comparisons) generally adopted when the sample size is small. With this new level, the *lingual cusp number* of lower premolars (T47) falls outside the acceptance parameters.

This is why we retain for all variables that no systematic observation can be demonstrated and the two means are identical.

Session	Range	Mean
O1a-O1b	-6.41 - 13.13%	0.67%
Nichol1-Nichol2 (Nichol and Turner 1986)	-21.7 - 68.6%	10.50%
Nichol1-Nichol3 (Nichol and Turner 1986)	-58.5 - 91.4%	1.20%
Nichol2-Nichol3 (Nichol and Turner 1986)	-57.6 - 44.6%	-9.70%
Eades1-Eades2 (Eades 2003)	-81.0 - 100%	-0.30%

Figure 40. Net mean grade difference: valuation of the raw mean error.

5.3.2.7 Agreement in the recording of dental traits: summary

We have tested the agreement in the recording of dental traits between our own observations and, more descriptively, our data compared to those of a second observer on the same sample (S. Eades). In this work we use only the data that we have recorded, which is why tests between observers were not crucial for the current research but essentially informational.

With respect to analysis of our own recording sessions, the results of different calculated values have identified the origins for the observed divergences. Evaluation of absolute discrepancy has shown that 19 traits out of 42 have deviations in identification more than 10% of the time. The choice of threshold for this value is arbitrary and descriptive because one must clarify the origin of the divergence to give it meaning.

We calculated two values that defined two types of discrepancy: observability (evaluation of discrepancy in the observation of traits) and gradation (evaluation of discrepancy in gradations) which was itself sub-divided to refine the cause of the deviations (attribution of more than one stage of difference, raw mean error and the degree of similarity of distributions). Discrepancies are found mostly at the level of observability of data, where we find values comparable to other studies with slightly higher means. Results for the variations in attribution of gradations are amply reassuring. In effect, while more than half of the traits tested show divergences in identification, only 4 variables are found above the acceptable threshold. In general, the deviations concern at most one stage of difference and are random and non-directional. The values obtained for these different tests are systematically lower than those obtained in other studies and are very clear. The *hypocone* (T26) is a trait that is often found in a critical zone for the acceptable threshold. It would appear that we have attributed higher values during the second recording session, values that are comparable to those we observe in general on their homologue in the regional sample studied. The *lingual cusp number* of lower premolars (T47) is the only trait that is slightly above the acceptable threshold for the calculation of the raw mean error. These are in general observations made on the first premolar; the second poses no problems. Its value demonstrates that we have also attributed higher expressions during the second recording session. The test of the degree of similarity has shown significant differences for this variable at a significance level of 5%, but when this is lowered to 1% (by Bonferroni correction), it cannot be distinguished from the other variables. We are certain that we have not introduced a variable with a systematic bias since this is a variable that in general is not difficult to observe.

In general, the evaluations between researchers reveal difficulties similar to those encountered between intraobserver comparisons, but more pronounced. This is a very reassuring element, since this situation reflects a certain logic in the difficulty of replication of observations. The discrepancies are found in the same place with a higher rate of occurrence. This implies consistency in the difficulty of attribution of gradations for only some variables. Moreover, the second observer records a multitude of supplementary traits to test their heritability in a corpus of known family relationships. The contribution of new traits sometimes explains the very low level of agreement for certain percentages. The identification of the expression of the variables can be influence and modified by the presence of new traits to observe in the same places. The rates of disagreement are still found within the error limits proposed by C.R. Nichol and C.G. Turner (1986) and typically with much lower values.

We have not tested all of the variables used in this research, for example traits recorded on roots or on deciduous teeth. Morphological variability in roots is not complicated and can be summed up most of the time in their count or simple presence/absence. Variables recorded on the temporary dentition are for the most part also observed on the permanent dentition.

Regardless, we have decided to exclude 6 variables observed on the deciduous dentition:

- *deflecting wrinkle*

  (T44 – deciduous dentition)

  This trait observed both on the first permanent molar and the second deciduous molar is part of the ASU_DAS system. The variation in the morphology of the medial termination of the crest of the second cusp (mesiolingual) must be defined. While observation of this trait on the permanent dentition does not pose real problems, its recording on the milk teeth is more difficult.

- *canine root section*

  (T6 – deciduous dentition)

  This variable, established by K.D. Jørgensen (1956), concerns the determination of the curvature of the root by observation of its section at the cervical height.

- *metacone crest*

  (T16 – deciduous dentition)

  This trait was defined by K.D. Jørgensen (1956). The metacone normally has three crests. It is possible that one of them could be absent and the objective is to determine which.

- *split distostylid*

  (T41 – deciduous dentition)

  This trait was defined by K.D. Jørgensen (1956). The distostylid of lower molars can be sub-divided by the presence of a furrow (or fissure).

- *anterior fovea*

  (T50 – deciduous dentition)

  Observation of this trait, defined by K.D. Jørgensen (1956), consists in determining the presence of a (distal) anterior fovea on the *hypoconulid* of the second lower molar. We have simplified the observation of this trait by encoding it dichotomously rather than by evaluating the different expressions of its development.

- *trigonid furrow*

  (T51 – deciduous dentition)

  The final variable was also defined by K.D. Jørgensen (1956). It is a matter of judging whether the principal mesiodistal furrow of the second lower molar opens out or not to its mesial extremity.

To conclude this section discussing standardization in observation, we estimate that we are faced with a situation reflecting the reality imposed by the practice of this discipline.

While we are aware that it is impossible to obtain 100% agreement in samples examined several times, we have demonstrated that the differences encountered are minimal and, after having eliminated variables susceptible of introducing noise, or even bias, to the analyses, we can continue our work objectively.

Chapter 6
Preliminary data treatment

The phase of preparatory treatment is essential, because it enables not only verification of the computer transcription of the data, but also their filtering and optimization for subsequent statistical analyses.

Initially, the alphabetic data must be transformed into numeric variables to be exploited in the statistical analyses.

The frequency of observations made in each region is then calculated.

Next, the database is verified to eliminate possible transcription errors.

Finally, we move on to the expressions of the different traits that can be used for the study by eliminating irrelevant traits and identifying variables with constant expression that are also eliminated, depending on the analysis.

In the second step, a series of correlation tests is carried out, which optimize the data and reduce as much as possible disturbances or noise affecting the expression of dental traits.

As a result, the bilateral expression of traits is verified to combine the antimeres.

Next, the relationships between the expressions of different traits by the behavior of a variable with a single dental class or a trait expressed in several districts are examined.

Finally, we verify whether the samples contain traits that are expressed contingent on sex.

6.1 Descriptive statistics

This step consists in calculating descriptive statistics of the raw data to obtain different kinds of information about not only the data set studied, but also descriptive data including means, standard deviations, minima and maxima.

6.1.1 Treatment of non-numeric data

To statistically analyze the data, the expressions of variables recorded in alphabetic format are transformed into numeric data. This was necessary for only two traits:

- The *enamel extensions* (T11) observed on the lingual face of the upper permanent incisors (groove running along the cingulum, often crossing the cementoenamel junction toward the root).

  The groove can be positioned in four different ways. The numbering choice for this variable is arbitrary. The lack of the trait is thus identified as 0, the mesial position (M) of groove as 1, the distal position (D) as 2, the median (Med) as 3 and the double mesiodistal position (MD) as 4.

- The *groove pattern* (T53) observed on the lower permanent molars (form of the groove in relation to the position of the cusps).

  For C.R. Nichol (1990) the sequence of the *groove pattern* is a morphological continuum from a 'X' form (the mesiobuccal and distolingual cusps are in contact), passing by an intermediate '+' expression (the four cusps are in contact at a single point), to a 'Y' expression (the mesiolingual and distobuccal cusps are in contact). Using these expressions, Y = 0, + = 1 and X = 2.

6.1.2 Total observation counts

In this stage, the number of observations (number of data entries) is estimated for each region studied.

The different regions total nearly 255,000 entries for more than 2,000 individuals. Details for each are provided in figures 41-45.

For Bohemia, the data set is composed of slightly more than 500 individuals. Observations that could be made on this group number more than 65,000 entries (Table 6), of which the vast majority is on the permanent dentition.

The number of entries for the deciduous dentition is not negligible, and we will see below how these data have been included in the analyses.

permanent dentition	**61,809**
maxillary	33,087
mandible	28,722
deciduous dentition	**4,279**
maxillary	1,900
mandible	2,379
full dentition	**66,088**

Figure 41. Frequency of observation for Bohemia.

Hungary is the region with the smallest sample size, with only around 100 individuals. More than 13,000 observations were made (Table 7), again primarily on the permanent dentition.

Only 400 observations could be made on deciduous teeth, which is insufficient for inclusion in the analyses.

permanent dentition	**13,002**
maxillary	7,564
mandible	5,438
deciduous dentition	**400**
maxillary	184
mandible	216
full dentition	**13,402**

Figure 42. Frequency of observation for Hungary.

The sample for Southern France is the largest, with more than 700 individuals. Observations number around 100,000 entries (Table 8), most made on the permanent dentition.

Observations for the deciduous dentition are sufficient to be included in the analyses, as will be seen below.

permanent dentition	**87,886**
maxillary	49,917
mandible	37,969
deciduous dentition	**9,436**
maxillary	5,281
mandible	4,155
full dentition	**97,322**

Figure 43. Frequency of observation for Southern France.

For Northern Spain, nearly 180 individuals were studied and nearly 20,000 observations recorded (Table 9) again mostly on the permanent dentition.

Only 741 observations could be made on deciduous dentition, insufficient for inclusion in the analyses.

permanent dentition	**19,201**
maxillary	10,243
mandible	8,967
deciduous dentition	**741**
maxillary	371
mandible	370
full dentition	**19,951**

Figure 44. Frequency of observation for Northern Spain.

For Switzerland, around 520 individuals were studied, with more than 58,000 observations recorded (Table 10).

The distribution by dentition is identical to that of the other regions but, proportionally, data for the deciduous dentition are clearly higher here. They will be discussed to explain how they are included in the analyses.

permanent dentition	**48,894**
maxillary	25,074
mandible	23,820
deciduous dentition	**9,205**
maxillary	4,262
mandible	4,943
full dentition	**58,099**

Figure 45. Frequency of observation for Switzerland.

6.1.3 Verification of data transcription

A verification of possible transcription errors during transfer of manual observation to the database was done using the minimums and maximums calculated during the phase of descriptive statistics (Tables 6-10).

Different kinds of errors could thus be identified:

- Typing errors
  These errors are fairly easily detectable and can be corrected without problems since the gradations become incoherent. These are typically a doubling of the entry (e.g., 22 instead of 2).
- Aberrant gradation
  This type of error generally concerns traits for which the minimum expression is other than zero. For example, the root number where the minimum stage corresponds to 1 may have been recorded as 0. This kind of variable has been rigorously verified.
- Offset data entry
  When entering data into the database from the data forms, it sometimes happens that a cell is missed and the data are entered into the next sequential cells. These errors are very easy to identify and correct since most of the entries for a form will be aberrant.

After several phases of verification and correction, 200 forms were randomly selected by region for final verification. These showed a complete absence of errors.

6.1.4 Relevance of observed variables

The descriptive statistics calculated for each region also provide an overview of the expression of the different dental traits (Tables 6-10).

		N trait	out	%out	in
permanent	maxillary	186	0		186
	mandible	148	0		148
deciduous	maxillary	106	36	20%	70
	mandible	80	16	33%	64
	full dentition	520			468

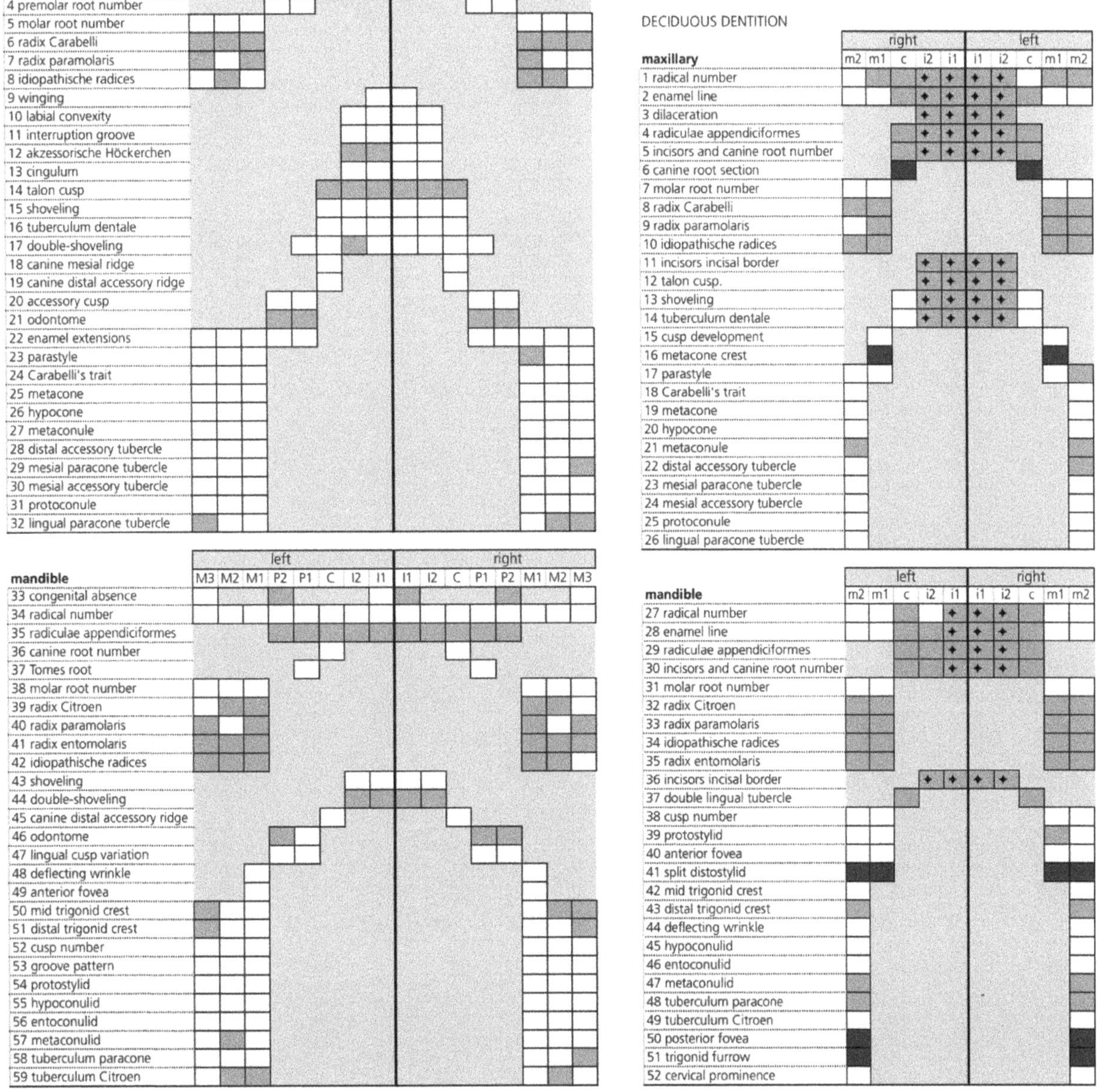

Figure 46. Bohemia – Synthetic representation reflecting the states of data. Dark gray: traits excluded during the test of concordance of modes of observations of non-metric traits. Light gray only: variables with constant expression. Light gray with an asterisk: traits with insufficient or no observations.

For each area studied, a table is presented to show the adequacy between the expressions of the variables and their utility in subsequent analyses (Figures 46-50).

Each table is a reproduction of the manual data recording forms for the two dentitions, coded in gray-scale to directly see the information concerning the state of their expression.

First, traits excluded (in dark gray) are those which were eliminated during the test of concordance for variable observation.

Next, traits with a constant expression, those which were not observed or for which sample size was too low to be included even in the descriptive statistics phase, are indicated by light gray. An asterisk has been added to some of these variables to mark those which were eliminated from the study. These are above all variables that were never observed or with low sample sizes. For traits with a constant expression, in contrast, even if they are not useful for regional analyses, they may be so in the synthesis of all of the regions, which is why they are not eliminated here.

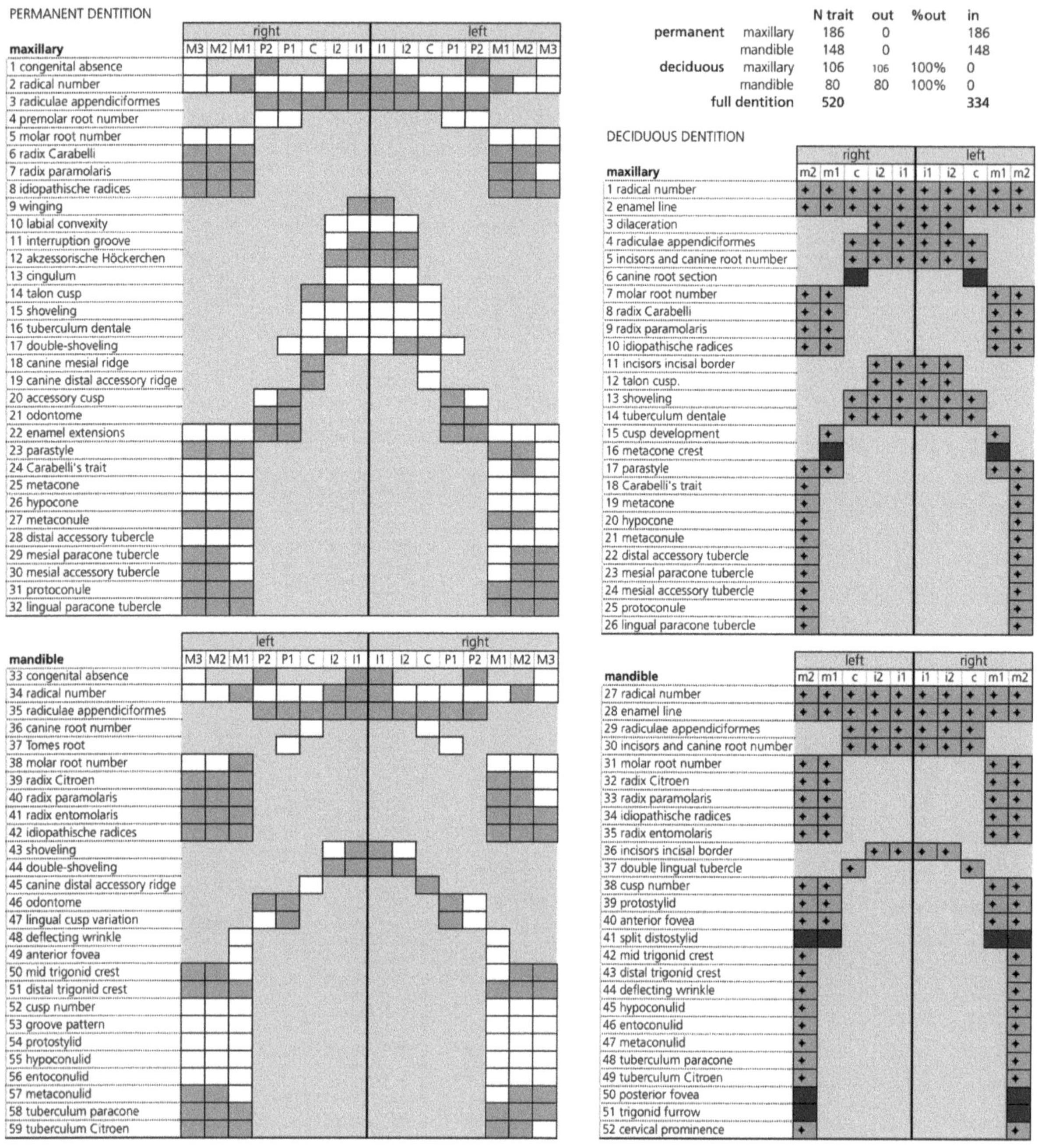

Figure 47. Hungary – Synthetic representation reflecting the states of data. Dark gray: traits excluded during the test of concordance of modes of observations of non-metric traits. Light gray only: variables with constant expression. Light gray with an asterisk: traits with insufficient or no observations.

Finally, we have added a summary table in the upper left corner representing, by dentition and arcade, the original number of traits, the number of variables eliminated, the frequency of this value and the number of traits remaining.

A comment should be made regarding the *entoconulid* (T56), which is the sixth cusp observed on the lower molars. This variable is recorded only if the fifth cusp (*hypoconulid* – T55) and the sixth cusp are present because if only one of them is visible, it is impossible to determine which one. We rely then on the respective sizes of the two cusps.

The different sample sizes are low for this variable, but it was decided not to eliminate it here. We will consider how to keep the information that it could provide during the analyses, notably by a possible fusion of observations between T55 and T56.

6.1.4.1 Status of the variables observed for Bohemia

For this region, descriptive statistics are found in table 6. The table below indicates that around 35% (182) of the variables are either of constant expression or have low sample sizes (Figure 46).

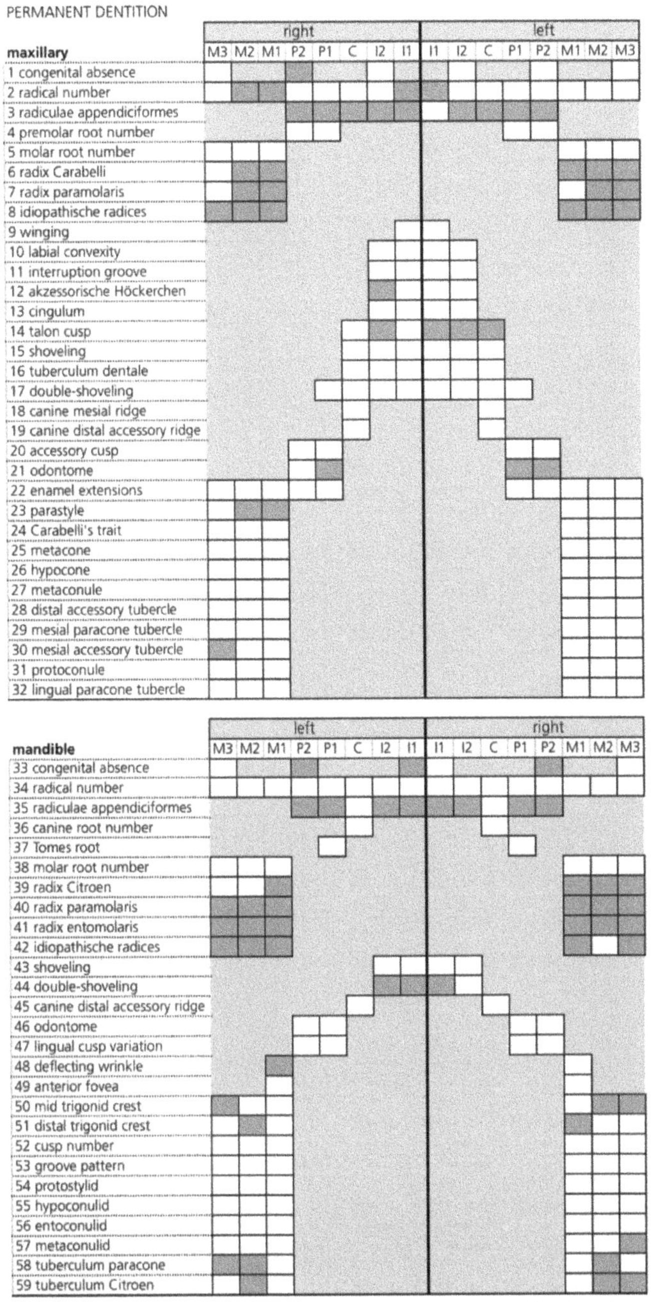

		N trait	out	%out	in
permanent	maxillary	186	0		186
	mandible	148	0		148
deciduous	maxillary	106	0		106
	mandible	80	0		80
	full dentition	520			520

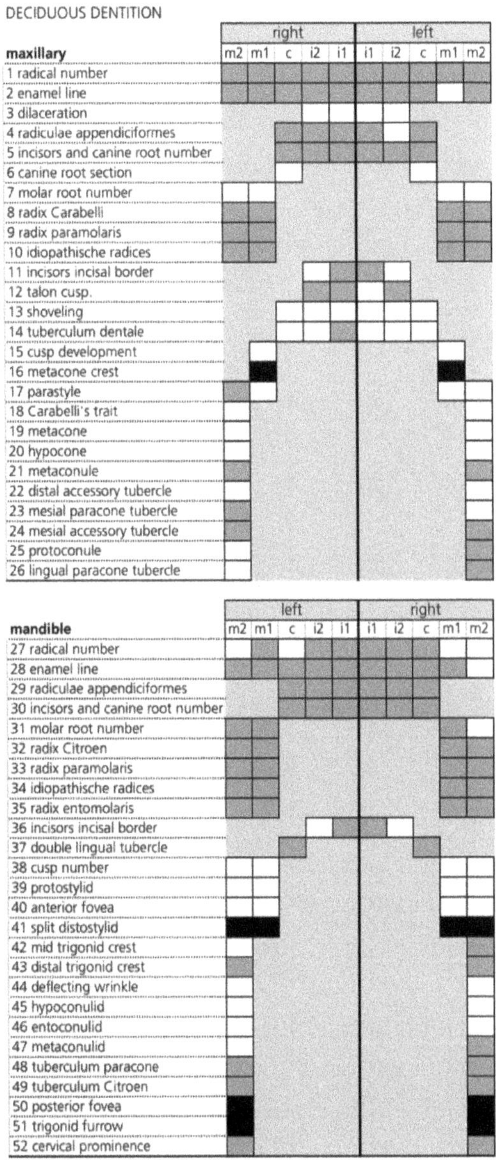

Figure 48. Southern France – Synthetic representation reflecting the states of data. Dark gray: traits excluded during the test of concordance of modes of observations of non-metric traits. Light gray only: variables with constant expression. Light gray with an asterisk: traits with insufficient or no observations.

For the permanent dentition, this value is around 27% (92). Traits observed on the lower dentition are in general less variable with 34% (49); traits recorded on the maxilla are around 23% (43).

The deciduous dentition has a higher value of 48% (91). Like the permanent dentition, the lower teeth have a more stable morphology with 63% (51° constant traits; the upper teeth are around 36% (40). The traits showing the least variability are, in general, those observed on the roots.

Only the variables that cannot be exploited in the analyses have been eliminated. These are traits observed on the deciduous dentition, 36 for the maxilla and 16 for the mandible.

6.1.4.2 Status of the variables observed for Hungary

For Hungary, descriptive statistics are found in table 7. The table below indicates that a large majority of variables, around 68% (356) are either of constant expression or have low sample sizes (Figure 47).

For the permanent dentition, this value is around 52% (171). In contrast, none of the traits recorded on the deciduous dentition have sufficient sample size (< 5)

		N trait	out	%out	in
permanent	maxillary	186	0		186
	mandible	148	0		148
deciduous	maxillary	106	106	100%	0
	mandible	80	80	100%	0
full dentition		520			334

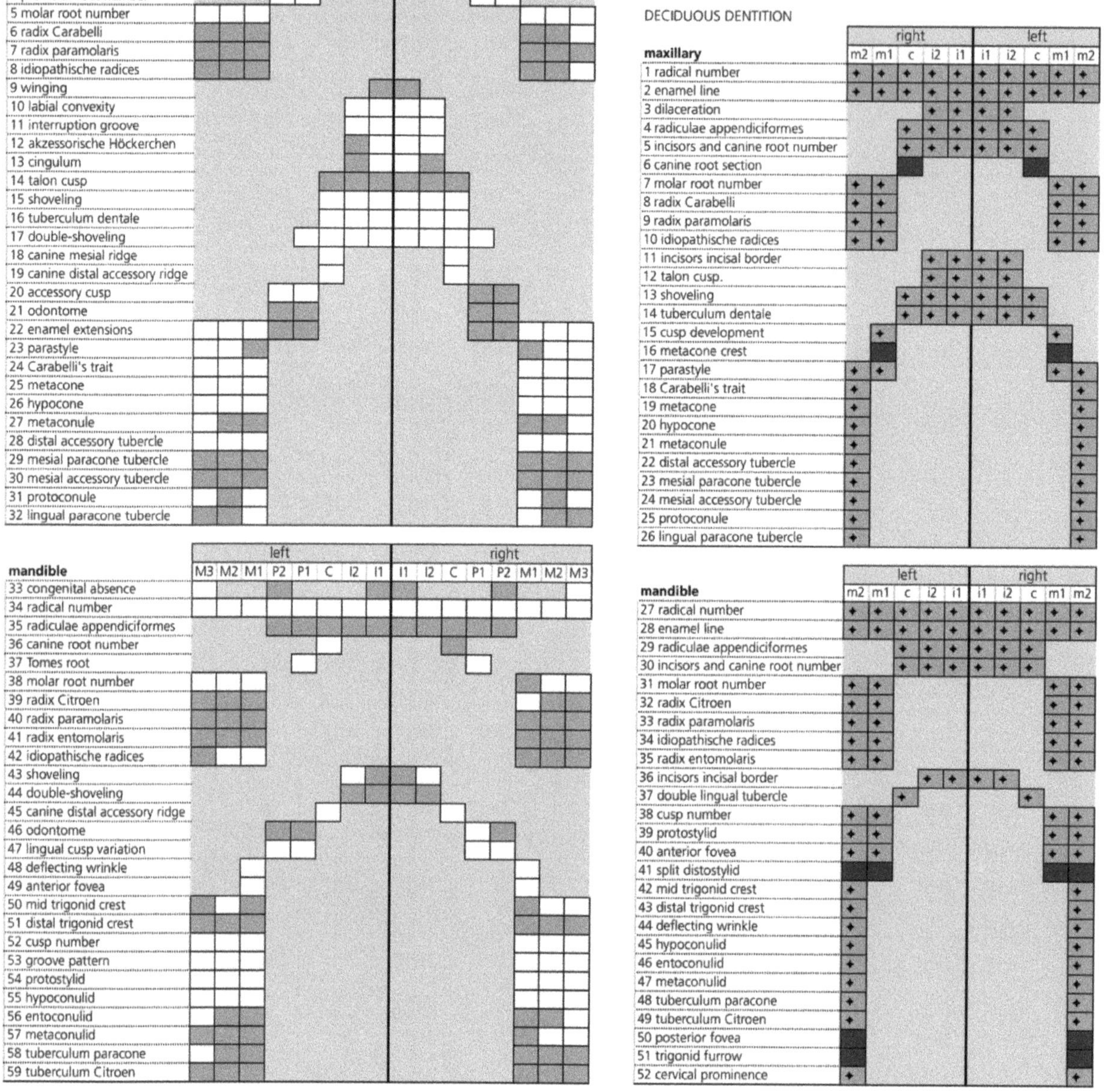

Figure 49. Northern Spain – Synthetic representation reflecting the states of data. Dark gray: traits excluded during the test of concordance of modes of observations of non-metric traits. Light gray only: variables with constant expression. Light gray with an asterisk: traits with insufficient or no observations.

to be included in the study. Traits showing the least variability are distributed throughout the dentition, although most are observed on the roots. Only the variables that cannot be exploited in the analyses have been eliminated. Here these are the traits observed on the deciduous dentition.

6.1.4.3 Status of the variables observed for Southern France

For this region, descriptive statistics are found in table 8. The table below indicates that around 37% (189) variables are either of constant expression or have low sample sizes (Figure 48). Values are comparable to those observed for Bohemia.

For the permanent dentition, this value is around 26% (87). Traits observed on the lower dentition are generally less variable with 33% (47); maxillary traits are at 22% (40).

The deciduous dentition has a higher value of 62% (115). The lower teeth show a more stable morphology with 73% (59) constant traits, the upper teeth are around 53% (56). Traits with the least variability are observed on the roots.

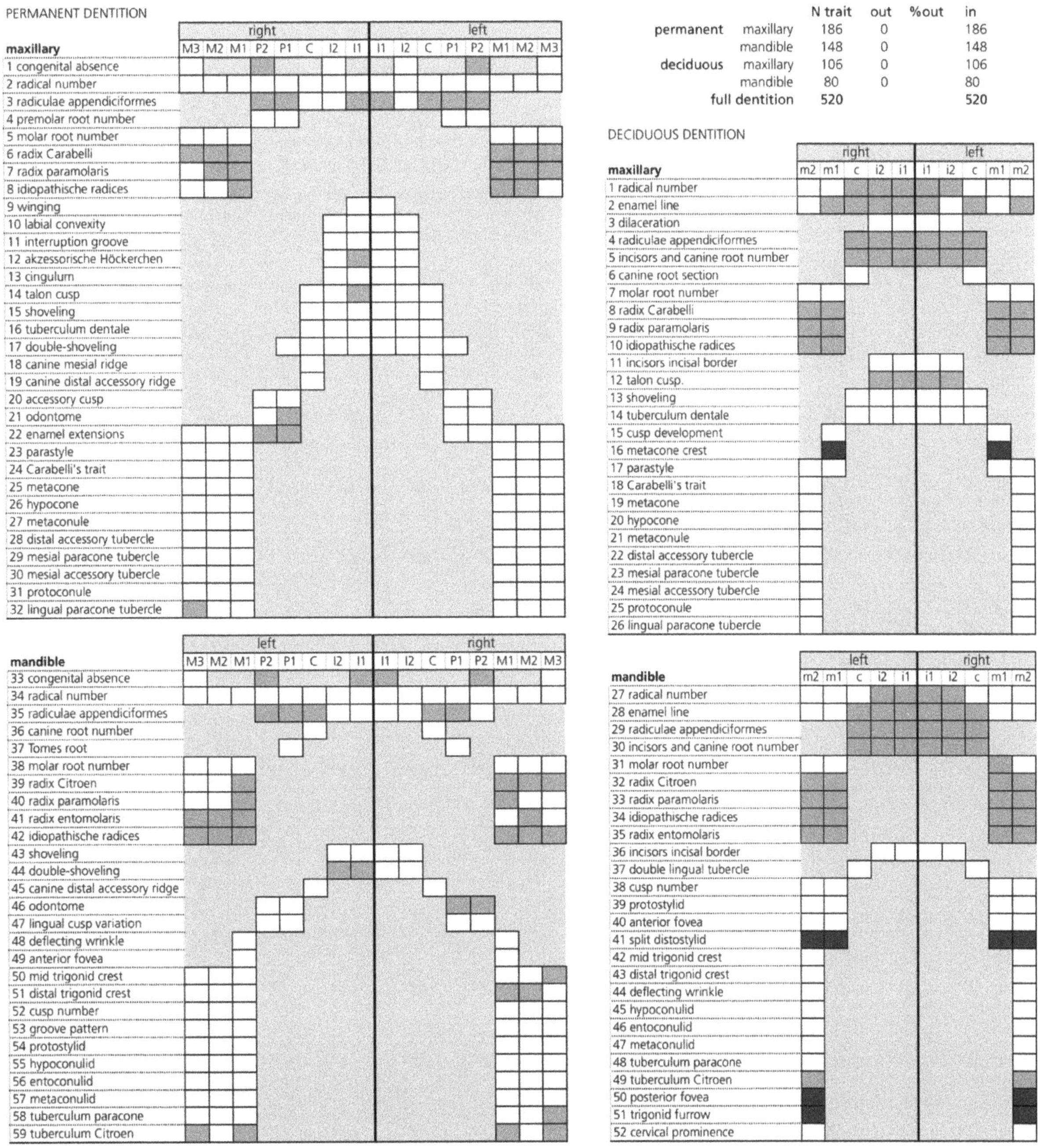

Figure 50. Switzerland – Synthetic representation reflecting the states of data. Dark gray: traits excluded during the test of concordance of modes of observations of non-metric traits. Light gray only: variables with constant expression. Light gray with an asterisk: traits with insufficient or no observations.

All of the variables have been retained, the deciduous dentition having sufficient sample sizes which, depending on the traits, can be exploited by the analyses.

6.1.4.4 Status of the variables observed for Northern Spain

For this region, descriptive statistics are found in table 9. The table below indicates that most of the variables, around 65% (337), are either of constant expression or have low sample sizes (Figure 49). For the permanent dentition, this value rises to around 45% (151). In contrast, none of the traits recorded on the deciduous teeth have sufficient sample size to be included in the study. Traits showing the least variability are distributed throughout the dentition, although most are observed on the roots.

Variables that cannot be exploited in the analyses have been eliminated. These are the traits observed on the deciduous dentition.

6.1.4.5 Status of the variables observed for Switzerland

Switzerland is the region that shows the greatest variability of expression for dental traits. Descriptive statistics are presented in table 10. The table below indicates that only 28% (148) variables are of constant expression or have low sample sizes (Figure 50). For the permanent dentition, this value is around 20% (67). Traits observed on the lower dentition are generally less variable with 26% (67); maxillary traits are 16% (29). The deciduous dentition has a higher value of 44% (81). Like the permanent dentition, the lower teeth show a more stable morphology with 51% (41) constant traits, while the upper teeth are around 38% (40). Traits with the least variability are in general observed on the roots.

All of the variables have been retained, the deciduous dentition having sufficient samples sizes to be included in the analyses.

6.1.4.6 Status of the variables observed: summary

Depending on the region studied, the status of the variables can be relatively different. The composition of the samples is a major factor. We are interested not only by traits that cannot be used in the series of analyses, but also those with a constant expression.

- Exclusion of non-exploitable traits

Variables that did not contribute useful information during the preliminary treatment of the data, due to limited sample size or because they were never observed, have been excluded from the study. Traits with constant expression have not been excluded here. As a result, variables were excluded for only two regions (Bohemia and Hungary); these variables, of insufficient sample size, were observed only on the deciduous dentition.

We have also ignored the data for the *entoconulid* (T56) for the reasons discussed above. We will address this kind of variable later.

- Traits with constant expression

The schematic representations (Figures 46-50) reveal similar patterns for the different samples observed. Variables with constant expression are of two types.

Those that are unilaterally invariant (only one of the two antimeres is of constant expression) can still be included in the analyses. Those that are bilaterally invariant (both antimeres are of constant expression) are pertinent only, but not necessarily, in analyses including all of the regions. The second kind of variable has not been excluded here, even if preliminary treatment of the data is not necessary. The different tests simply do not take them into consideration.

The permanent dentition

Depending on the samples, variables with constant expression differ, however the same patterns can be seen, with:

- a large majority of traits with invariant expression belonging to the FU_DTS system (Freiburg University – dental traits system). This system proposes variables rarely expressed, and obviously this situation is clearly seen here.

- some of the constant variables have been observed on the roots. This is not surprising since this part of the tooth is that which shows the least variability.

- the lower teeth and more specifically the anterior teeth (incisors and canines) are the least variable.

The deciduous dentition

In general, the deciduous teeth show very little morphological variability. As a result, most traits with constant expression are located on this dentition. It is, however, possible to observe the same patterns observed on the permanent dentition, with:

- an increased percentage of traits belonging to the FU_DTS system

- a large number of variables observed on the roots

- the lower teeth clearly less variable than the upper teeth, even more so for the deciduous dentition, since the incisors and canines are highly constant.

6.2 Asymmetry of the antimeres

This stage of preliminary data treatment is the most important and most useful since it aims above all to obtain unilateral variables while best reflecting the genetic contribution in the expression of different traits. Moreover, it enables the exclusion of redundant data by reducing the missing data.

While it is true that at first view the contralateral teeth appear identical, observed more closely the morphological variations sometimes show an asymmetry that is shown either by a difference in the degree of expression or by the presence or absence of a trait (Biggerstaff 1979). The different bilateral structures of the human body have the same original genetic instructions. The asymmetry that can occur is due to interferences taking place during development (Bailit et al. 1970). C.H. Waddington (1957) introduced the concept of canalization of development (buffering). This is the tendency of an individual to ptoect itself against environmental stress. So, according to intensity, environmental influences and the capacity for canalization of development can lead to deviation of a phenotype from its genotype to varying degrees (Townsend & Martin 1992). This concept enable explanation, in part, of asymmetry in the antimeres (Naugler & Ludman 1996).

L. Van Valen (1962) identified three primary types of asymmetry that could be present on bilateral structures (Figure 51). That which describes non-metric dentral traits is fluctuating asymmetry, more commonly known as random asymmetry. Like all bilateral structures, teeth have been the subject of hundreds of studies trying to determine the causes and intensity of the asymmetry. Despite an abundant literature, research has principally focused on metric dental data (Potter & Nance 1976, Kolakowski & Bailit 1981, Guagliardo 1982, Smith et al. 1982, Boklage 1987, Kieser & Groeneveld 1988, Harila 2004, among others). We may consider using results from metric data to attempt to explain the asymmetry of morphological traits, but the relationships between the asymmetry of metric and non-metric dental variables have not really been determined. Depending on the study, there is not correlation between the asymmetry of the two kinds of variables (Noss et al. 1983, Saunders & Mayhall 1986), or the correlation is negative (Baume & Crawford 1980). Some studies of non-metric dental traits have all the same attempted to describe and clarify the reasons for the presence of asymmetry for this kind of variable.

Figure 51. The different kinds of asymmetry linked to the developmental interferences identified by L. Van Valen (1962).

directional asymmetry	term used to describe bilateral structures for which one side shows regular development stronger than the other side
antisymmetry	term used to describe structures that are in general asymmetric and which do not demonstrate a preferential side in their asymmetry
fluctuating asymmetry	term used to describe structures that are normally symmetric, but that can show differences without a preferential side

Some authors have addressed the question of whether the asymmetry of antimeres could be hereditary. R.N. Staley and L.R. Green (1974) simultaneously examined 180 twin pairs (monozygotic and dizygotic) and a sample of more than 1000 North Americans. Their results show that asymmetry between contralateral teeth does not appear to be hereditary. Other studies (Greene 1982, Mizoguchi 1989, Staley et al. 1998, among others), made on twins or related individuals, provide further support.

Research has also addressed the question of the influence of individual sex on the presence and intensity of asymmetry. Depending on the study, results can be contradictory. The work of R.N. Staley and L.R. Green (1974), A.J. Perzigian (1976) and J.F. Noss et al. (1983) showed no evidence for sexual dimorphism in the expression of asymmetry of non-metric dental traits. However, Y. Mizoguchi (1988) recorded a higher frequency of asymmetry for women in certain Asian populations, a frequency that is nonetheless not statistically significant.

Most research has shown that dental traits expressed on contralateral teeth general have a high degree of symmetry. The concordance of presence and absence of variables is more than 90%. These results range from 50-80% if all of the forms of expression are considered (Saunders & Mayhall 1982). Nevertheless, some research, in particular that of R.H. Biggerstaff (1973), has demonstrated that levels of symmetry can sometimes be much lower.

The causes and consequence of dental asymmetry have not yet been determined with precision. To resolve this problem linked to the asymmetry of expressions of morphological variation in contralateral teeth, several data recording methods are used. Some preserve the bilateral recording of the different variables, but this procedure is debatable since it increases sample size (Mayhall 1992). A single observation for each trait is necessary to prevent excessive increase in a data set (Nichol 1989). One could thus be content with unilateral recording to avoid this problem, but this reduces the sample size.

Each method has its disadvantages, which is why some authors, like G.R. Scott and C.G. Turner (Scott 1977, Turner & Scott 1977), recommend observing the complete dentition, and then only the highest expression observed on the antimeres is kept. If the expression of a variable on the antimeres is asymmetric, the more developed one is considered to be the best reflection of genetic contribution (Scott & Turner 1997).

With respect to the present study, variables were recorded on the entire dentition. This is why a verification phase was first carried out to evaluate the similarity of the expression of traits on the antimeres using a correlation measurement. Then, modes of treatment of the antimeres were addressed based on the results of similarity degree, variable type and the status of the different samples.

6.2.1 The similarity degree of antimeres

Depending on region, the composition of the samples is very different (isolated teeth, teeth in an arcade, mixed situation).

The data sets for Bohemia and Hungary are represented by individuals for which measurement of the similarity degree of the antimeres could be taken. In contrast, Southern France and Northern Spain are represented, for the most part, by collective tombs and as a result, by a relatively large number of isolated teeth. Calculations are fairly difficult since they are based on a limited number of antimeres. Switzerland shows an intermediate situation.

So, depending on the samples, caution is necessary concerning the interpretations that can be inferred from the results.

The aim is to demonstrate the relationships existing between the expressions of the variables on contralateral teeth. This is done by a nonparametric method of correlation for ordinal and graduated variables, Kendall's tau. The hypotheses are tested at 5% and 1% significance levels. Depending on the significance level used, the expressions of the antimeres are statistically correlated if their value is lower than the threshold.

Calculation of the correlation was done for 259 pairs of variables (518 unilateral variables).

6.2.1.1 Results of correlations between antimeres for Bohemia

The sample composed of individual tombs, and thus of individual subjects, allows this test to be carried out on a large number of variables (Figure 52).

Of the 235 traits at the start (24 having been eliminated during preceding phases), 131 traits (59%) were used in the calculation. Results for this measurement are found in table 11. More specifically, these include 104 (62%) variables for the permanent dentition and 27 (40%) for the deciduous dentition.

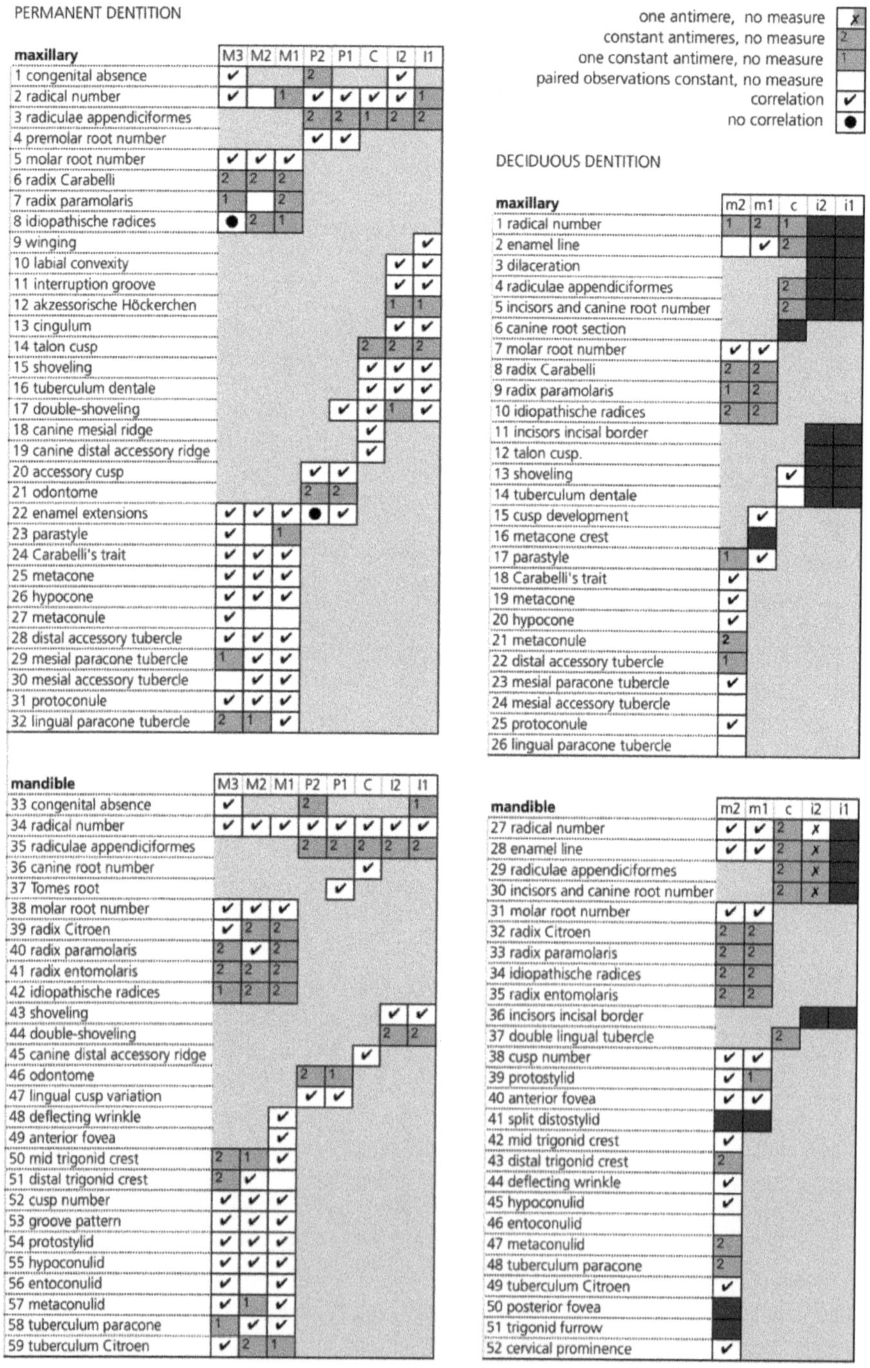

Figure 52. Bohemia – Synthetic representation for results concerning the similarity degree of the asymmetry of the antimeres. Dark gray: variables excluded during preceding phases of preliminary data treatment.

For 129 variables, the expressions of the antimeres are statistically correlated. Only two variables, the *idiopathische radices* observed on the upper third molar (T8) and *enamel extensions* observed on the upper second premolar (T22), present uncorrelated expressions on contralateral teeth.Causes preventing measurement for certain variables (104 traits, including 63 observed on the permanent dentition and 41 on the deciduous dentition) are as follows: four traits observed on the deciduous dentition have only a single antimere at this stage of preliminary treatment, 63 traits have two antimeres with constant expression, 24 for which one of the two antimeres is of constant expression and 13 for which observation pairs are constant.

6.2.1.2 Results of correlations between antimeres for Hungary

The sample consists of individual subjects for the most part, again enabling this test to be carried out on a large number of variables. The general state of

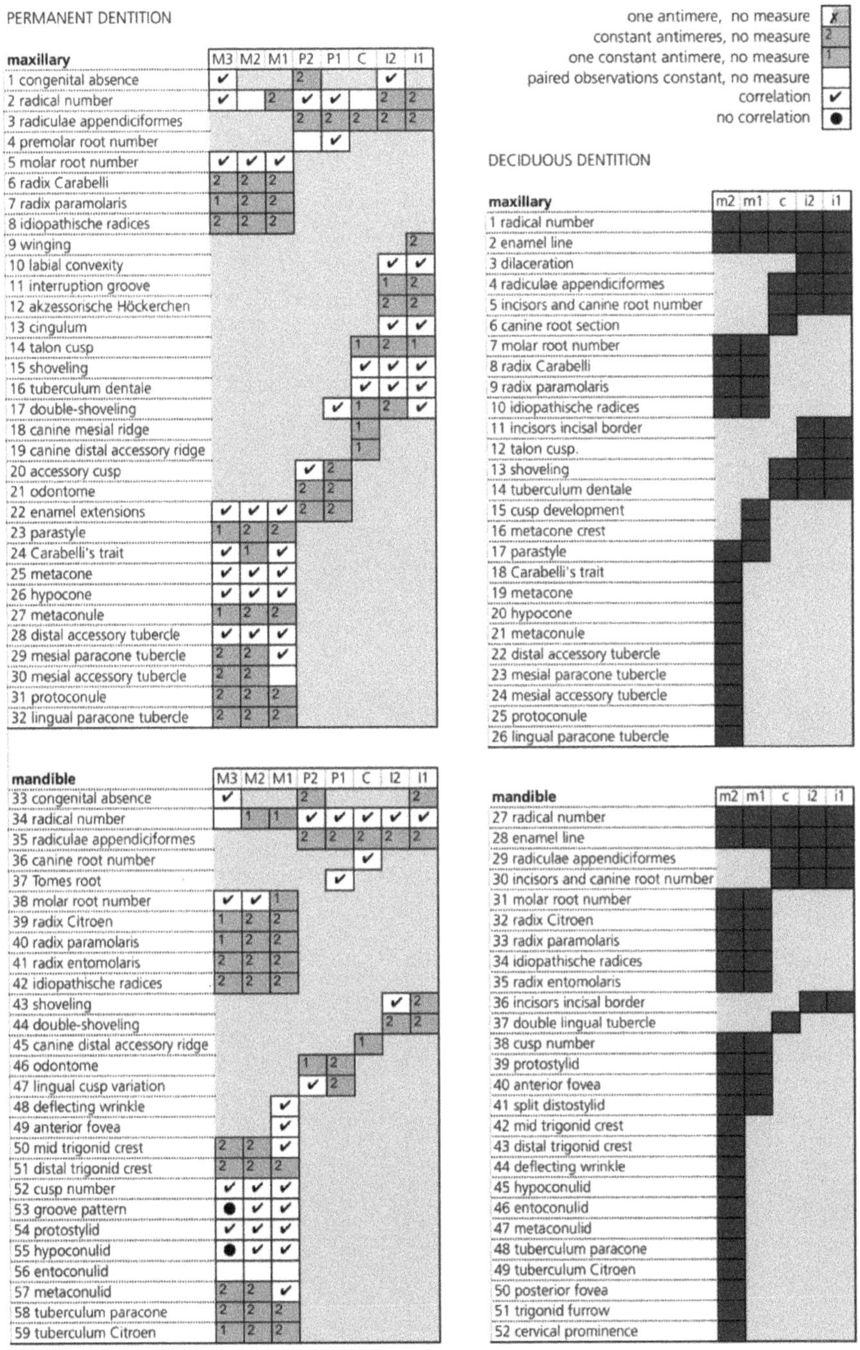

Figure 53. Hungary – Synthetic representation for results concerning the similarity degree of the asymmetry of the antimeres. Dark gray: variables excluded during preceding phases of preliminary data treatment.

the dental material being what it is, data on the antimeres here are based on a limited number of individuals and variables (Figure 53).

Of the 167 traits at the start (all observations made on deciduous dentition eliminated in the preceding phase), only 65 traits (39%) were used in the calculation. Results are shown in table 12.

For 63 traits the expressions of the antimeres are statistically correlated. Two variables present uncorrelated expressions on contralateral teeth – the *groove pattern* (T53) and the *hypoconulid* (T55) – both observed on the lower third molar.

Causes preventing measurement for certain variables (102 traits) are as follows: 75 traits have two antimeres of constant expression, 17 traits for which one of the two antimeres is of constant expression and 10 for which observation pairs are constant.

6.2.1.3 Results of correlations between antimeres for Southern France

This region is represented mainly by isolated teeth, explaining why only 78 traits of the initial 259 (31%) could be used in the calculation (Figure 54).

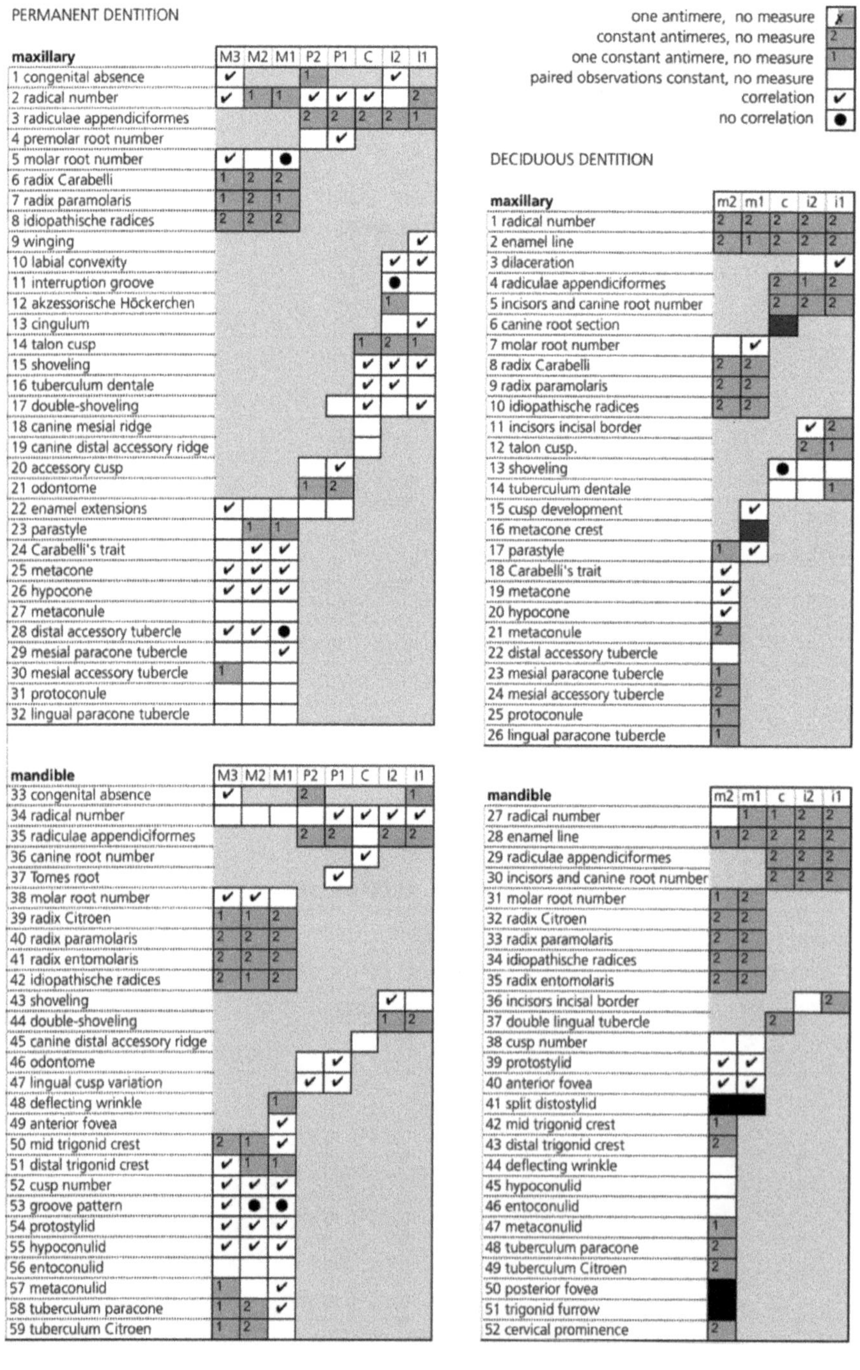

Figure 54. Southern France – Synthetic representation for results concerning the similarity degree of the asymmetry of the antimeres. Dark gray: variables excluded during preceding phases of preliminary data treatment.

Results are shown in table 13. Traits include 65 (40%) for the permanent dentition and 13 (14%) for the deciduous dentition.

For 72 traits, the expressions of the antimeres are statistically correlated. Six traits present uncorrelated expressions on contralateral teeth. For the permanent dentition, these include the *root number* of the upper first molar (T5), *enamel extensions* of the upper second incisor (T11), the *distal accessory tubercle* observed on the upper first molar (T28), the *groove pattern* of the lower first and second molars (T53); for the deciduous dentition, *shoveling* of the upper canine (T14).

Causes preventing measurement for certain variables (181 traits, including 102 on the permanent and 79 on the deciduous dentition) are as follows: 83 traits have two antimeres with constant expression, 39 traits for which one of the two antimeres is of constant expression and 59 for which observation pairs are constant.

6.2.1.4 Results of correlations between antimeres for Northern Spain

The sample in this region is again composed of isolated teeth, so only 55 traits of the initial 167

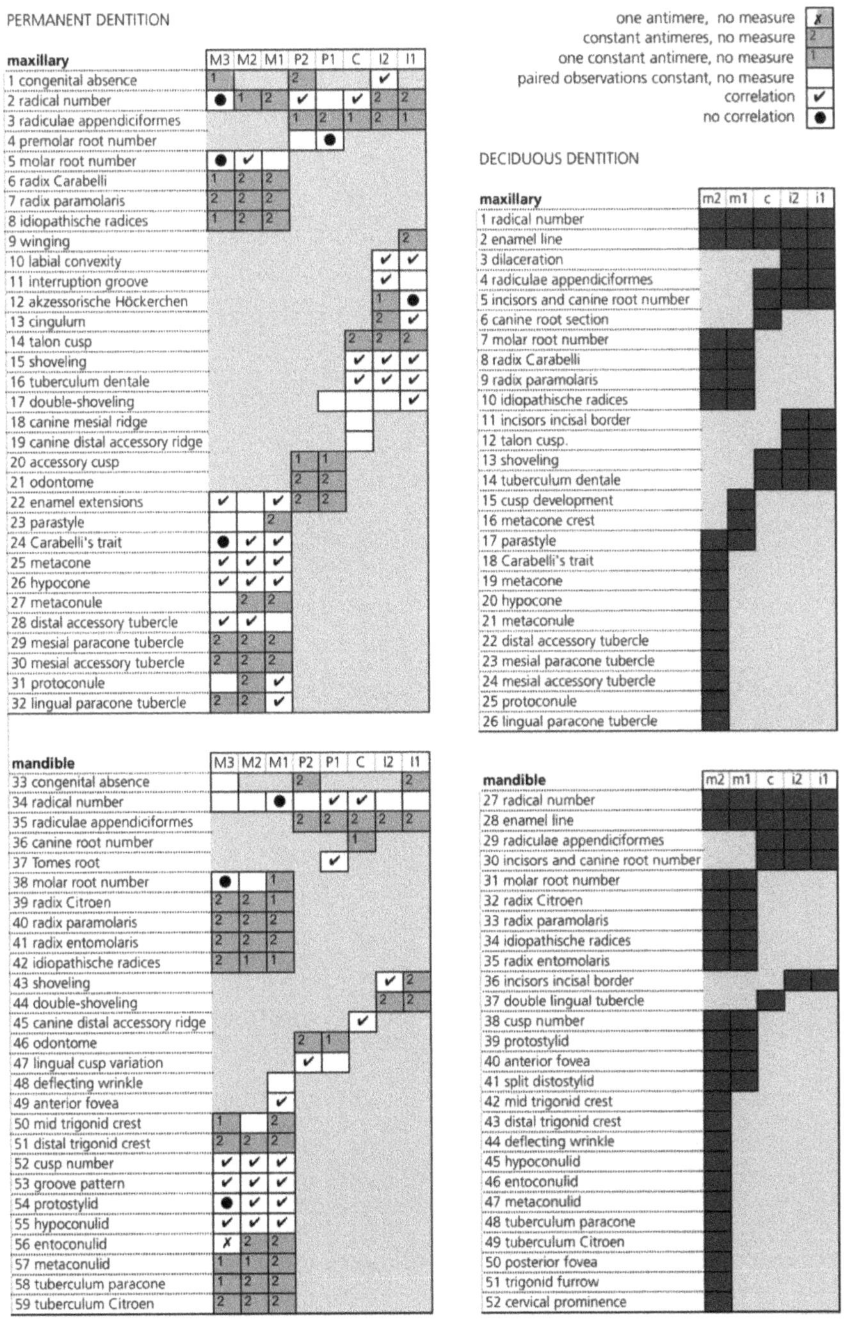

Figure 55. Northern Spain – Synthetic representation for results concerning the similarity degree of the asymmetry of the antimeres. Dark gray: variables excluded during preceding phases of preliminary data treatment.

(33%) could be used in the calculation (Figure 55). Results are shown in table 14. For 47 traits, the expressions of the antimeres are statistically correlated. Eight variables present uncorrelated expressions on contralateral teeth. For the upper dentition, these include the *radical number* of the third molar (T2), the *root number* of the first premolar (T4) and the third molar (T5), the *tubercle distal* of the central incisor (T12) and *Carabelli's trait* for the third molar (T24); for the lower teeth, the *radical number* of the first molar (T34), the *root number* of the third molar (T38) and the *protostylid* of the third molar (T54).

Causes preventing measurement for certain variables (112 traits) are as follows: 66 traits have two antimeres of constant expression, 21 traits for which one of the two antimeres is of constant expression and 25 traits for which observation pairs are constant.

6.2.1.5 Results of correlations between antimeres for Switzerland

Samples from Switzerland include both isolated teeth and individual subjects. Of the 259 original traits, 148 (57%) have been included in the

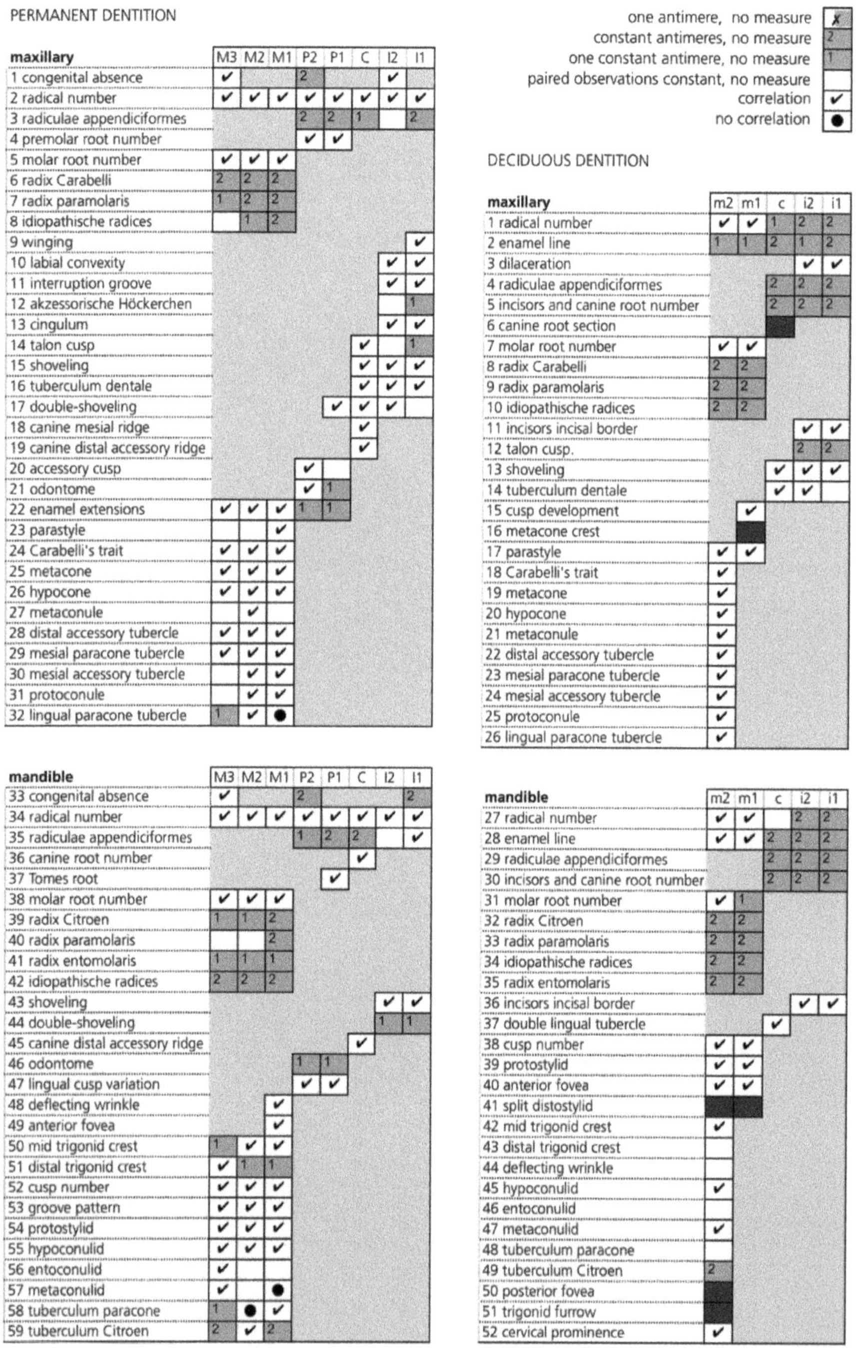

Figure 56. Switzerland – Synthetic representation for results concerning the similarity degree of the asymmetry of the antimeres. Dark gray: variables excluded during preceding phases of preliminary data treatment.

calculation (Figure 56). Results are shown in table 15. These include 105 (63%) variables for the permanent dentition and 43 (47%) for the deciduous dentition. For 145 variables, the expressions of the antimeres are statistically correlated. Three variables present uncorrelated expressions on contralateral teeth: the *lingual paracone tubercle* on the upper first molar (T32), the *metaconulid* on the lower first molar (T57) and the *tuberculum paracone* on the lower second molar (T58).

Causes preventing measurement for certain variables (107 traits, including 62 on the permanent and 49 on the deciduous dentition) are as follows: 59 traits have two antimeres of constant expression, 28 traits for which one of the two antimeres is of constant expression and 24 traits for which observation pairs are constant.

6.2.1.6 Results of correlations between antimeres: summary

The different variables observed in the regions studied were analyzed to measure to similarity degree of their expression on the antimeres. The calculation of similarity in morphological variations and their intensity on contralateral teeth is dependent on the composition of the samples (isolated teeth or individuals) and not on their number. So, data from the western regions (Northern Spain and Southern France) do not provide much information. The samples here are composed mostly of isolated teeth, which obviously cannot be included in the calculation. In contrast, Switzerland with a mixed situation is the region that offers the most indications. So, depending on the territory studied, the number of variables that could be tested ranges between 30 and 60%.

In general, when the measurement was made, results clearly indicate that contralateral teeth show a high degree of symmetry (between 86 and 98% with a mean > 94%) at the significance level of 0.01 (with the exception of a few traits with a threshold of 0.05, being two variables for the Swiss group and three for Northern Spain).

A limited number of variables were shown to be asymmetric in their bilateral expression, summarized as follows:

T2-M3-Northern Spain

T4-P1-Northern Spain

T5-M1-Southern France/M3-Northern Spain

T8-M3-Bohemia

T11-I2-Southern France

T12-I1-Northern Spain

T22-P2-Bohemia

T24-M3-Northern Spain

T28-M1-Southern France

T32-M1-Switzerland

T34-M1-Northern Spain

T38-M3-Northern Spain

T53-M1-M2-Southern France/M3-Hungary

T54-M3-Northern Spain

T55-M3-Hungary

T57-M1-Switzerland

T58-M2-Switzerland

T14-c-Southern France

These traits obviously vary from one sample to another. The presence of these uncorrelated antimeres is clearly due to sample bias. Among these variables (n=21), 14 of them are found in sample composed mainly of isolated teeth (South of France and Northern Spain) for which calculation were made on limited sample sizes on bilateral observations. In addition, this research led to the observation of a non-negligible number of dental traits and we know that they are expressed very largely, even completely, on contralateral teeth. An exception can nonetheless be seen with enamel extensions (T11), a trait observed on the upper incisors. When a groove is present on the antimeres, its position sometimes differs (mesial, distal, median or mesiodistal). Even though the non-correlation is not persistent among the different samples, this trait – originally an alphabetic variables indicating position – leads to other investigations, notably on its fusion by reconsideration of its gradation. We will see this during the next stage.

The current stage is one of statistical verification of the bilateral expression of non-metric dental traits that will be used in subsequent analyses.

For these different reasons, then, we have chosen to consider for all of the variables that the expressions of the antimeres are interdependent.

6.2.2 Treatment of antimeres

We have seen that there are different ways to treat bilateral expression. One method consists of considering the expressions on the contralateral teeth independent, thus keeping the bilateral data separate (tooth count method). This procedure is not justified since the measurement of dependence of the antimeres has shown that the expressions are highly linked and, as a result, produce redundant information in the analyses. A second method focuses on keeping or observing only the expression of a single antimere – left or right (lateral count method). For C.R. Scott and C.G. Turner (1997), this method reduces the sample size, something one tries to avoid in general. A third method is the individual count, which enables reduction of antimeric expressions to a single value. This can be done in three different ways. The first calculates the mean of bilateral observations, the second conserves the lowest expression and the last conserves the highest expression. These three procedures do not create major biases in the analyses when considering the high rate of symmetry in contralateral observations. For C.R. Scott and C.G. Turner, however, "the antimere that shows a lower degree of expression or even trait absence is thought to reflect the action of environmental factors that do not allow the tooth to express its full genetic potential for that trait" (Scott & Turner 1997, p. 103).

The treatment of bilateral observations is a complex phase because, depending on the variable type – numeric or alphabetic – or according to sample structure – isolated teeth or individuals –, it will not be carried out in the same way.

Types of variables

Choices concerning the gradation of some variables are needed for the antimeric treatment. So, graduated but non-ordinal traits, being the variables for which the gradation indicates form or position, are involved in this type of manipulation.

For the permanent teeth, the traits involved are:

• *winging* (T9)

This variable, evaluating the rotation of the upper central incisors, is recorded only if the antimeres are both present. They thus have the same stage and their fusion causes no conflict. Individual count is the procedure used.

• *interruption groove* (T11)

This trait, which defines the presence and position of a groove on the lingual face of the upper incisors, is dichotomous (0-1). We retain only the presence of the groove without specification of its position (mesial, distal, median or mesiodistal). This variable can then be fused by the individual count method.

• *groove pattern* (T53)

This trait describes the form of the groove on the occlusal surface of the lower molars based on contact zones between the cusps. Some authors, such as K. Alt (1997) and S. Eades (2003), replace the asymmetric antimeric expression by the rare expressions in the population. Here, we have chosen the lateral count method for the antimeric treatment of this variable.

We also reconsider the gradation issue of the *entoconulid* or the 6th cusp:

• *entoconulid* (T56)

Data for this trait will be fused with those of the *hypoconulid* (T55). Recording of the *hypoconulid* consists in defining the size of the fifth cusp. The *entoconulid* is observed only when six cusps are present. It involves estimation of the respective size of cusps 5 and 6. When the sixth cusp is present, the *hypoconulid* is not recorded to avoid introducing redundant information. The fusion of these two traits leads to no methodological bias and becomes variables T55-56 for which the new gradations are as

0. Absence of the 5th cusp.

1. Cusp 5 very small.

2. Cusp 5 small.

3. Cusp 5 medium.

4. Cusp 5 well developed.

5. Cusp 5 equal in size to cusps 1-4.

6. Six cusps are present, cusp 6 smaller than cusp 5.

7. Six cusps are present, cusps 5 and 6 are of equal size.

8. Six cusps cusp 6 larger than cusp 5.

The individual count method is used for this variable.

For the deciduous teeth, the traits involved are:

• *dilaceration* (T3)

This variable describes the curve of the root of the incisors. The lateral count method is used.

• *incisal border of the incisors* (T11 and T36)

This trait describes the form of the incisal surface of all incisors. The lateral count method is again used.

Changes in the gradation or a general decision regarding their antimeric treatment have been made in only these six traits (independent of the composition of the populations studied for the variables that are subject to the lateral count method).

Sample structure

The antimeric treatment also differs depending of the composition of the samples. The regions studied present diverse situations, often mixed.

Type of observation	Methodology
Bilateral observation with symmetric expression	A single expression is observed and thus retained
Bilateral observation with asymmetric expression	Two different expressions are present, of which the strongest is retained
Unilateral observation	A single expression is observed and thus retained

Figure 57. The procedure followed for the fusion of antimeric data using the individual count method developed by C.G. Turner and C.R. Scott (1977).

When the samples have a majority of teeth in place (or individual subjects), traits are fused using the individual count method developed by C.G. Turner and C.R. Scott (1977) (Figure 57). When the observations are bilateral, the strongest expression is retained. Isolated teeth in samples subject to this treatment are thus excluded.

When samples are composed mainly of isolated teeth, the antimeric variables are not fused. The lateral count method (random selection of observations on the left side) has been used, with fusing the bilateral expressions present[47]. This method was selected because the sample requires manual work, entry-by-entry and variable after variable, for thousands of records. Such fastidious data management would probably yield little supplementary relevant information. The next section briefly describes the procedure adopted for each region, or even each site.

6.2.2.1 Treatment of antimeres for Bohemia

Bohemia has the highest number of sites (n=64). Samples are generally individual burials, facilitating the treatment of bilateral data since each subject is identified and samples do not contain isolated teeth. The treatment of the antimeres was carried out on permanent and deciduous teeth.

The fusion of antimeric expressions was done using the individual count method for each variable, except for a few traits requiring the lateral count method (T53 for the permanent dentition; T3, T11 and T36 for the deciduous).

6.2.2.2 Treatment of antimeres for Hungary

Hungary is represented by 15 sites. Burials, composed of inhumations and cremations, are individual. The treatment of bilateral data was done on subjects identified without isolated teeth. The procedure was applied only to the permanent dentition.

The fusion of antimeric expressions was done using the individual count method for each variable, except for variable T53 for which the lateral count method was used.

6.2.2.3 Treatment of antimeres for Southern France

Southern France has five collective burials of which certain had several occupation phases. These samples are, in vast majority, composed of isolated teeth, apart from the Boileau hypogeum in which individuals were identified. This mixed situation required us to work according to the composition of the sites. The treatment of the antimeres was carried out for permanent and deciduous teeth.

For the Boileau hypogeum (F-3), fusion of the antimeric expressions was done by the individual count method for each variable, except for a few traits for which the lateral count method was used (T53 for the permanent dentition; T3, T11 and T36 for the deciduous).

The other burials – the Villedubert dolmen (F-1), the Peyraoutes dolmen (F-2), the Crottes hypogeum (F-4) and the Cudieres dolmen (F-5) – were treated with the lateral count method.

6.2.2.4 Treatment of antimeres for Northern Spain

Northern Spain is represented by 14 sites which have a composite situation with individual and collective burials. We have selected the treatment depending on the dominant composition of each site. The procedure was carried out only on the permanent dentition.

For the samples below, the fusion of antimeric expression was done by the individual count method for each variable, except for variable T53 for which the lateral count method was used. Unattributed teeth were excluded.

- Carrelasvegas (ES-1)
- Cerro de la Cabeza (ES-2)
- Cueva Rubia (ES-4)
- Cueva Tino (ES-5)
- El Tomillar (ES-6)
- Fuente Olmedo (ES-7)
- La Sima (ES-8)
- Los Cercados (ES-11)
- Los Zumacalles (ES-12)
- the caves from Valle de las Higueras (ES-13)
- Villimar (ES-14)

The following samples were treated using the lateral count method.

- Cueva del Destete (ES-3)
- La Vellila (ES-9)
- Las Arnillas (ES-10)
- the tumulus from Valle de Las Higueras (ES-13)

6.2.2.5 Treatment of antimeres for Switzerland

Switzerland, depending on the cultural period, has a mixed situation. As for the two preceding regions, the samples have been treated based on the dominant composition of the samples. Treatment of the antimeric expressions was done on permanent and deciduous teeth.

[47] We refer to asymmetric bilateral observations that can provide complementary indications. Symmetric antimeric data in this case do not provide any supplementary information.

For the samples below, fusion of the antimeric expressions was carried out using the individual count method for each variable, except for a few traits for which the lateral count method was used (T53 for the permanent dentition; T3, T11 and T36 for the deciduous). Unattributed teeth were excluded.

- Barmaz I (CH-1)
- Barmaz II (CH-2)
- Chamblandes (CH-3)
- Chemin des Collines (CH-5)
- Corseaux (CH-6)
- Petit-Chasseur (CH-7): Bell Beaker occupation from dolmen MVI and dolmen MXI
- Avenue Ritz (CH-8)

The following samples, composed mainly of isolated teeth, were treated using the lateral count method.

- Petit-Chasseur (CH-7): dolmen MXII, Final neolithic occupation from dolmen MVI and the incinération pit from dolmen MVI
- Aesch (CH-4)

6.2.2.6 Treatment of antimeres: summary

The treatment of bilateral data is done primarily to avoid introducing redundant information into the analyses. Measurement of the dependence between antimeres has been shown to be positive for the vast majority of traits observed. Two methods were used:

- The individual count method: fusion of bilateral data using the method developed by Turner and Scott (1977).
- The lateral count method: arbitrary choice of the expression of a single antimere (here, the left side).

We have not selected a treatment by region studied. For Bohemia and Hungary, both composed of identified individuals, the individual count method was used. Samples from regions with composite situations – Southern France, Northern Spain and Switzerland – were treated case by case. The sites, mainly containing isolated teeth, were treated using the lateral count method. The individual count method was used for samples composed mainly of burials, enabling identification of individual subjects.

District	Key tooth - maxillary	Key tooth - mandibular
Permanent incisor	I1	I2
Permanent canine	C	C
Permanent premolar	P1 for traits on the roots P2 for traits on the crowns	P1 for traits on the crowns P2 for traits on the roots
Permanent molar	M1	M1
Deciduous incisor	i1	i2
Deciduous canine	c	c
Deciduous molar	m1, m2	m1, m2

Figure 58. The key teeth providing, according to C.R. Scott and C.G. Turner (1997) the best information in studies between populations.

The isolated teeth in these samples were excluded in order to falsely increasing the data set. The fusion of the antimeres improves the samples for the populations. As a result, we have chosen to work in this way for the mixed regions so that sites that could be optimized using the individual count method were not penalized.

6.3 Correlations between traits

This stage of preliminary treatment consists in the evaluation of the relationships between the different variables.

The initial hypothesis is to consider the expressions of dental traits independent; however, this does not apply to a trait expressed within a single morphological class. We therefore briefly discuss these two elements here.

The effect of the morphogenetic field

In the chapter about the biological aspects of the dentition (c.f. chapter 4.2.1.3), it was shown that they present gradients in which each tooth resembles its neighbor. This morphological continuum, from the incisor to the molar, is also found within the different dental classes. And it is this latter point that matters here.

The term expression gradient is employed to understand the behavior of a variable within a dental class. When a trait is present on a member of a district, it is highly probable that it will be observed across the group. Researchers have explained this phenomenon in terms of *morphogenetic fields* (Butler 1939) and *clones* (Osborn 1978). The intensity of morphogenetic influence is best on a particular tooth in each class, and this tooth is the most stable in shape and size. Within a district, teeth in mesial position will have a higher concentration in substance and will be subject to greater genetic control. In contrast, teeth in distal position will show the highest mesological components. Taking, for example, the expression of the *hypocone* on the upper molars (T26 – fourth cusp), it is quite likely that this trait will be observed on all three teeth. The size of the *hypocone* on the second molar, based on the expectations of the model of gradient expression, should be intermediate between the first and third molars. The interdependence of a trait within a dental class is nearly certain, although it is not always perfect.

Some researchers, like C.R. Scott and C.G. Turner (1997), consider that the exploitable data from a dental class are different depending on the kind of study planned. To describe populations, it is possible to consider all of the frequencies of the different members of a dental district.

However, in studies involving distances between populations, it is preferable to retain only a single member per dental class, called the key tooth (Figure 58).

There are no pre-established rules for data that can be used within a district.

Some studies measure the degree of dependence of intradistrict variables (Eades 1997, 2003, Desideri 2001, 2010), while others do not (Irish 1998, Coppa et al. 1998). Some authors use all of the variables (Coppa et al. 1998, Parras 2004), others combine data coming from the different members of the dental classes (Eades 2003), or use only the key tooth (Turner 1967, Irish 1998, Desideri 2001, 2010).

Independence of the variables

Interdependence is considered at the level of the different variables (Scott 1975). Research is based essentially on the work of C.R. Scott (1975, 1978, 1979) who tested a great number of non-metric dental traits. Studies occasionally report associations between variables[52], which are later shown to not be consistent in different populations. According to Turner, "one (correlation) that persists at a low positive level is *Carabelli* and *protostylid*, as well as the long known correlation between congenitally missing teeth and third molar size reduction or absence. Our many years of global comparisons lead us to believe that most of our key traits are truly independent variables, or as much so as features can ever be developing within a single organ" (C.G. Turner, pers. comm.).

This part of the preliminary data treatment serves principally to estimate certain kinds of relationships between the variables in the aim of selecting the variables to be included in the analyses. This is done in three steps:

- Intradistrict correlations

This involves verifying whether the intradistrict expression of dental variables follows the model of gradient expression with respect to the data to be included in the analyses. Our intuition, after having observed thousands of teeth, is that a very large majority of variables react in line with this model. Depending on the population, measurements are based on limited sample sizes, requiting particular caution with respect to interpretation of the results.

- Interdistrict correlations

This is an extension of the preceding point. Some traits are expressed beyond a dental class and the aim is to evaluate the relationships of a trait between members of the different districts. Depending on the decisions taken for the intradistrict correlations and the results of this measurement, with the necessary reservations based on the regions studied, it can perhaps be possible to select a key tooth for all of the dental classes.

- Intratrait correlation: *Carabelli's trait* (T24) – *protostylid* (T54)

Here we measure only the dependence or not of two variables expressed on the permanent molars: *Carabelli's trait* (T24) on the upper molars and the *protostylid* (T54) on the lower molars since, according to C.G. Turner (c.f. above), this association is the most often encountered in the different studies independent of the populations analyzed.

We have deliberately chosen not to treat all of the variables for two very simple reasons. First, several studies (Eades 1997, Desideri 2001, among others) have illustrated the difficulty of handling and the interpretation of correlation matrices with a large number of variables. Second, correlations are often important without having real biological significance (C.G. Turner, pers. comm.).

The difficulty ere will be to take these measurements on samples formed mostly of isolated teeth and, in consequence, providing information that should consider with caution. So, two regions will have greater weight in decisions concerning the data used in the analyses: Bohemia and Switzerland.

6.3.1 Intradistrict correlations

The aim here is identify the relationship existing between the expressions of a variable on teeth belonging to the same district. This has been done using a nonparametric method of correlation for ordinal variables, Kendall's tau. The hypotheses are

[52] Association between the most cited variables in the literature are: *Carabelli's trait* and *protostylid* (Scott 1978) – *Carabelli's trait* and *hypocone* (Keene 1968, Scott 1979) – *shoveling* and *canine distal accessory ridge* (Dahlberg 1963, Scott 1975) – *odontome* and *accessory cusp* on premolars (Turner et al. 1991) – *tuberculum dentale* on the incisors and canines (Berry 1963).

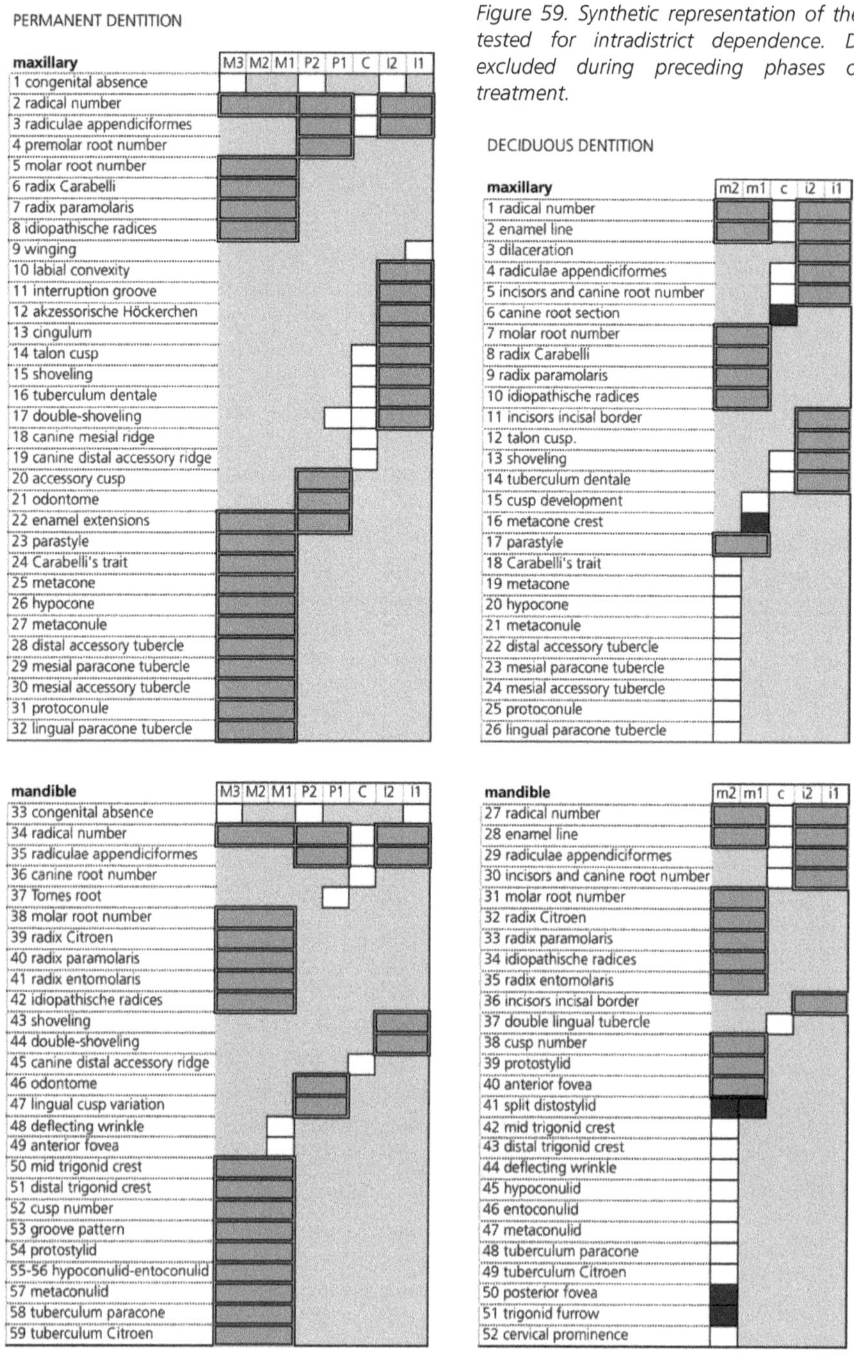

Figure 59. Synthetic representation of the groups of variables tested for intradistrict dependence. Dark gray: variables excluded during preceding phases of preliminary data treatment.

tested at 5% or 1% significance levels. Depending on the significance level used, the expressions are significantly correlated if their value is below the level. Calculation of correlations was done for 86 groups of variables, of which 55 are on the permanent dentition and 31 on the deciduous dentition (Figure 59).

6.3.1.1 Intradistrict correlations for Bohemia

This test could be calculated for Bohemia on 80% (n=44) of the groups tested for the permanent dentition and 32% (n=10) for the deciduous dentition. Results are presented in table 16.

Calculations of correlations shows that more than 93% (n=41) of the variables on the permanent dentition show the effect of the morphogenetic field.

Only three traits do not have significant intradistrict correlations: *enamel extensions* (T11), the *metaconulid* (T57) and the *tuberculum paracone* (T58).

The situation differs for the deciduous dentition. The groups of variables used (n=10) show no significant correlations, but the sample sizes for this dentition may have led to these rather surprising results.

6.3.1.2 Intradistrict correlations for Hungary

This test could be calculated for Hungary on 33% (n=18) of the groups tested for the permanent dentition. Results are presented in table 17. It should be recalled that the deciduous dentition was excluded in the preceding phase of preliminary treatment.

Results show that more than 61% of the traits on the permanent dentition show the effect of the morphogenetic field.

Seven variables do not show significant intradistrict correlations: the *radical number* of molars (T2), the premolar *root number* (T4), *shoveling* (T15), the *metacone* (T25), the *hypocone* (T26), the *distal accessory tubercle* (T28) and *groove pattern* (T53).

6.3.1.3 Intradistrict correlations for Southern France

This test could be calculated for Southern France on 45% (n=25) of the groups tested for the permanent dentition and only 10% (n=3) for the deciduous dentition. Results are presented in table 18.

Results show that more than 68% (n=25) of the traits on the permanent dentition show the effect of the morphogenetic field. Eight variables do not show significant intradistrict correlations: the premolar *root number* (T4), the molar *root number* (T5), *shoveling* (T15), the *tuberculum dentale* (T16), the *distal accessory tubercle* (T28), the *metaconule* (T27), the *mesial paracone tubercle* (T29) and the *metaconulid* (T57).

Results for the deciduous teeth are comparable to those in Bohemia. Few variables (n=3) were included in the calculation and none of them show significant correlations. The low sample sizes are clearly influencing such mediocre results.

6.3.1.4 Intradistrict correlations for Northern Spain

This test could be calculated for Northern Spain on 33% (n=18) of the groups tested for the permanent dentition. Results are presented in table 19. The deciduous dentition was excluded in the preceding phase of preliminary treatment.

Results show that more than 44% (n=8) of the traits on the permanent dentition show the effect of the morphogenetic field. Ten variables do not show significant intradistrict correlations: the premolar *root number* (T4), the molar *root number* (T5), *labial convexity* (T10), *shoveling* (T15), *enamel extensions* of the molars (T22), the *distal accessory tubercle* (T28), *cusp number* (T52), *groove pattern* (T53) and the *hypoconulid-entoconulid* (T55-56).

6.3.1.5 Intradistrict correlations for Switzerland

This test could be calculated for Switzerland on 77% (n=37) of the groups tested for the permanent dentition and 46% (n=14) for the deciduous dentition. Results are presented in table 20.

Results show that more than 76% (n=28) of the traits on the permanent dentition show the effect of the morphogenetic field. Nine variables do not show significant intradistrict correlations: the *radical number* of the incisors (T2), *shoveling* (T15), the *accessory cusp* (T20), the *parastyle* (T23), the *mesial paracone tubercle* (T29), the *lingual paracone tubercle* (T32), *lingual cusp variation* (T47), *groove pattern* (T53) and the *metaconulid* (T57).

For the deciduous dentition, more than 79% (n=11) of the traits show significant correlations. Three traits are not significantly correlated: the *incisal border* of the upper (T11) and lower (T36) incisors and the *cusp number* (T38). This region is the only one with sufficient sample sizes for deciduous teeth and results in general follow the expected model.

6.3.1.6 Intradistrict correlations: summary

This part of the treatment of the dependence of the expression of variables within a single district is of interest since the results are not always obvious and responses vary according to the samples analyzed. It was decided that:

- if a trait is identified as uncorrelated on the different members of a district for the two major regions (Bohemia and Switzerland) **or** for a major region and at least two minor regions, we consider that the variable does not follow the expression gradient.
- for all other configurations, we consider that the expressions of the variable follow the expression gradient.

Using these criteria, only three variables do not follow the expression gradient:

- *shoveling* (T15)
- *groove pattern* (T53)
- the *metaconulid* (T57)

For these traits, then, all of the members were included in the analyses. For all other traits, only the key tooth, defined by C.R. Scott and C.G. Turner (1997), will be retained.

6.3.2 Interdistrict correlations

The aim here is to identify relationships between the expressions of a variable on teeth belonging to different districts. This is done using a nonparametric method of correlation for ordinal variables, Kendall's tau. The hypotheses are tested at 5% or 1% significance levels. Depending on the significance level used, the expressions are significantly correlated if their value is lower than the threshold.

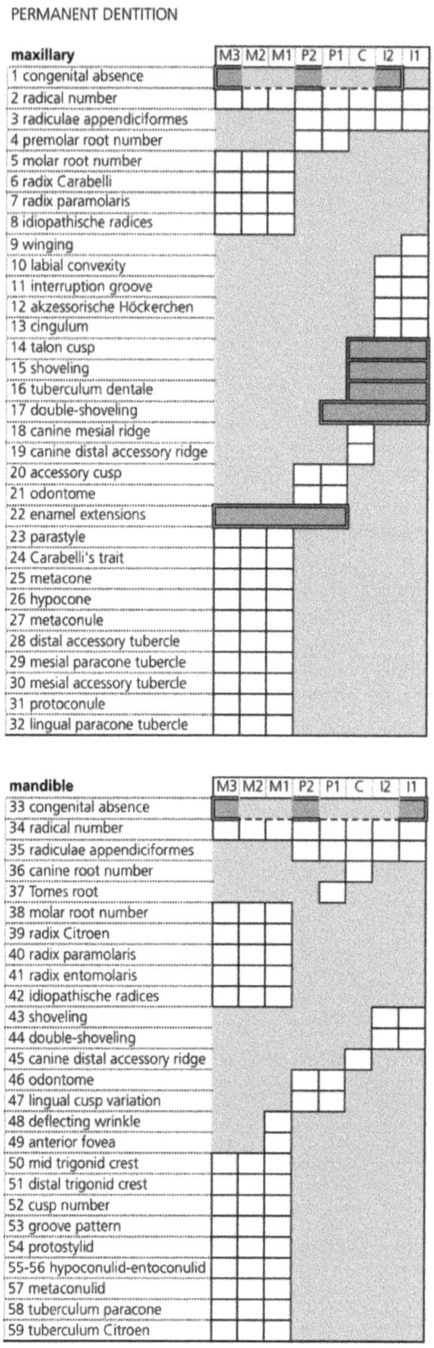

Figure 60. Synthetic representation of the groups of variables tested for interdistrict dependence. Dark gray: variables excluded during preceding phases of preliminary data treatment.

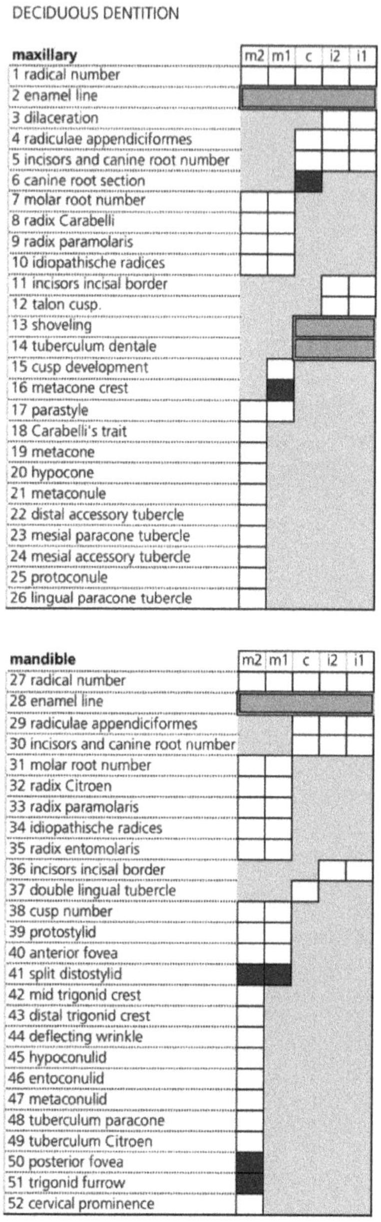

Correlations were calculated on 11 groups of variables, of which 7 are on the permanent dentition and 4 on the deciduous dentition (Figure 60). This test does not involve variables expressed on the roots since these traits show very little variation.

6.3.2.1 Interdistrict correlations for Bohemia

For Bohemia, this test was carried out for six of the eight groups of permanent dentition and one of the four groups of deciduous dentition. Results are presented in table 21.

For the permanent dentition, only the *tuberculum dentale* (T16) of the incisors and the canines shows significant correlation between members of the two districts.

Shoveling (T15) is partially significant, with the only correlation between the central incisor and the canine. The other associations are not significant.

For the deciduous dentition, a single test (*shoveling* – T13) was done and was shown to be uncorrelated.

6.3.2.2 Interdistrict correlations for Hungary

For Hungary, this test was carried out on five of the eight groups of the permanent dentition. Results are presented in table 22.

The deciduous dentition was excluded in a previous stage of preliminary treatment.

Three variables show partially significant correlations: *congenital absence* (T1) of the third molars and lateral incisors, the *tuberculum dentale* (T16) of the incisors and canines and *double-shoveling* (T17) of the canines and premolars.

6.3.2.3 Interdistrict correlations for Southern France

For Southern France, this test was carried out on three of the eight groups of the permanent dentition and none of those defined for the deciduous dentition. Results are presented in table 23.

Only a single association was shown to be partially significant: the *tuberculum dentale* (T16) of the lateral incisors and the canines.

6.3.2.4 Interdistrict correlations for Northern Spain

For Northern Spain, this test was carried out on three of the eight groups of the permanent dentition. Results are presented in table 24.

The deciduous dentition was excluded in a previous stage of preliminary treatment.

Shoveling (T15) of the central incisors and the canines and *double-shoveling* (T17) of the canines and the premolars show partially significant correlations.

6.3.2.5 Interdistrict correlations for Switzerland

For Switzerland, this test was carried out on seven of the eight groups of the permanent dentition and on two of the four groups of deciduous dentition. Results are presented in table 25.

Three variables show significant correlations, including two partial: *congenital absence* (T1) of the molars and lateral incisors, the *tuberculum dentale* (T16) of the incisors and the canines and *double-shoveling* (T17) of the lateral incisors and the premolars.

For the deciduous dentition, only *shoveling* (T13) is shown to be correlated.

6.3.2.6 Interdistrict correlations: summary

The purpose of this stage was to test the interdependence of a variable expressed across dental districts, to identify whether the morphogenetic field effect could also be demonstrated across several dental classes. Results again vary according to the samples analyzed.

The procedure defined for intradistrict correlations has been used here.

It was decided that:

- if the expressions of a trait are identified as correlated on members of different districts for the two major regions (Bohemia and Switzerland) **or** for a major region and at least two minor regions, we consider that the expressions of a variable on teeth in different districts are interdependent).
- for all other configurations, that the expressions of a variable on teeth from different districts are independent).

Only a single variable, the *tuberculum dentale* (T16), shows a significant interdistrict correlation. This association, which is significant in all of the regions studied except for Spain, has also been demonstrated by other researchers (Berry 1963, Scott 1979). As a result, when selecting variables to be used in the analyses, only the key tooth will be retained for this trait, which is expressed on both the incisors and the canines. For all other variables tested, the key teeth for each district will be retained.

6.3.3 Intertrait correlations: Carabelli's trait (T24) - protostylid (T54)

In this section, we test the association between *Carabelli's trait* (T24) and the *protostylid* (T54) using Kendall's tau. The hypotheses are tested at 5% or 1% significance levels. Depending on the significance level used, the expressions of the variables are significantly correlated if their value is less than the threshold.

Results for each region studied are summarized in table 26.

6.3.3.1 Intertrait correlations for Bohemia

Three significant associations were demonstrated for Bohemia, involving the three upper molars and the two lower premolars. These are:

- the expression of *Carabelli's trait* on the upper first molar with the expression of the *protostylid* on the lower first premolar.

- the expression of *Carabelli's trait* on the upper second molar with the expression of the *protostylid* on the lower first molar.

- the expression of *Carabelli's trait* on the upper third molar with the expression of the *protostylid* on the lower second molar.

6.3.3.2 Intertrait correlations for Hungary

For Hungary, no significant correlations were demonstrated between the expressions of two members each belonging to one of the variables tested.

6.3.3.3 Intertrait correlations for Southern France

A single association was significant for Southern France: the expression of *Carabelli's trait* on the upper third molar with the expression of the *protostylid* on the lower second molar.

6.3.3.4 Intertrait correlations for Northern Spain

Northern Spain again showed a significant association of the expression of *Carabelli's trait* on the upper third molar with the expression of the *protostylid* on the lower second molar.

6.3.3.5 Intertrait correlations for Switzerland

Switzerland, like Hungary, shows no significant correlations.

6.3.3.6 Intertrait correlations: summary

A single association between variables expressed on opposing arcades (*Carabelli's trait* – T24 and the *protostylid* – T54) was tested. The procedure adopted in previous stages was again applied here:

- if the expressions of two members each belonging to one of the variables are identified as correlated for the two major regions (Bohemia and Switzerland) **or** for a major region and at least two minor regions, we consider that the expressions are interdependent.
- for all other configurations, we consider that the expressions are independent.

A single test shows a significant correlation, this is the association of the expression of *Carabelli's trait* on the upper third molar with the expression of the *protostylid* on the lower second molar. This significant correlation will not affect the traits exploitable for the analyses since it does not involve key teeth.

6.4 Sexual dimorphism

Researchers are enormously interested in the influence of the sex of individuals on incidences of morphological dental traits. It appears that the genes of the sexual chromosomes are involved in the development of the dentition, although consequences at the phenotypic level seem minimal (Scott & Turner 1997). To have obvious biological significance, differences in the expression of a variable should, in principle, present a comparable predisposition among different populations (Hauser & De Stefano 1989).

But to date, no study has demonstrated the existence of concrete pan-human sexual divergences for non-metric dental traits (Eades 2003).

Dental divergences are linked to sex, such as tooth size (Garn et al. 1966a/b, 1967, Mayhall & Alvesalo 1992, Harila 2004) and the frequency of hypodontia and hyperdontia (Brook 1984). For non-metric variations proper, views differ by author.

Two variables – *Carabelli's trait* and *shoveling* – are a good example. These traits have often been studied, including the determination of sexual dimorphism within the most diverse populations. Results are quite contradictory. Depending on the study, these variables are sexually dimorphic (for *Carabelli's trait*: Goose & Lee 1971, Kaul & Prakash 1981, Kieser & Preston 1981 and for *shoveling*: Rothhammer et al. 1968, Harris 1980), or shown no significant differences (for *Carabelli's trait*: Garn et al. 1966a, Scott 1980, Townsend & Martin 1992 and for *shoveling*: Portin & Alvesalo 1974, Mizoguchi 1985).

Unconvincing results present some difficulties. In effect, sexually dimorphic traits – varying by population studied – show no consistency. Moreover, when differences are recorded, they are summarized most of the time by a stronger expression among men (Scott & Turner 1997).

The most pronounced expression for some traits in men is in relation with tooth size, which is itself influenced by sex. The mesiodistal diameter of the crowns shows the most sexual difference (Garn et al. 1967). This measurement, generally higher in men, may be the cause of a more pronounced development of the morphology (Tyrell 2000). The dependence between tooth size and sex is, however, considered somewhat significant (Kieser 1990). Teeth in men seem on average 4% bigger with canines having more marked divergences and incisors the least obvious (Garn et al. 1964). So, "at the simplest level, differences in tooth size between male and female humans reside mainly in the canines" (Kieser 1990, p. 67).

A single variable in the canine district has been shown to be more pronounced with higher incidences in men and thus represents the most sexually dimorphic trait. This is the *canine distal accessory ridge* (Scott 1975, 1977). For this variable, C.G. Turner, C.R. Nichol and G.R. Scott (1991) consider that "observers may not wish to pool sex in populations studies where sex ratios among samples are unequal" (Turner et al. 1991, p. 17). It is thus important to test whether such a relationship exists in a sample. If the test cannot be done, the variable should be excluded from the analyses.

We will not linger on sexual dimorphism of tooth size and the relationship between size and morphological dental variations. Non-metric traits are data that are expressed either by presence/absence or by a graded scale proportional to the size of the tooth itself. These two points thus enable strong reduction of the bias induced by tooth size (Scott 1973).

Why is there such interest in determining the existence or not of sexual dimorphism in the expression of non-metric variations?

The principal reason is that researchers are often led to work with population frequencies with both sexes combined. Some, like J.T. Mayhall (1992), consider that sexual differences in the expression of a variable and incidences are negligible, allowing combination of both sexes in analyses. Others contest this position, like E.F. Harris (1980), or at least consider that one should verify that all bias caused by sexual dimorphism of the variables can be excluded.

Regardless, depending on the nature of the samples, it is sometimes impossible to work differently than by keeping silent about this aspect. In the best-case scenario, it is possible to control the representativeness of a sample. When funerary recruitment is balanced, incidences of sexual dimorphism are minimal. In contrast, when representativeness is not controlled, the inclusion of variables influenced by sex may lead to interpretations biased by the poor sample composition.

Several studies do not or cannot take into consideration the role of sexual dimorphism in the expression of non-metric dental traits (Coppa et al. 1995, 1998, Eades 2003, among others). Others test the influence of sex in order to exclude variables that are correlated so that such bias is not introduced in the analyses (Johnson & Lovell 1995, Irish 1998, Hsu et al. 1999, among others).

6.4.1 Test of independence of sex in the expression of traits

There does not appear to be a pre-established rule for the procedure to be followed. As a result, we have decided to verify the presence or absence of sexual dimorphism for the dental traits included in this research. This may be useful since we cannot control the representativeness of the populations studied.

It would have been desirable to be able to examine this aspect for each population. Unfortunately, this test could not be carried out on all of the samples. Sexual determinations are available for only two regions: Bohemia and Switzerland. For Hungary, sex of the individuals studied has not been identified and for Southern France and Northern Spain, the vast majority of the samples are isolated teeth.

Moreover, some considerations are necessary:

- The samples in the two regions that can be used for this test represent a limited portion of the whole samples (251 out of more than 500 individuals for Bohemia and 116 out of more than 600 for Switzerland).
- The methods that were used to determine sex are not always known. The problems in reliability encountered by some of these methods will not be further discussed here; however, one should be aware of them and remain cautious.

Despite these difficulties, this analysis has been carried out, all the while keeping an attentive eye on interpretations that may be made of the results obtained.

PERMANENT DENTITION

maxillary	M3	M2	M1	P2	P1	C	I2	I1
1 congenital absence	●			■			●	
2 radical number	●	●	●	●	●	●	●	●
3 radiculae appendiciformes				■	■	■	■	■
4 premolar root number				●	●			
5 molar root number	●	●	●					
6 radix Carabelli	■	■	■					
7 radix paramolaris	●	●	■					
8 idiopathische radices	●	■	●					
9 winging								●
10 labial convexity							●	●
11 interruption groove							●	●
12 akzessorische Höckerchen							■	●
13 cingulum							●	●
14 talon cusp						■	■	■
15 shoveling						●	●	●
16 tuberculum dentale						●	●	●
17 double-shoveling					●	●	●	●
18 canine mesial ridge						●		
19 canine distal accessory ridge						●		
20 accessory cusp				●	●			
21 odontome				■	■			
22 enamel extensions	●	●	●	●	●			
23 parastyle	●	●	■					
24 Carabelli's trait	●	●	●					
25 metacone	●	●	●					
26 hypocone	●	✓	✓					
27 metaconule	●	●	●					
28 distal accessory tubercle	●	●	●					
29 mesial paracone tubercle	■	●	●					
30 mesial accessory tubercle	●	●	●					
31 protoconule	●	●	●					
32 lingual paracone tubercle	■	●	●					

Figure 61. Synthetic representation of the results of the test of independence on sex in the expression of non-metric dental traits for Bohemia.

correlation ✓
no correlation ●
no measure ■

mandible	M3	M2	M1	P2	P1	C	I2	I1
33 congenital absence	●			■				■
34 radical number	●	●	●	●	●	●	●	●
35 radiculae appendiciformes				■	■	■	■	■
36 canine root number						●		
37 Tomes root					●			
38 molar root number	●	●	●					
39 radix Citroen	●	■	■					
40 radix paramolaris	■	●	■					
41 radix entomolaris	■	■	■					
42 idiopathische radices	■	■	■					
43 shoveling							✓	●
44 double-shoveling							■	■
45 canine distal accessory ridge						●		
46 odontome				■	■			
47 lingual cusp variation				●	●			
48 deflecting wrinkle			●					
49 anterior fovea			●					
50 mid trigonid crest	■	●	●					
51 distal trigonid crest	■	■	●					
52 cusp number	●	●	●					
53 groove pattern	●	●	●					
54 protostylid	●	●	●					
55-56 hypoconulid-entoconulid	●	●	✓					
57 metaconulid	●	●	●					
58 tuberculum paracone	●	●	●					
59 tuberculum Citroen	●	■	●					

The X² test was used, a nonparametric statistical method, to identify possible traits affected by sex. The hypotheses are tested at 5% and 1% significance levels. Depending on the significance level used, a trait is significantly linked to the sex of an individual if the value obtained is lower.

Calculations were made on all of the variables (n=164) observed on the permanent dentition.

6.4.1.1 Results for sexual dimorphism of traits for Bohemia

For Bohemia, sexual attribution is known for only 251 individuals out of a sample of 507 individuals.

Of the original 164 traits, 119 (73%) were used in the calculations (Figure 61). Results are presented in table 27.

Difference between sexes is not significant for 115 variables (97%). Only four traits show significant correlations at a 5% significance level. These are:

- the *hypocone* (T26) observed on the upper second molar (p=0.049)
- the *hypocone* (T26) observed on the upper first molar (p=0.034)
- *shoveling* (T43) observed on the lower lateral incisor (p=0.035)
- the *hypoconulid-entoconulid* (T55-56) observed on the lower first molar (p=0.042)

6.4.1.2 Results for sexual dimorphism of traits for Switzerland

For Switzerland, sexual attribution is known for only 116 individuals out of a sample of more than 620 individuals.

Of the original 164 traits, 109 (67%) were used in the calculations (Figure 62). Results are presented in table 28.

Difference between sexes is not significant for 109 variables (94%). Seven traits show significant correlations at a 5% significance level. These are:

- the *radical number* (T2) observed on the upper third molar (p=0.03)
- *enamel extensions* (T22) observed on the upper third molar (p=0.039)
- the *metaconule* (T27) observed on the upper third molar (p=0.032)
- the *radical number* (T34) observed on the lower second molar (p=0.02)
- the *radical number* (T34) observed on the lower central incisor (p=0.034)
- the *mid trigonid crest* (T50) observed on the lower second molar (p=0.02)
- *groove pattern* (T53) on the lower third molar (p=0.039)

6.4.1.3 Results for sexual dimorphism of traits: summary

The decision to carry out this test was shown to be arduous at the outcome of results of the test of independence of sex on the expression of non-metric dental traits. Different aspects known from the start foreshadowed such difficulties. In effect, the analysis was possible on only two regions, both of which had small samples for which sex had been determined.

Figure 62. Synthetic representation of the results of the test of independence on sex in the expression of non-metric dental traits for Switzerland.

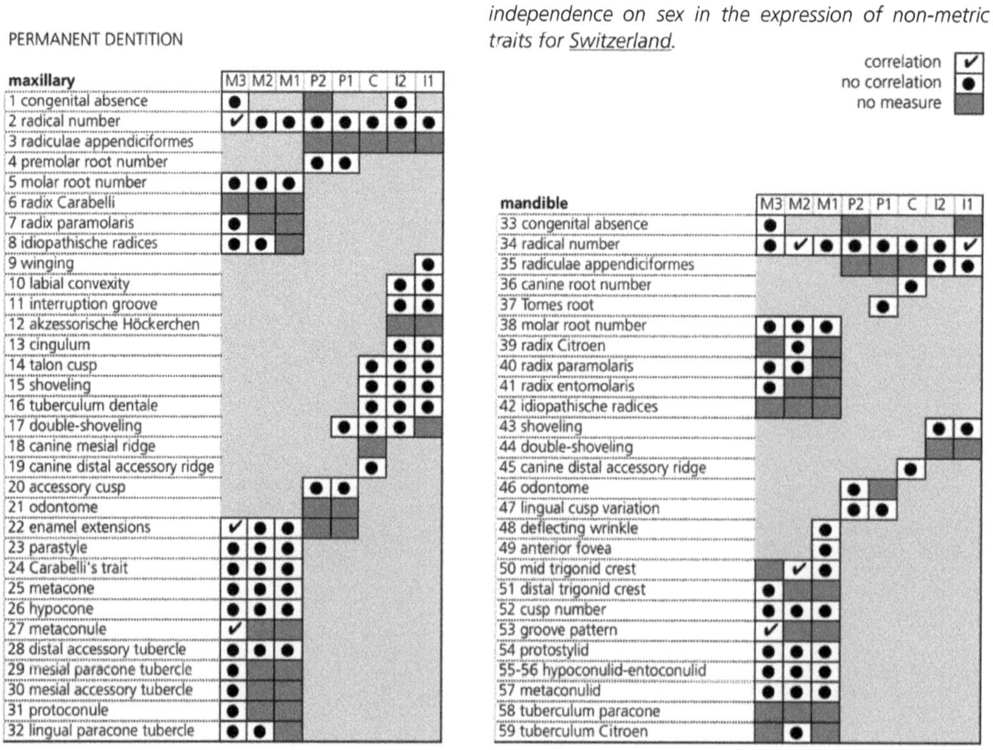

Moreover, we have seen that to support the idea of biological significance, differences in the expression of a variable should have an interpopulational capacity. Such is not the case.

Each region has a series of different variables, four for Bohemia and seven for Switzerland, showing significant statistical divergences between the sexes at the 5% significance level.

These elements – the non-persistence of correlations and significance levels – lead us to consider that the differences revealed as statistically significant are probably due to sample bias.

So, we have decided to consider that the expressions of all the traits are independent of the sex of the individuals.

Chapter 7
Data analysis

This chapter, addressing data analysis, is divided into two parts. The first focuses on the procedure for preliminary and analytic statistical treatments applied to all of the populations. The second presents the results obtained for each assemblage – region or group – tested.

7.1 The procedure applied

A preliminary statistical treatment of dental data is necessary before commencing the analysis itself. The approach is the same for each region.

As we are not working with individual data, but with population frequencies, the first step consists in calculating the frequencies of traits within the different populations. The variables are not all dichotomous, which is why we must then find the best means to preserve the variability of graduated traits through their frequency. The next phase involved the selection of variables to be used during the analyses. Finally, an overview of the different methods of data analysis used is presented.

The tables corresponding to the different steps of preliminary treatment will be designated during the presentation of the analyses of the different assemblages.

7.1.1 Calculation of population frequencies

For each variable, the frequencies have been calculated and an inventory of observations made. These measurements were made on all of the regions and groups tested for the permanent dentition. For the deciduous teeth, calculations were done only for Bohemia, Southern France and Switzerland. The exploitation of data from the temporary dentition is simply descriptive; their sample sizes being largely insufficient, they could not be included in the analytic phases.

This initial step enables us to have an overall view of the data provided by dental morphology. It also is involved in the determination of groups and variables that will ultimately be included in the analyses. The groups selected depend on the specific details of the samples. So, assemblages sometimes correspond to sites, sometimes to a grouping of individuals, the objective being to obtain a sample size large enough for the analyses. The structure of the samples will be indicated for each assemblage. We have selected a minimum threshold of five observations for a variable or a group to be retained. Depending on the case, we have preferred to eliminate an assemblage rather than variables.

7.1.2 Calculation of adjusted frequencies

The inclusion of frequency data in the analyses at first appeared to pose no problems. This is true for dichotomous variables for which the frequency of their presence is retained. For graduated variables, several solutions are possible: reduce the information to presence or absence of a trait (dichotomy), the definition of a threshold varying by the trait considered – called the breakpoint –, or to preserve the variability of the expression of graduated traits by the use of adjusted frequencies (expression count method).

The first two methods reduce the amount of information provided by the gradations. Moreover, work on the measurement of the inheritability of non-metric cranial traits has shown that the choice of a breakpoint for graduated variables considerably influences the results and should be done with caution (Carson 2006).

For these reasons, we have employed the expression count method developed by C.G. Turner (1985). This produces a percentage of unique presence by adjusting the frequencies for each grade using a coefficient that is proportional to the range of expressions and by adding up these new expressions. We thus obtain a unique frequency count (F.C.) that takes into account the information provided by the gradations.

A correction factor taking into account sample size is also used. This simply multiplies the unique frequency by a value corresponding to the number of observations made (n) divided by the number of possible observations (N). From this we obtain the expression count (E.C.). As an example, the *congenital absence* of the third upper molar (T1M3) is a variable with three different positive expressions (grade 0: normal tooth size; grade 1: reduction in crown size; grade 2: pointed tooth; grade 3: absence of the tooth). To obtain the expression count for this variable, the procedure is as follows:

1. Calculating the coefficient
Depending on the number of positive stages, the coefficient varies from one trait to another. This is obtained by the division of a constant equal to 1 by the range of expression (here 3 positive graduations: ST3). In this example, the coefficient is equal to 0.33 (=1/3).

Name of the variable	Grade	Formula
1 congenital absence P2	ST1	(Freq0*0)+(Freq1*1)
1 congenital absence M3+I2	ST3	(Freq0*0)+(Freq1*0.33)+(Freq2*0.67)+(Freq3*1)
2 radical number	1-4	depending on dental classes
3 radiculae appendiciformes	ST1	(Freq0*0)+(Freq1*1)
4 premolar root number	ST2	(Freq1*0)+(Freq2*0.5)+(Freq3*1)
5 molar root number	ST3	(Freq1*0)+(Freq2*0.33)+(Freq3*0.67)+(Freq4*1)
6 radix Carabelli	ST1	(Freq0*0)+(Freq1*1)
7 radix paramolaris	ST1	(Freq0*0)+(Freq1*1)
8 idiopathische radices	ST1	(Freq0*0)+(Freq1*1)
9 winging	ST1	(Freq0*0)+(Freq1*1)
10 labial convexity	ST4	(Freq0*0)+(Freq1*0.25)+(Freq2*0.5)+(Freq3*0.75)+(Freq4*1)
11 interruption groove	ST1	(Freq0*0)+(Freq1*1)
12 akzessorische Höckerchen	ST1	(Freq0*0)+(Freq1*1)
13 cingulum	ST1	(Freq0*0)+(Freq1*1)
14 talon cusp	ST1	(Freq0*0)+(Freq1*1)
15 shoveling C	ST5	(Freq0*0)+(Freq1*0.2)+(Freq2*0.4)+(Freq3*0.6)+(Freq4*0.8)+(Freq5*1)
15 shoveling I	ST6	(Freq0*0)+(Freq1*0.167)+(Freq2*0.334)+(Freq3*0.501)+(Freq4*0.668)+(Freq5*0.835)+(Freq6*1)
16 tuberculum dentale I1	ST4	(Freq0*0)+(Freq1*0.25)+(Freq2*0.5)+(Freq3*0.75)+(Freq4*1)
16 tuberculum dentale I2+C	ST7	(Freq0*0)+(Freq1*0.143)+(Freq2*0.288)+(Freq3*0.431)+(Freq4*0.574)+(Freq5*0.717)+(Freq6*0.86) +(Freq7*1)
17 double-shoveling	ST3	(Freq0*0)+(Freq1*0.33)+(Freq2*0.67)+(Freq3*1)
18 canine mesial ridge	ST3	(Freq0*0)+(Freq1*0.33)+(Freq2*0.67)+(Freq3*1)
19 canine distal accessory ridge	ST5	(Freq0*0)+(Freq1*0.2)+(Freq2*0.4)+(Freq3*0.6)+(Freq4*0.8)+(Freq5*1)
20 accessory cusp	ST1	(Freq0*0)+(Freq1*1)
21 odontome	ST1	(Freq0*0)+(Freq1*1)
22 enamel extensions	ST3	(Freq0*0)+(Freq1*0.33)+(Freq2*0.67)+(Freq3*1)
23 parastyle	ST6	(Freq0*0)+(Freq1*0.167)+(Freq2*0.334)+(Freq3*0.501)+(Freq4*0.668)+(Freq5*0.835)+(Freq6*1)
24 Carabelli's trait	ST7	(Freq0*0)+(Freq1*0.143)+(Freq2*0.288)+(Freq3*0.431)+(Freq4*0.574)+(Freq5*0.717)+(Freq6*0.86) +(Freq7*1)
25 metacone	ST6	(Freq0*0)+(Freq1*0.167)+(Freq2*0.334)+(Freq3*0.501)+(Freq4*0.668)+(Freq5*0.835)+(Freq6*1)
26 hypocone	ST6	(Freq0*0)+(Freq1*0.167)+(Freq2*0.334)+(Freq3*0.501)+(Freq4*0.668)+(Freq5*0.835)+(Freq6*1)
27 metaconule	ST1	(Freq0*0)+(Freq1*1)
28 distal accessory tubercle	ST5	(Freq0*0)+(Freq1*0.2)+(Freq2*0.4)+(Freq3*0.6)+(Freq4*0.8)+(Freq5*1)
29 mesial paracone tubercle	ST1	(Freq0*0)+(Freq1*1)
30 mesial accessory tubercle	ST1	(Freq0*0)+(Freq1*1)
31 protoconule	ST1	(Freq0*0)+(Freq1*1)
32 lingual paracone tubercle	ST1	(Freq0*0)+(Freq1*1)
33 congenital absence P2	ST1	(Freq0*0)+(Freq1*1)
33 congenital absence M3+I1	ST3	(Freq0*0)+(Freq1*0.33)+(Freq2*0.67)+(Freq3*1)
34 radical number	1-5	depending on dental classes
35 radiculae appendiciformes	ST1	(Freq0*0)+(Freq1*1)
36 canine root number	ST1	(Freq1*0)+(Freq2*1)
37 Tomes root	ST5	(Freq0*0)+(Freq1*0.2)+(Freq2*0.4)+(Freq3*0.6)+(Freq4*0.8)+(Freq5*1)
38 molar root number	ST2	(Freq1*0)+(Freq2*0.5)+(Freq3*1)
39 radix Citroen	ST1	(Freq0*0)+(Freq1*1)
40 radix paramolaris	ST1	(Freq0*0)+(Freq1*1)
41 radix entomolaris	ST1	(Freq0*0)+(Freq1*1)
42 idiopathische radices	ST1	(Freq0*0)+(Freq1*1)
43 shoveling	ST3	(Freq0*0)+(Freq1*0.33)+(Freq2*0.67)+(Freq3*1)
44 double-shoveling	ST3	(Freq0*0)+(Freq1*0.33)+(Freq2*0.67)+(Freq3*1)
45 canine distal accessory ridge	ST5	(Freq0*0)+(Freq1*0.2)+(Freq2*0.4)+(Freq3*0.6)+(Freq4*0.8)+(Freq5*1)
46 odontome	ST1	(Freq0*0)+(Freq1*1)
47 lingual cusp variation	ST9	(Freq0*0)+(Freq1*0.11)+(Freq2*0.22)+(Freq3*0.33)+(Freq4*0.44)+(Freq5*0.55)+(Freq6*0.66)+(Freq 7*0.77)+ (Freq8*0.88)+(Freq9*1)
48 deflecting wrinkle	ST3	(Freq0*0)+(Freq1*0.33)+(Freq2*0.67)+(Freq3*1)
49 anterior fovea	ST4	(Freq0*0)+(Freq1*0.25)+(Freq2*0.5)+(Freq3*0.75)+(Freq4*1)
50 mid trigonid crest	ST1	(Freq0*0)+(Freq1*1)
51 distal trigonid crest	ST1	(Freq0*0)+(Freq1*1)
52 cusp number	ST2	(Freq4*0)+(Freq5*0.5)+(Freq6*1)
53 groove pattern Y+X	ST2	(Freq1*0)+(Freq2*0.5)+(Freq3*1)
54 protostylid	ST7	(Freq0*0)+(Freq1*0.143)+(Freq2*0.288)+(Freq3*0.431)+(Freq4*0.574)+(Freq5*0.717)+(Freq6*0.86) +(Freq7*1)
55-56 hypoconulid-entoconulid	ST8	(Freq0*0)+(Freq1*0.125)+(Freq2*0.25)+(Freq3*0.375)+(Freq4*0.5)+(Freq5*0.625)+(Freq6*0.75)+ (Freq7*0.875)+(Freq8*1)
57 metaconulid	ST5	(Freq0*0)+(Freq1*0.2)+(Freq2*0.4)+(Freq3*0.6)+(Freq4*0.8)+(Freq5*1)
58 tuberculum paracone	ST1	(Freq0*0)+(Freq1*1)
59 tuberculum Citroen	ST1	(Freq0*0)+(Freq1*1)

Figure 63. List of formulas used for each variable in preparation for the transformation of frequencies into unique frequency counts, with, in order, the variable name, number of positive stages and the formula used.

2. Multiplication of the coefficient by the observed stages

The next step is to multiply the coefficient by the corresponding stage.

- coefficient grade 0 = 0.33*0 = 0
- coefficient grade 1 = 0.33*1 = 0.33
- coefficient grade 2 = 0.33*2 = 0.67
- coefficient grade 3 = 0.33*3 = 1

3. Obtaining an adjusted frequency

The next step multiplies each frequency by its coefficient:

- adjusted frequency/grade 0 =
 frequency * coefficient grade 0 = freq0*0
- adjusted frequency/grade 1 =
 frequency * coefficient grade 1 = freq1*0.33
- adjusted frequency/grade 2 =
 frequency * coefficient grade 2 = freq2*0.67
- adjusted frequency/grade 3 =
 frequency * coefficient grade 3 = freq3*1

4. The addition of adjusted frequencies leads to the frequency count – F.C.

This is done by summing each adjusted frequency to obtain an F.C.

F.C. = $\sum$adjusted_freq

5. Calculation of the expression count – E.C.

The last step introduces the correction factor for sample size, leading to the E.C.

E.C. = F.C.* n/N

We have applied this method to all of the variables observed on the permanent dentition. Figure 63 summarizes the formulas used for each trait in order to obtain the frequency count F.C.

7.1.3 Selection of variables for inclusion in the analyses

There is no standard procedure for the selection of variables include in analyses. All of the data or only a part, constituted of the variables observed on key teeth, may be included in the analytic phase.

We have seen that a very large number of variables expressed on the contralateral teeth, as well as within a single dental class (except for T15, T53 and T57), are not independent from one another. One trait (T16) also shows interdistrict interdependence. No sexual dimorphism was retained as significant during preliminary data treatment.

We have chosen to avoid introducing information redundancy, which is why only traits expressed on one tooth per district were retained. This is generally the mesial member of the dental class. The key teeth were selected based on the recommendations of C.R. Scott and C.G. Turner (1997), thus the central upper incisor, the lower lateral incisor, the canines and the first premolars. For the premolars, we have examined the part of the tooth showing the most accentuated variability, and therefore traits observed on the first upper premolar, the root of the first lower premolar and the crown of the second.

For the three variables that do not appear to follow a gradient of expression, we retain only the key tooth (T15-I1, T53-M1 and T57-M1). For the *tuberculum dentale* (T16), a significantly linked interdistrict variable, we include, depending on the populations tested, only one of the two key teeth (I1 or C). We have also kept all of the dental members on which it is possible to record their *congenital absence* (T1 or T33).

So, the traits potentially informative in the analytic phase number 79 observations and are represented by a point in Figure 64.

7.1.4 Analyses used

The analytic phase includes the integration of several complementary multivariate statistical methods. The analyses are carried out on adjusted frequencies by the expression count method. We have chosen two kinds of representations for distances between samples: cluster and scatterplot. All of the analyses were carried out with the program PAST – PAlaeontologicalSTatistics, version 1.67 (Hammer & Harper 2005).

Configuration in cluster tree format

- Hierarchical cluster analysis according to Ward's method

This classification method assembles data in clusters by using a measurement of distance between the different samples studied. We use the Ward aggregation algorithm – minimization of intragroup variance – (Ward 1963) and Euclidean distance as a measure of distance between groups. Results are presented in the dendrogram format.

⇛ Bootstrap analysis

Verification of the robustness of the trees is done by bootstrap analysis, developed by B. Efron (1979). This is a resampling method that consists of weighting the traits randomly in the aim of evaluating the robustness of a tree (Darlu & Tassy 1993).

This method draws, randomly with repetition, a set of x traits and can be carried out N times (here 1000 times). Next, a count of the associations found on the tree obtained by hierarchical cluster analysis is carried out. Results are presented as percentages on the dendrogram. If a group is met at 90%, this indicates that we have 10% chance of error in asserting that this association does not exist (Darlu & Tassy 1993).

Figure 64. Schema summarizing the selection of traits observed on the key teeth that will be included in the analytic phase.

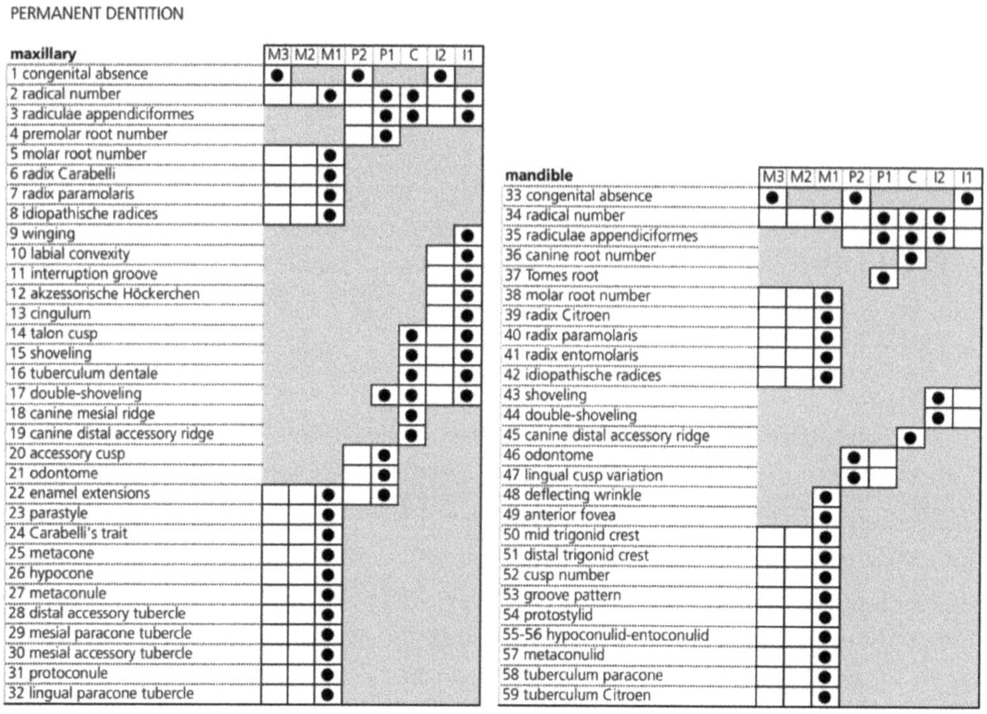

<u>Configuration in scatterplots</u>

- Multidimensional scaling (MDS) analysis

This method produces a multidimensional representation of the relationships between individuals on the basis of distances by assigning them spatial coordinates. It reorganizes objects in the best way to create a configuration that brings together as closely as possible the observed distance. New distances, called disparities, are calculated. A statistic called stress measures the adjustment from initial distances to calculated distances. The smaller it is, the better the goodness of fit (between 0 and 5%). Results are presented as scatterplots.

This method is considered as an alternative to factorial analyses, but unlike them, it does not impose restrictions with respect to the normal distribution of the data (Dupanloup de Ceuninck 1999).

⇛ Minimal spanning tree (MST)

Multidimensional scaling scatterplots are complemented by minimal spanning trees to provide a direction to the relationships between groups. The MST links different groups based on Euclidean distances calculated for the initial data.

- Principal components analysis (PCA)

Principal components analysis (PCA) is a method producing hypothetical variables termed principal components. These new variables are linear combinations formed from the initial variables. The method reduces the data set to a limited number of components (the most important) in order to create a two-dimensional view of the relationships between populations. Results are presented as scatterplots, each axis accompanied by an index indicating the role of the variability in the initial data in the representation. This analysis has been carried out to verify the robustness of the configuration proposed by multidimensional scaling.

7.2 Analysis of assemblages

We begin here the analysis of the different assemblages by addressing several different aspects.

We start by the analysis of regions in the eastern domain – Bohemia and Hungary. This is, at first, intraregional then enlarged to the eastern domain. Next, we examine the situation for the regions in the southern domain – Southern France and Northern Spain. The same approach is applied by an initial intraregional analysis and then enlarged to cover the southern area. This is followed by Switzerland, a territory at the intersection between the two domains. We also define the relationships of this region with the different domains studied.

The Bell Beaker assemblages – all regions combined – are also analyzed. Bohemia is the only region for which we have sufficient sexual determinations; it is thus of interest to conclude the analytic phase with a study based on the sex of individuals.

7.2.1 The eastern domain

7.2.1.1 Bohemia

Bohemia represents the eastern occupation type. It is generally considered as a significant region for the understanding of the emergence of the Bell Beaker culture. For this region, we have analyzed the preceding and partially contemporaneous population – the Corded Ware culture – and the succeeding period – the Unetice culture.

7.2.1.1.1 Composition of the groups tested

The sample consists of more than 500 individuals and 64 sites from northern and central Bohemia (Figure 65). Sites with more than 20 individuals have been selected and the other sites grouped by location and cultural attribution. The site of Zelesice (n°64) was eliminated because it is located in Moravia.

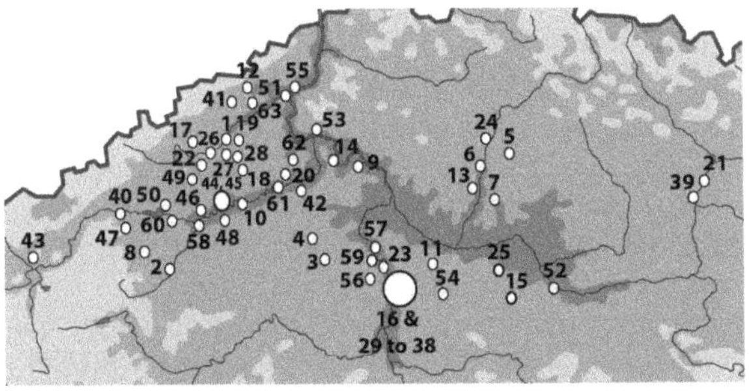

Figure 65. Bohemia: review of site locations (c.f. figure 9).

Thus, 13 assemblages were composed: four for the Corded Ware culture, four for the Bell Beaker and five for the Unetice culture, distributed as follows:

<u>Corded Ware culture</u>

VIK – Vikletice (90 individus), site n° 60

BWcw – western Bohemia (58 individuals), sites n° 1, 2, 8, 9, 10, 12, 14, 17, 19, 26, 27, 28, 40, 41, 42, 47, 49, 50, 51, 53, 55, 63

BEcw – eastern Bohemia (36 individuals), sites n° 5, 7

BCcw – central Bohemia (24 individuals), sites n° 4, 11, 15, 23, 29, 35, 37, 52, 54

<u>Bell Beaker culture</u>

BWbb – western Bohemia (20 individuals), sites n° 18, 20, 42, 43, 44, 46, 48, 53, 62

BEbb – eastern Bohemia (17 individuals), sites n° 5, 7, 21, 39

BCbb – central Bohemia (40 individuals), sites n° 3, 16, 32, 36, 56, 59

MOC – Mochov (21 individuals), site n° 25

<u>Unetice culture</u>

BWun – western Bohemia (38 individuals), sites n° 2, 8, 22, 44, 45, 53, 58, 60, 61

BRE – Brezno (38 individuals), site n° 5

BEun – eastern Bohemia (41 individuals), sites n° 6, 13, 24, 39

BCun – central Bohemia (36 individuals), sites n° 23, 31, 33, 34, 35, 37, 38, 57

MaOr – Mala Ohrada (47 individuals), site n° 30

All of the observations on deciduous teeth were grouped by cultural period: Corded Ware, Bell Beaker and Unetice.

Figure 66. Synthetic representation of the key teeth retained for analyses of Bohemia (n=54).

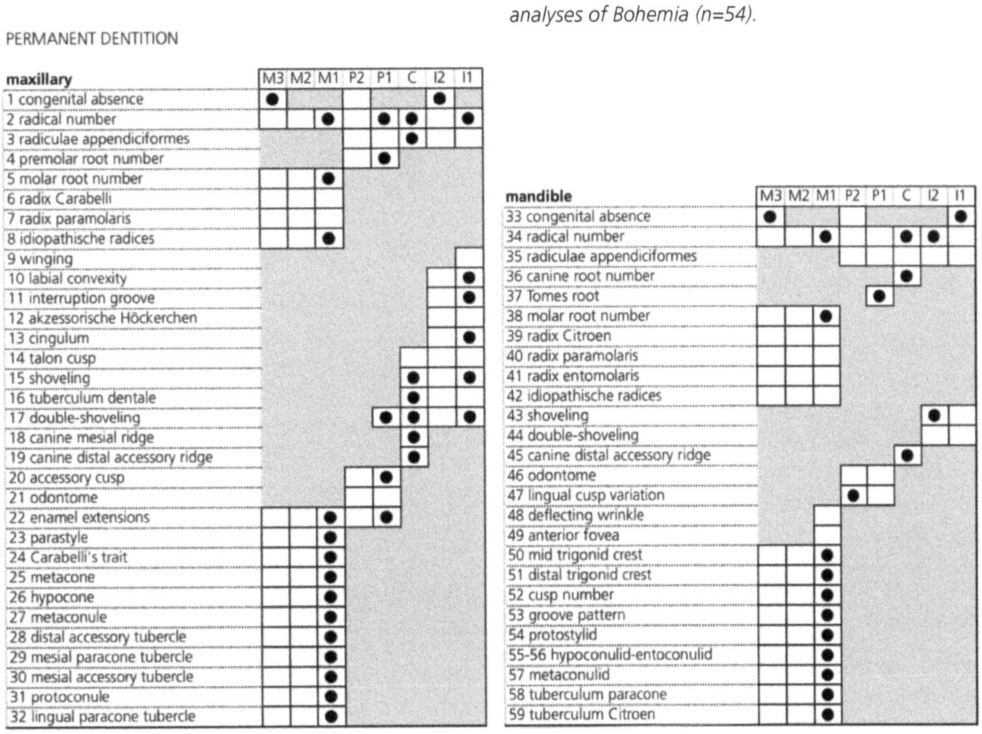

7.2.1.1.2 Population frequencies

Frequencies and counts for each variable are presented in table 29 for the permanent dentition and table 30 for the deciduous dentition.

The defined assemblages for the definitive dentition have, for the most part, enough observations to be included in the analyses. None of these groups were eliminated, and when data are insufficient for an assemblage, we eliminated by preference the variable involved.

For the permanent dentition, the traits observed on all members of a district show, in general, very similar ranges of expression (Table 29).

Traits observed on the deciduous dentition, despite the small sample size, show similar frequencies for the three periods (Corded Ware, Bell Beaker and Unetice) (Table 30). Traits observed on roots show generally very low or no variability, as do those recorded for incisors and canines. Only the second upper molars show some variability, which however, does not show any differences between the cultures studied.

Adjusted frequencies using the expression count method for each trait observed on the permanent dentition are presented in table 31.

7.2.1.1.3 Variables used in the analyses

For Bohemia, 54 variables on 79 traits located on the key teeth were retained. 34 are observed on the maxilla and 20 on the mandible (Figure 66). The EC frequencies used in the analyses are given in table 32.

Traits on the crowns, as well as the incisors, canines and molars are, in general, better represented.

Expression profiles of the variables observed on the key teeth used broadly show similar patterns (Figure 67). It is, however, possible to distinguish characteristics specific to group.

Profiles for the Unetice culture have comparable profiles for all five assemblages. They are distinguished by the less elevated frequency of two traits – the *metacone* (T25) and the *hypocone* (T26) – relative to the other two cultural groups.

Profiles for the Corded Ware and Bell Beaker assemblages are less uniform. Affinities can be discerned between the Bell Beaker of Western Bohemia (BWbb) and the Corded Ware from the same area (BWcw) and central Bohemia (BCcw). In contrast, the Corded Ware from the eastern area (BEcw) are more similar to Early Bronze Age assemblages.

7.2.1.1.4 Analyses

Results from multivariate analyses are quite significant and show similar patterns (Figure 68).

Hierarchical cluster analysis and bootstrap analysis present two groups of more than 50% (Figure 68a). The first is composed of all Unetice assemblages and the eastern Corded Ware (BEcw). Within this configuration, a sub-group is formed by the Early Bronze Age of central Bohemia (BCun) and the eastern Corded Ware. The second group is formed by the three other Corded Ware groups (VIK, BCcw and BWcw) and all of the Bell Beaker assemblages. Within this group, the Bell Beakers from the central (BCbb) and western (BWbb) regions are mixed with the Corded Ware assemblages, while the site of Mochov (MOC) geographically located in central Bohemia forms a strong and coherent group with the eastern Bell Beaker (BEbb).

The same structure can be seen in the representation produced by multidimensional scaling and a minimal spanning tree (Figure 68b). The Early Bronze Age again shows a uniform concentration. The eastern Corded Ware (BEcw) is also the closest group to the Unetice culture. The Corded Ware and Bell Beaker assemblages, in contrast, show a degree of heterogeneity. An interesting element is the position of the Corded Ware between the Bell Beaker and the Early Bronze Age.

Principal components analysis also reflects the elements evidenced by the other analyses. Scatterplots present the grouping of the Unetice assemblages, the more widespread distribution of the Bell Beaker and Corded Ware assemblages and the intermediate position of the Corded Ware between the two other cultures (Figure 68c).

How can these results be interpreted?

The different analyses converge and tend to support the idea of more heterogeneous populations during the Final Eneolithic in Bohemia that likely reflect heightened mobility of population exchanges during these periods.

These possibilities will be clarified by the analyses to follow (interregional, Bell Beaker populations and unmixed gender analysis).

The beginning of the Early Bronze Age, however, reveals a strong cohesion in the groups studied that is independent of the geographic position, suggesting a degree of isolation from external influences. The intermediate position of the Corded Ware culture suggests its involvement in the establishment of both the Bell Beaker and the Unetice cultures.

Expression profiles for the different groups defined in Bohemia ➔

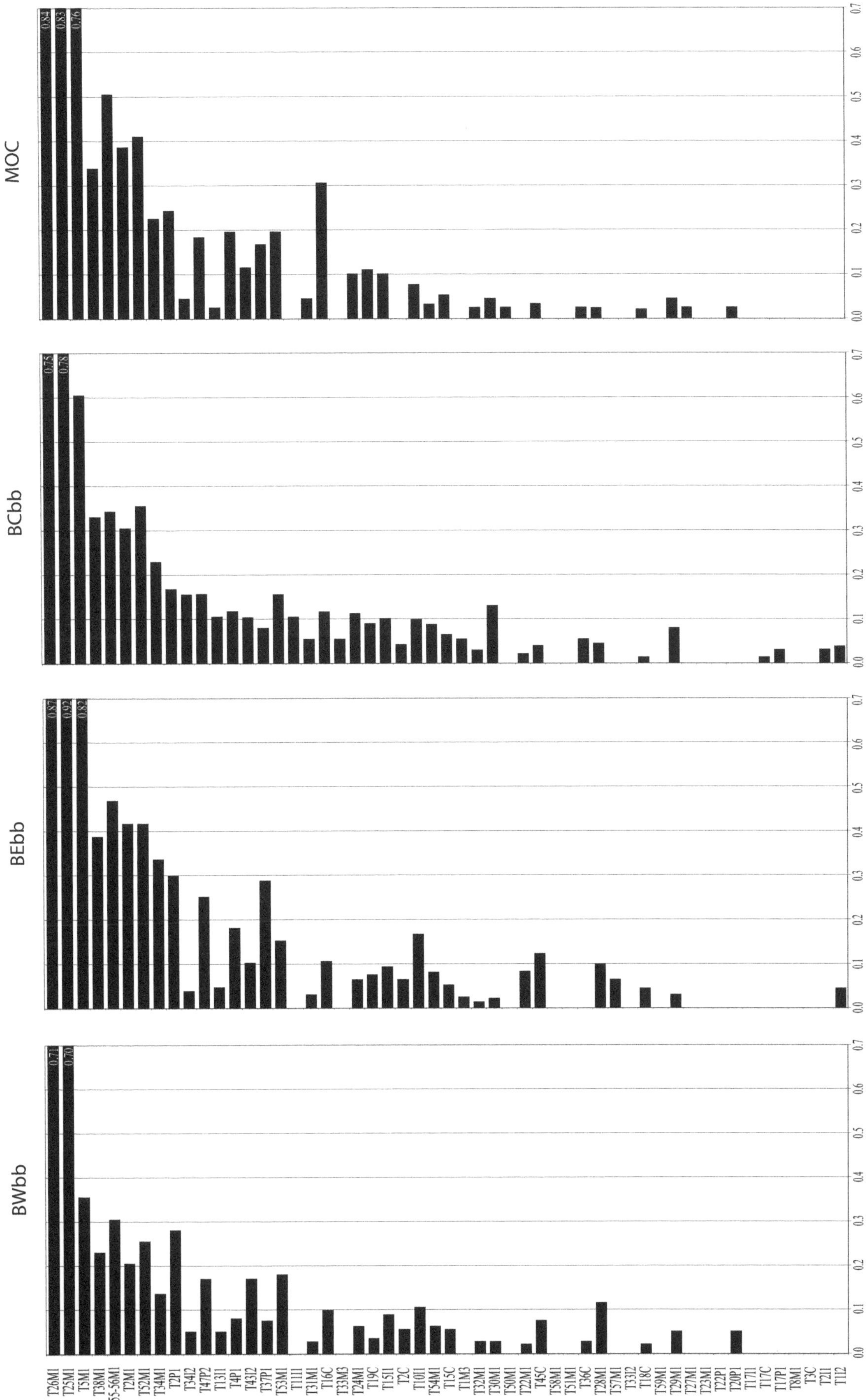
MOC
BCbb
BEbb
BWbb
0.0
0.1
0.2
0.3
0.4
0.5
0.6
0.7
0.84
0.83
0.76
0.75
0.78
0.87
0.92
0.82
0.71
0.70
T26M1
T25M1
T5M1
T38M1
T55-56M1
T2M1
T52M1
T34M1
T2P1
T34I2
T47P2
T13I1
T4P1
T43I2
T37P1
T53M1
T11I1
T31M1
T16C
T33M3
T24M1
T19C
T15I1
T2C
T10I1
T54M1
T15C
T1M3
T32M1
T30M1
T50M1
T22M1
T45C
T58M1
T51M1
T36C
T28M1
T57M1
T33I2
T18C
T59M1
T29M1
T27M1
T23M1
T22P1
T20P1
T17I1
T17C
T17P1
T8M1
T3C
T2I1
T1I2

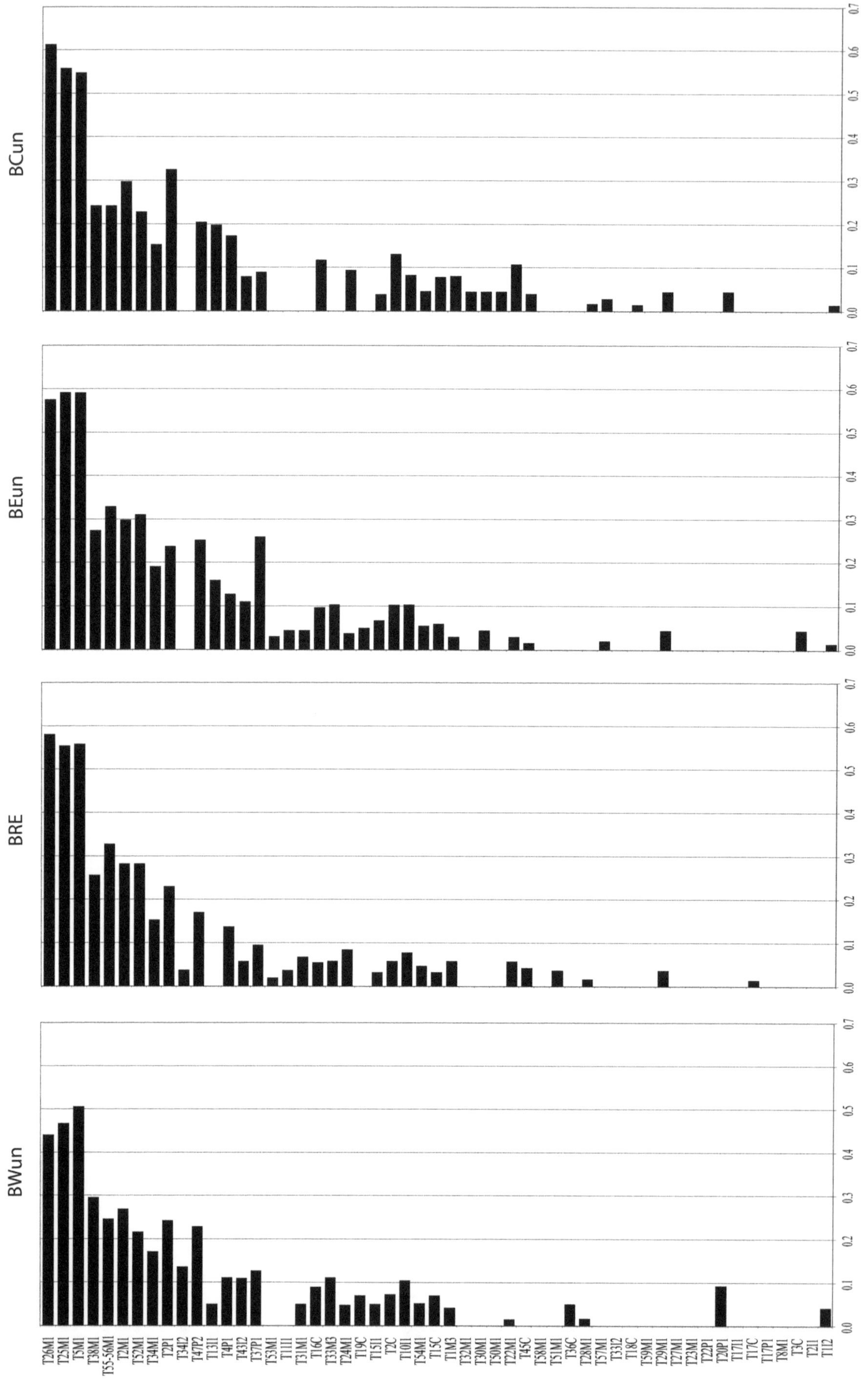
BCun
BEun
BRE
BWun

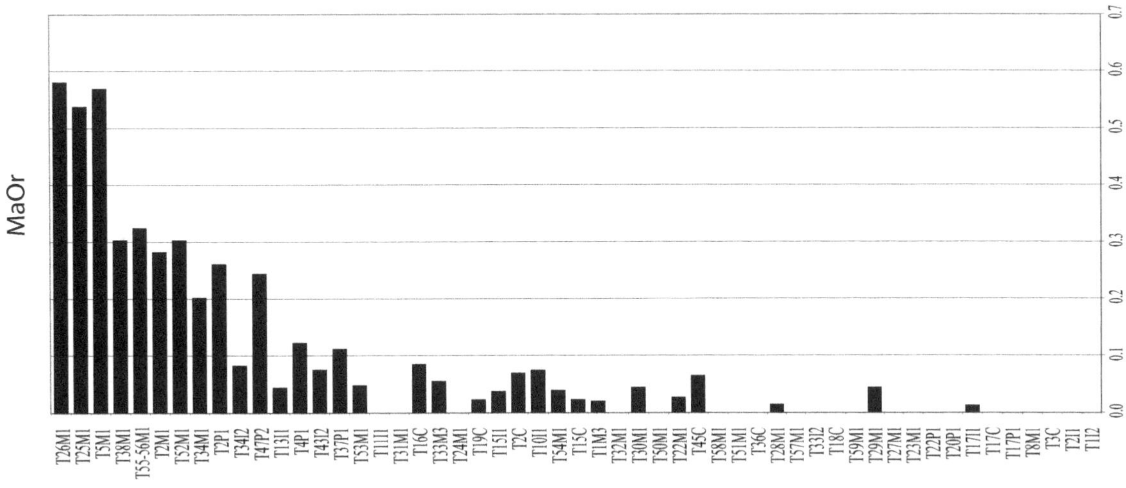

Figure 67. Profile for each group tested in the analyses, developed on the basis of the expression counts for the key teeth retained for Bohemia (n=54).

List of variables based on order in the profile, from top to bottom:

T26M1-T25M1-T5M1-T38M1-T55-56M1-T2M1-T52M1-T34M1-T2P1-T34I2-T47P2- T13I1-T4P1-T43I2-T37P1-T53M1-T11I1-T31M1-T16C-T33M3-T24M1-T19C-T15I1-T2C-T10I1-T54M1-T15C-T1M3-T30M1-T32M1-T50M1-T22M1-T45C-T36C-T51M1-T58M1-T28M1-T57M1-T33I2-T18C-T1I2-T2I1-T3C-T8M1-T17P1-T17C-T17I1-T20P1-T22P1-T23M1-T27M1-T29M1-T59M1

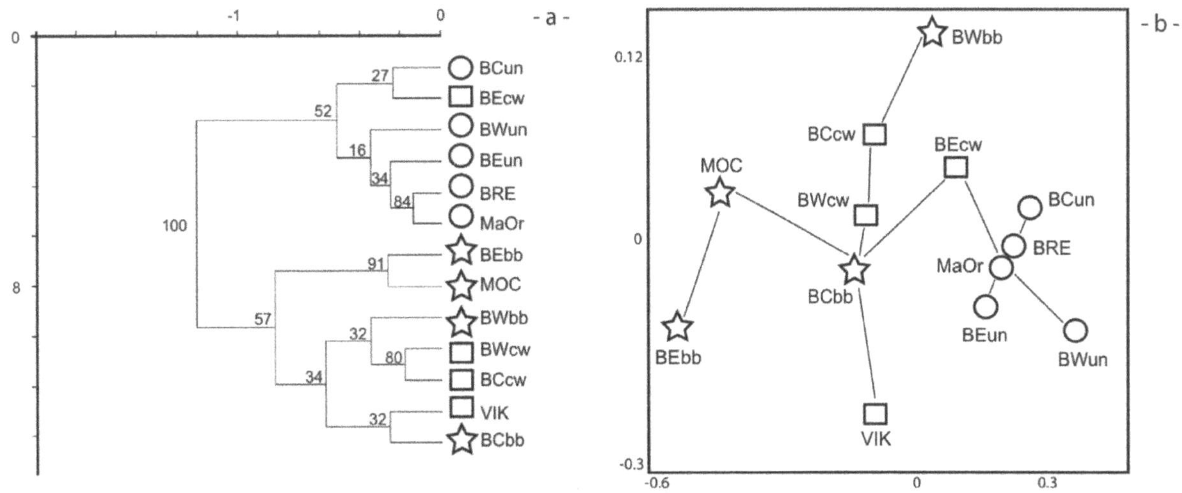

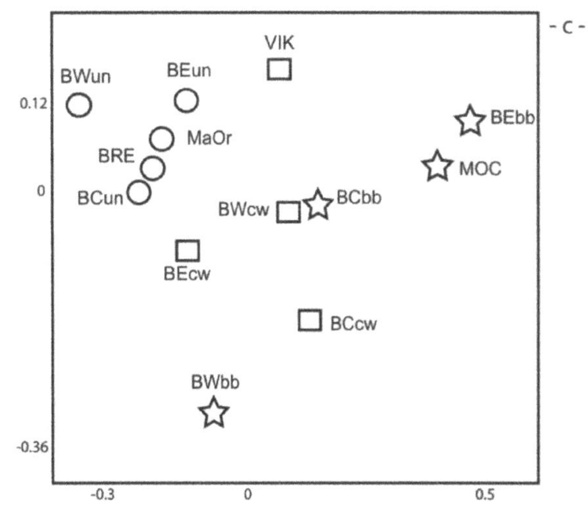

Figure 68. Results of multivariate analyses for Bohemia.

a) Hierarchical cluster analysis, according to Ward's method, complemented by bootstrap analysis.

b) Multidimensional scaling complemented by a minimal spanning tree (stress=0.09437).

c) Principal components analysis (axis 1=50.3% and axis 2=14.8%).

7.2.1.2 Hungary

Interest in the Hungarian Bell Beaker occupation – the Csepel-Bell Beaker – is multiple. This culture represents not only the eastern extension of the phenomenon, but is also, in this domain, the only one without a preceding Corded Ware culture in place. It also forms an enclave in the Budapest region.

7.2.1.2.1 Composition of the groups tested

The data set is composed of around 100 individuals and 15 sites located in north-central and southern Hungary (Figure 69). The assemblages belong to the Csepel-Bell Beaker culture and other contemporaneous (Obeda-Pitvaros, Nyirseg and Somogyvar-Vinkovci) or succeeding (Nagyrev, Perjamos) cultures. Sites have been grouped by cultural attribution to obtain adequate sample sizes for analysis. Two groups will be described here, but will not be included in the analyses.

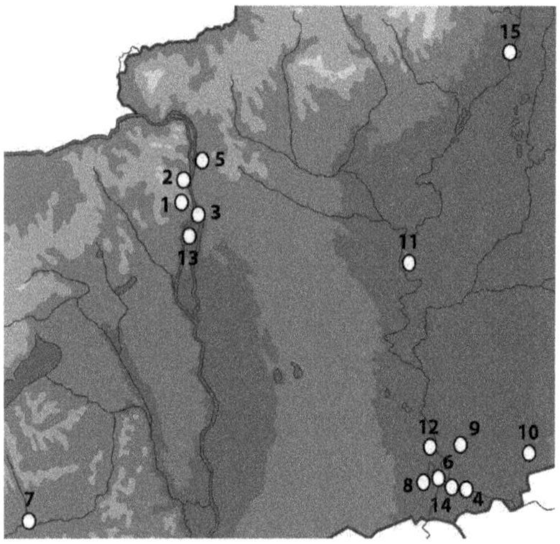

Figure 69. Hungary: review of site locations (c.f. figure 10).

<u>assemblages included in the analysis (n sufficient)</u>

BB – Bell Beaker culture (19 individuals),
sites n° 1, 2, 3, 13

NAG – Nagyrev culture (35 individuals),
sites n° 4, 5, 19, 11

OB-PIT – Obeba-Pitvaros culture (10 individuals),
sites n° 6, 8, 12

PER – Perjamos culture (26 individuals),
sites n° 9, 14

<u>assemblages excluded from the analysis (n insufficient)</u>

S-V – Somogyvar-Vinkovci culture
(2 individuals), site n° 7

NYI – Nyirseg culture (2 individuals), site n° 15

7.2.1.2.2 Population frequencies

Frequencies and counts for each variable are presented in table 33. Data for two assemblages, Somogyvar-Vinkovci and Nyirseg, are shown for information purposes, but sample sizes are insufficient for analysis, while the other assemblages generally have enough observations to be included. When the data are insufficient for one of these groups, the variable has been eliminated. Traits observed on all of the members of a district show, in general, very similar ranges of expression. Some variables have a constant expression. These are rare traits belonging to the FU_DTS system and others recorded on roots.

Adjusted frequencies using the expression count method for each trait observed on the permanent dentition are presented in table 34.

Figure 70. Synthetic representation of the key teeth retained for analyses of Hungary (n=35).

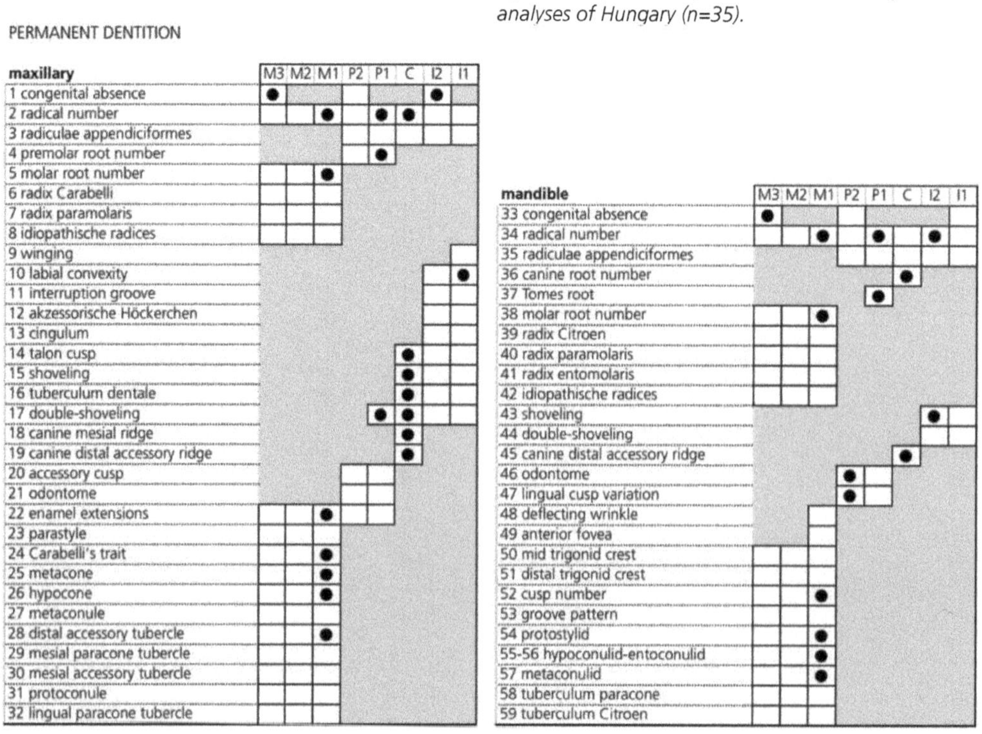

7.2.1.2.3 Variables used in the analyses

For Hungary, 35 variables on 79 traits located on the key teeth were retained. 20 of these were observed on the maxilla and 15 on the mandible (Figure 70). EC frequencies are presented in table 35.

Traits on crowns, canines and molars are, in general, the best represented.

Expression profiles of the variables observed on the key teeth used show elements of interest (Figure 71).

Profiles belonging to the Nagyrev and Perjamos cultures have a fairly similar pattern. This is an interesting result since these cultures are contemporaneous.

The Bell Beaker culture has a profile that is somewhat different, with less elevated expressions of the variables. The Obeba-Pitvaros culture, in contrast, has slightly more elevated expressions for certain traits. The Nagyrev culture, although it is quite similar to one of the two southern Hungarian cultures, has a profile positioning it between the different periods studied.

7.2.1.2.4 Analyses

Analyses are based only on four assemblages, making it difficult to interpret the configurations proposed. However, results show, at least in part, similar patterns (Figure 72).

Hierarchical cluster analysis and bootstrap analysis present an interesting situation (Figure 72a). There is a robust grouping (99%) for the contemporaneous Nagyrev and Perjamos cultures.

The Obeba-Pitvaros culture, chronologically close to the Bell Beaker, is attached discreetly to this group. The Bell Beaker, in contrast, is entirely separated from the other periods studied.

Expression profiles for the different groups defined for Hungary

Figure 71. Profile for each group tested in the analyses, developed on the basis of the expression counts for the key teeth retained for Hungary (n=35).

List of variables based on order in the profile, from top to bottom:

T26M1-T25M1-T5M1-T2M1-T55-56M1-T38M1-T52M1-T2P1-T34M1-T37P1-T4P1-T10I1-T28M1-T34P1-T47P2-T16C-T24M1-T15C-T2C-T54M1-T43I2-T1M3-T33M3-T1I2-T14C-T17P1-T17C-T18C-T19C-T22M1-T34I2-T36C-T45C-T46P2-T57M1

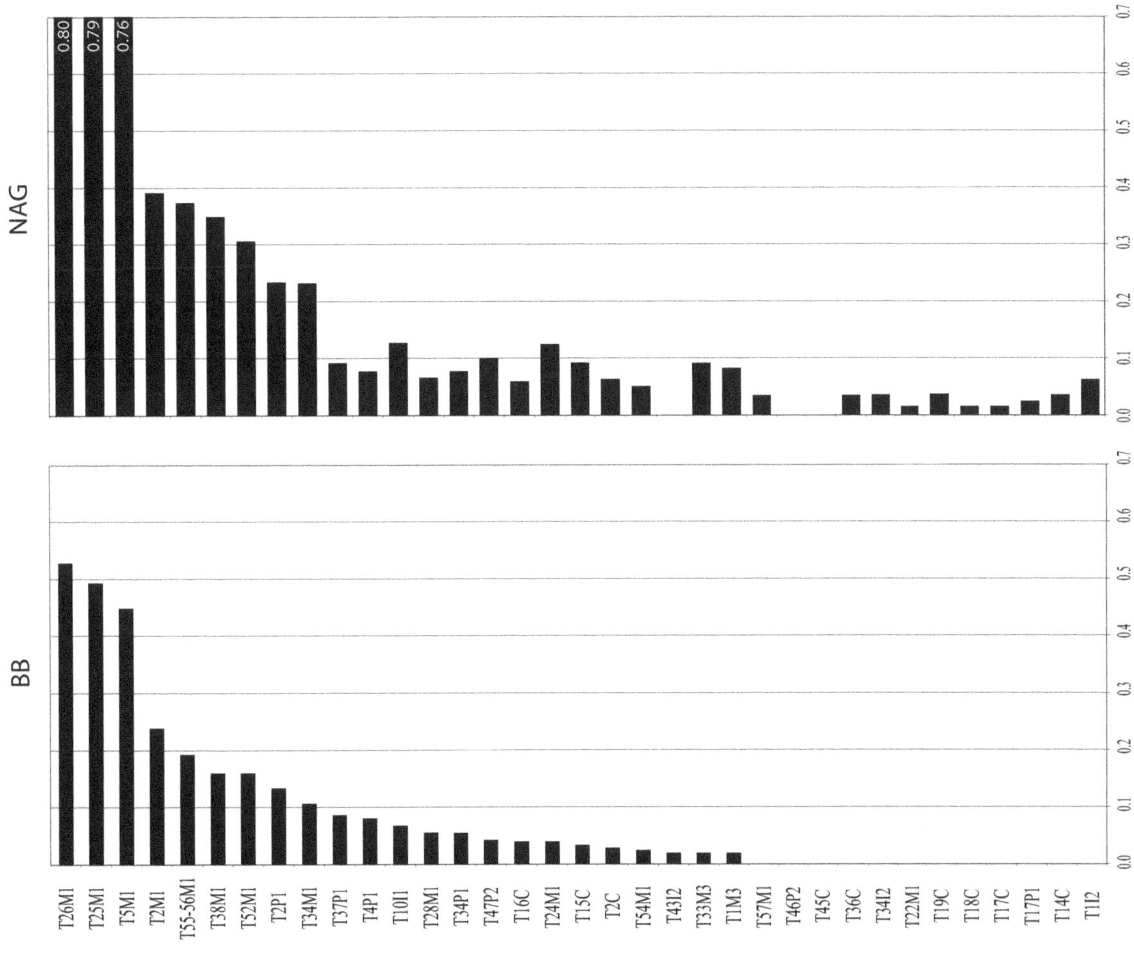

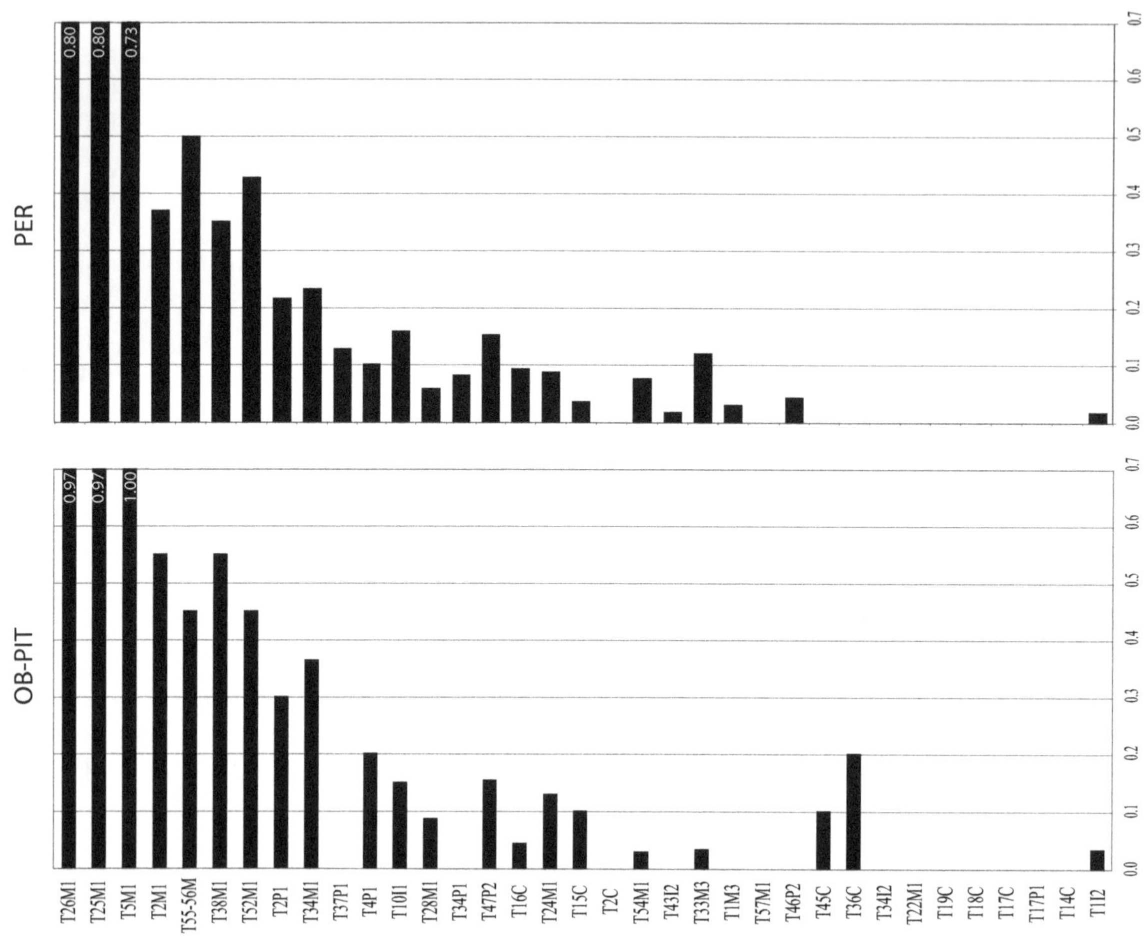

A similar configuration, but more clear-cut, is provided by the scatterplot from multidimensional scaling and a minimal spanning tree (Figure 72b).

We see the proximity of the later assemblages of the Early Bronze Age – Nagyrev and Perjamos. While the Bell Beaker remains isolated, the Obeda-Pitvaros culture is also isolated from the main group.

Principal components analysis reflects the elements shown by the first two analyses (Figure 72c). The only difference is that the principal group is no longer clearly observable.

How can these results be interpreted?

The Nagyrev is an important culture, both in the impact or influence at a material level that it holds over the Bell Beaker and in its geographic extension.

The Nagyrev appears, after analysis, to hold a strong and central position in relationships between the different cultures studied.

The Bell Beaker is set apart in all graphic representations. It is comparable neither to the southern culture with which it is contemporaneous (Obeda-Pitvaros) nor to the Nagyrev with which it is in part contemporaneous – in its early phase – and which succeeds it.

We may be able to clarify the distance position of the Bell Beaker in subsequent analyses or during the study of the Bell Beaker assemblages.

7.2.1.3 Relationships between assemblages in the eastern domain

An analysis of the different assemblages belonging to the eastern domain was carried out in order to understand the relationships between the different cultures of the two regions considered: Bohemia and Hungary.

7.2.1.3.1 Composition of the groups tested

All of the groups defined for intraregional analysis are included here. Bohemia is represented by 13 assemblages, as follows:

Corded Ware culture

VIK – Vikletice (90 individus), site n° 60

BWcw – western Bohemia (58 individuals), sites n° 1, 2, 8, 9, 10, 12, 14, 17, 19, 26, 27, 28, 40, 41, 42, 47, 49, 50, 51, 53, 55, 63

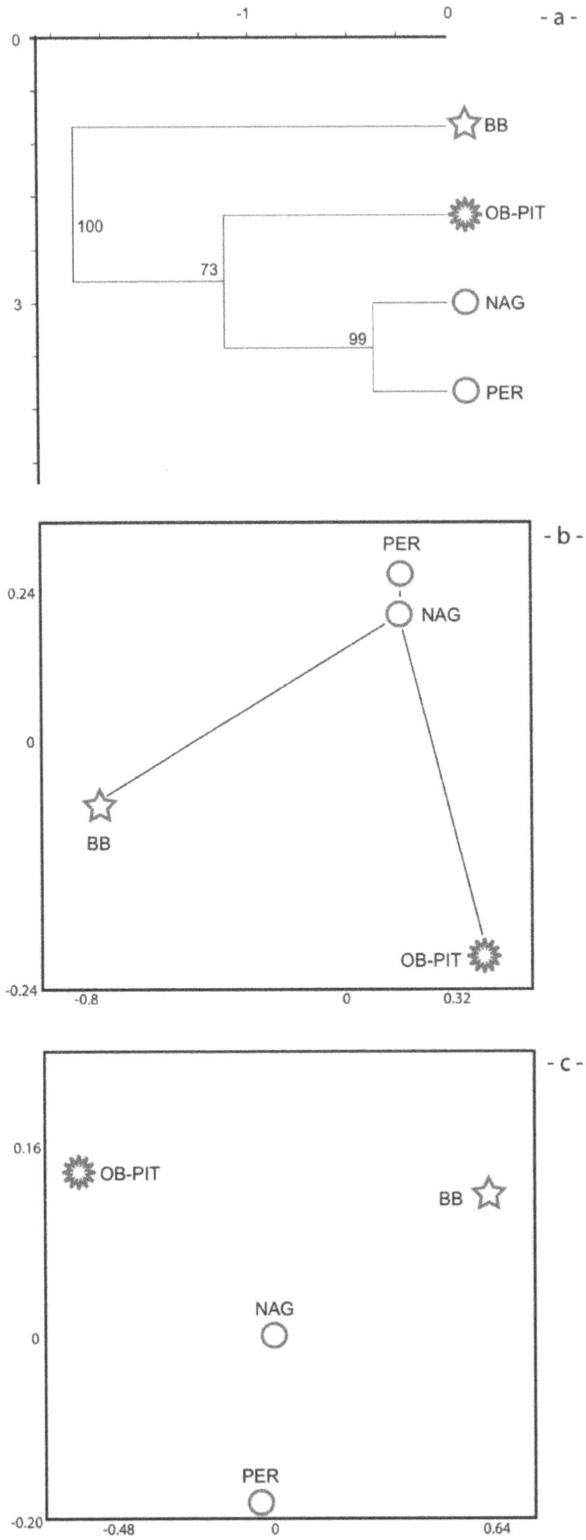

Figure 72. Results of multivariate analyses for Hungary.

a) Hierarchical cluster analysis, according to Ward's method, complemented by bootstrap analysis.

b) Multidimensional scaling complemented by a minimal spanning tree (stress=0.0).

c) Principal components analysis (axis 1=89.6% and axis 2=7.9%).

BEcw – eastern Bohemia (36 individuals), sites n° 5, 7

BCcw – central Bohemia (24 individuals), sites n° 4, 11, 15, 23, 29, 35, 37, 52, 54

Bell Beaker culture

BWbb – western Bohemia (20 individuals), sites n° 18, 20, 42, 43, 44, 46, 48, 53, 62

BEbb – eastern Bohemia (17 individuals), sites n° 5, 7, 21, 39

BCbb – central Bohemia (40 individuals), sites n° 3, 16, 32, 36, 56, 59

MOC – Mochov (21 individuals), site n° 25

Unetice culture

BWun – western Bohemia (38 individuals), sites n° 2, 8, 22, 44, 45, 53, 58, 60, 61

BRE – Brezno (38 individuals), site n° 5

BEun – eastern Bohemia (41 individuals), sites n° 6, 13, 24, 39

BCun – central Bohemia (36 individuals), sites n° 23, 31, 33, 34, 35, 37, 38, 57

MaOr – Mala Ohrada (47 individuals), site n° 30

Hungary is represented by four groups:

BB – Bell Beaker culture (19 individuals), sites n° 1, 2, 3, 13

NAG – Nagyrev culture (35 individuals), sites n° 4, 5, 19, 11

OB-PIT – Obeba-Pitvaros culture (10 individuals), sites n° 6, 8, 12

PER – Perjamos culture (26 individuals), sites n° 9, 14

7.2.1.3.2 Variables used in the analyses

For this part of the study, 30 variables on 79 traits located on the key teeth were retained. 19 are found on the maxilla and 11 on the mandible (Figure 73).

EC frequencies are presented in table 36. Traits located on the crowns and molars are the best represented.

7.2.1.3.3 Analyses

Analyses use all of the groups studied for Bohemia and Hungary.

The results combine the configurations produced during the intraregional studies (Figure 74).

Hierarchical cluster analysis presents groups that are not really robust, but which reflect the results of the individual analyses (Figure 74a). For Bohemia, the two groups – one combining the Unetice assemblages and the eastern Corded Ware (BEco) and the other combining Corded Ware and Bell Beaker – are once again isolated.

Figure 73. Synthetic representation of the key teeth retained for analyses of the eastern domain (n=30).

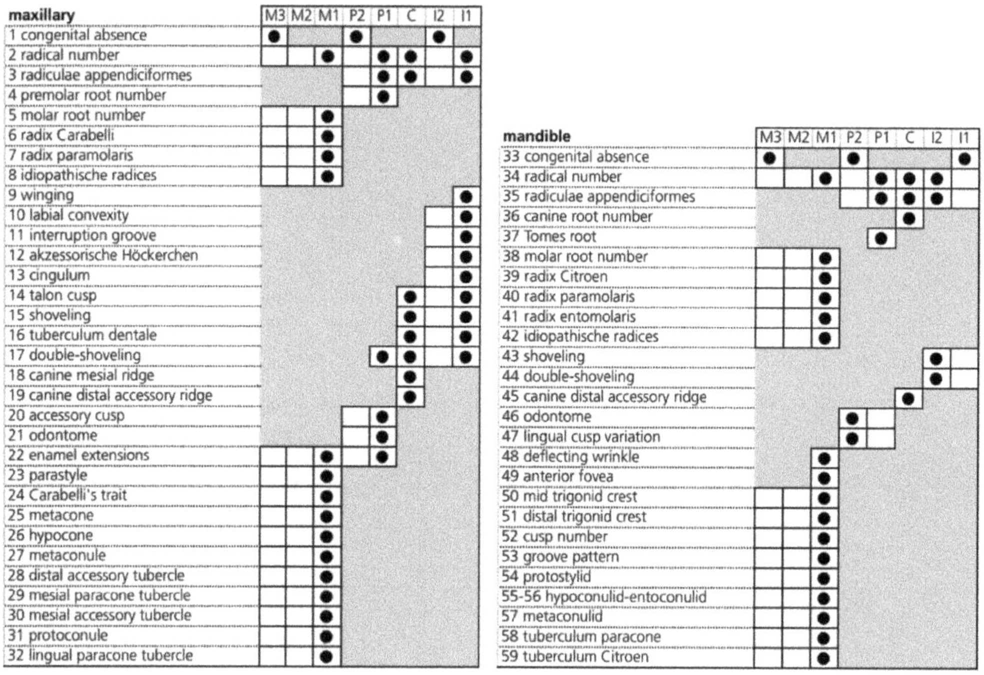

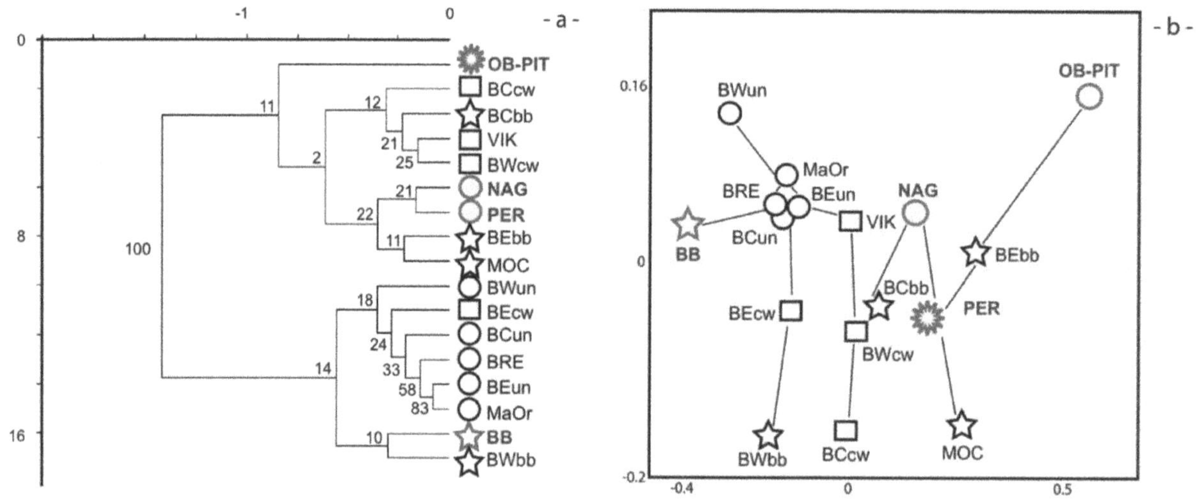

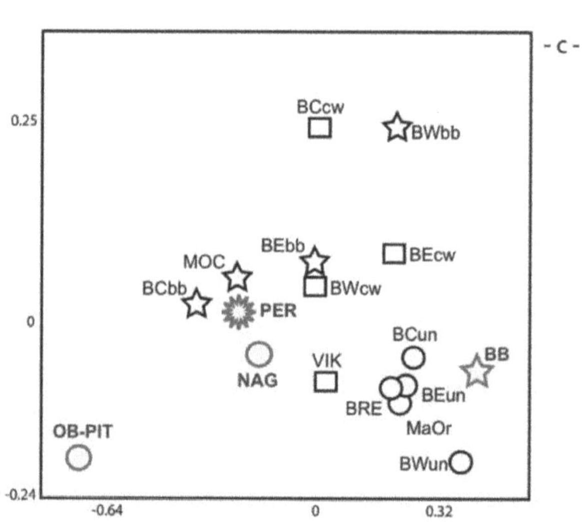

Figure 74. Results of multivariate analyses for the eastern domain.

a) Hierarchical cluster analysis, according to Ward's method, complemented by bootstrap analysis.

b) Multidimensional scaling complemented by a minimal spanning tree (stress=0.068).

c) Principal components analysis (axis 1=73.3% and axis 2=10.3%).

The position of the Hungarian groups within this configuration is quite interesting since the Bell Beaker is moderately linked to the first group - Unetice and eastern Corded Ware – and the other three assemblages (Nagyrev, Obeda-Pitvaros and Perjamos) to the second group.

A similar configuration is provided by the scatterplot from multidimensional scaling (Figure 74b).

For Bohemia, the proximity of the Early Bronze Age assemblages, the intermediate position of the Corded Ware and the heterogeneity of the Bell Beaker are again observed.

The Hungarian Bell Beaker is again close to the Unetice assemblages and the other three groups close to the Czech Bell Beaker!

Principal components analysis reproduces the elements observed during the first two analyses (Figure 74c).

How can these results be interpreted?

One could consider a group composed of the Hungarian and Czech Bell Beaker, but this is not the case! While the situation appears obvious for Bohemia, Hungary raises questions.

7.2.2 The southern domain

The southern domain is a territory in which modes for the emergence of the Bell Beaker are much more difficult to determine.

The specificity of the Bell Beaker record and its complexity requires a more labor-intensive effort.

7.2.2.1 Southern France

The archaeological data generally indicate two phase of Bell Beaker occupation. The first marks a clear break with local traditions, the second a period of integration and cohabitation. The complex funerary contexts in this region, from a stratigraphic viewpoint, have not led to a multitude of anthropological studies in a perspective of population history.

7.2.2.1.1 Composition of the groups tested

The sample for Southern France includes nearly 700 individuals and 5 sites located for the most part in the eastern part of the region (Figure 75). Sites are situated between the Final Neolithic/Chalcolithic and the Early Bronze Age.

The entire sample comes from collective burials. Cultural attributions are not always clear, so it was not always possible to identify and work with cultural groups or distinct periods.

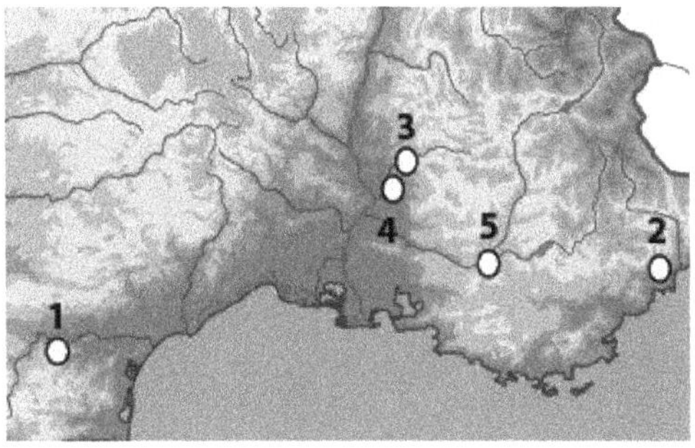

Figure 75. Southern France: review of site locations (c.f. figure 11).

- Assemblages selected

BOI – Boileau, Final Neolithic (130 individuals), site n° 4

PEY – Peyraoutes, Chalcolithic/Bell Beaker culture (172 individuals), site n° 2

ROc5 – Roaix, layer 5, Chalcolithic (92 individuals), site n° 3

ROc2 – Roaix, layer 2, Chalcolithic (49 individuals), site n° 3

VILfn – Villedubert, Final Neolithic (18 individuals), site n° 1

VILbb – Villedubert, Bell Beaker culture (70 individuals), site n° 1

VILind – Villedubert, undefined (19 individuals), site n° 1

CUD – Cudieres, Chalcolithic/Early Bronze Age (98 individuals), site n° 5

7.2.2.1.2 Population frequencies

Frequencies and counts for each variable are presented in table 37 for the permanent dentition and table 38 for deciduous dentition. Only one sample, attributed to the Final Neolithic at the site of Villedubert (n°1 - VILfn), has an insufficient number of observations, and this has been excluded from the analyses.

The other groups, for the most part, have enough observations to be included. When the data are insufficient for one of these assemblages, the variable has by preference been eliminated.

For the permanent dentition (Table 37), the traits observed on all members of a district have comparable ranges of expression. Variables belonging to the FU_DTS system and secondary traits observed on the roots show only minor variability. For the deciduous dentition, the same groups as defined for the permanent dentition has been used (Table 38). Sample sizes are low and most of the variables are constant. Traits exploitable do not show large differences between the groups studied.

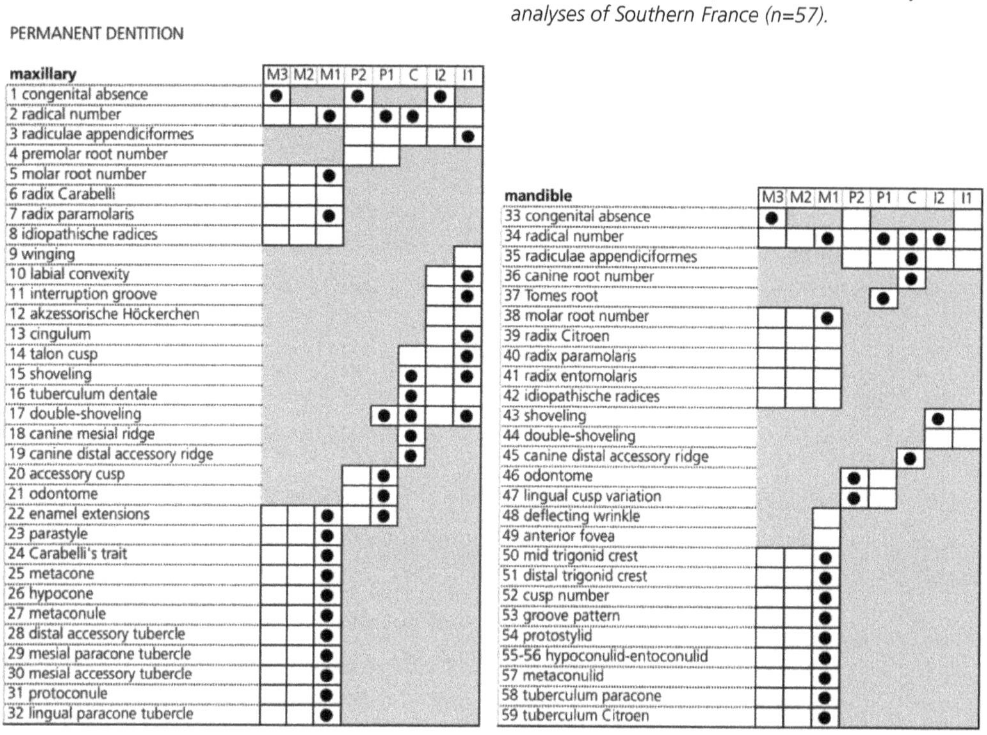

Figure 76. Synthetic representation of the key teeth retained for analyses of Southern France (n=57).

Adjusted frequencies using the expression count method for each trait observed on the permanent dentition are given in table 39.

7.2.2.1.3 Variables used in the analyses

For Southern France, 57 variables on 79 traits located on the key teeth were retained. 35 of these are on the maxilla and 22 on the mandible (Figure 76). EC frequencies used in the analyses are presented in table 40. Traits found on crowns and molars are the best represented.

Expression profiles for the different groups defined for Southern France

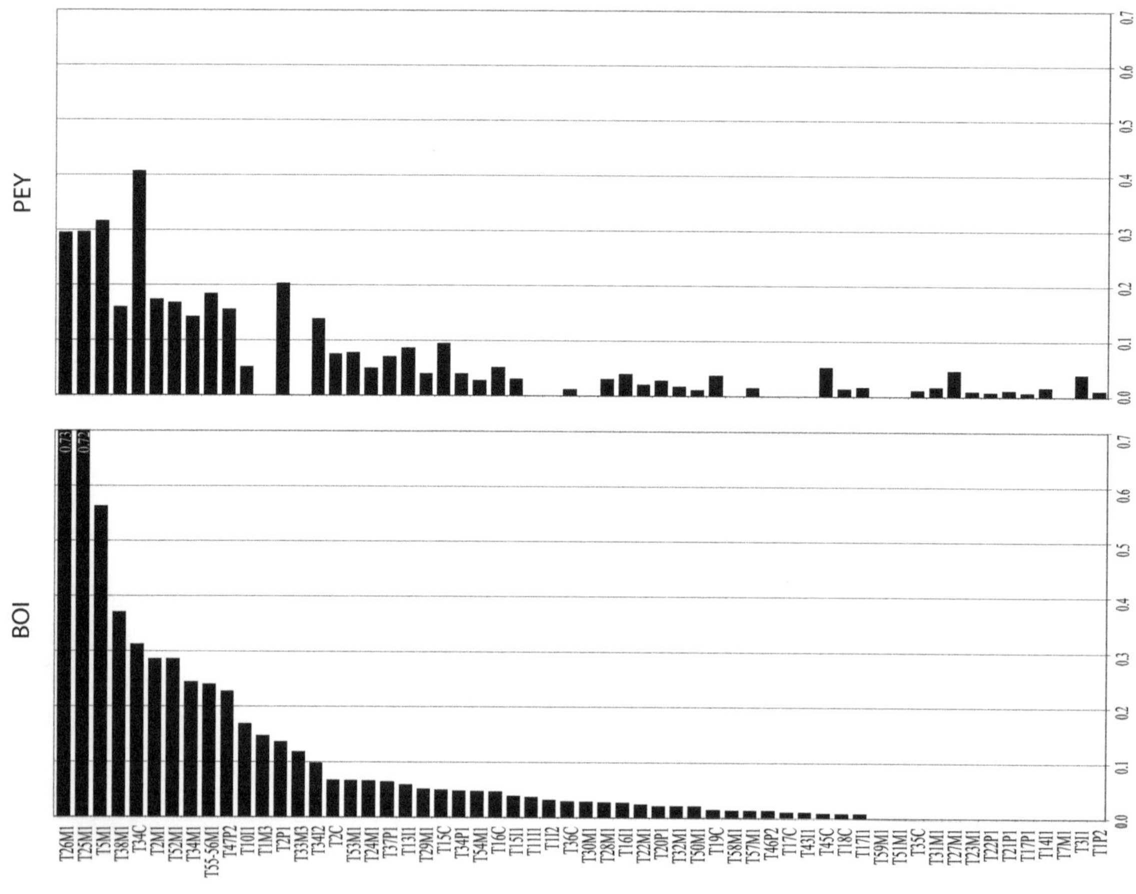

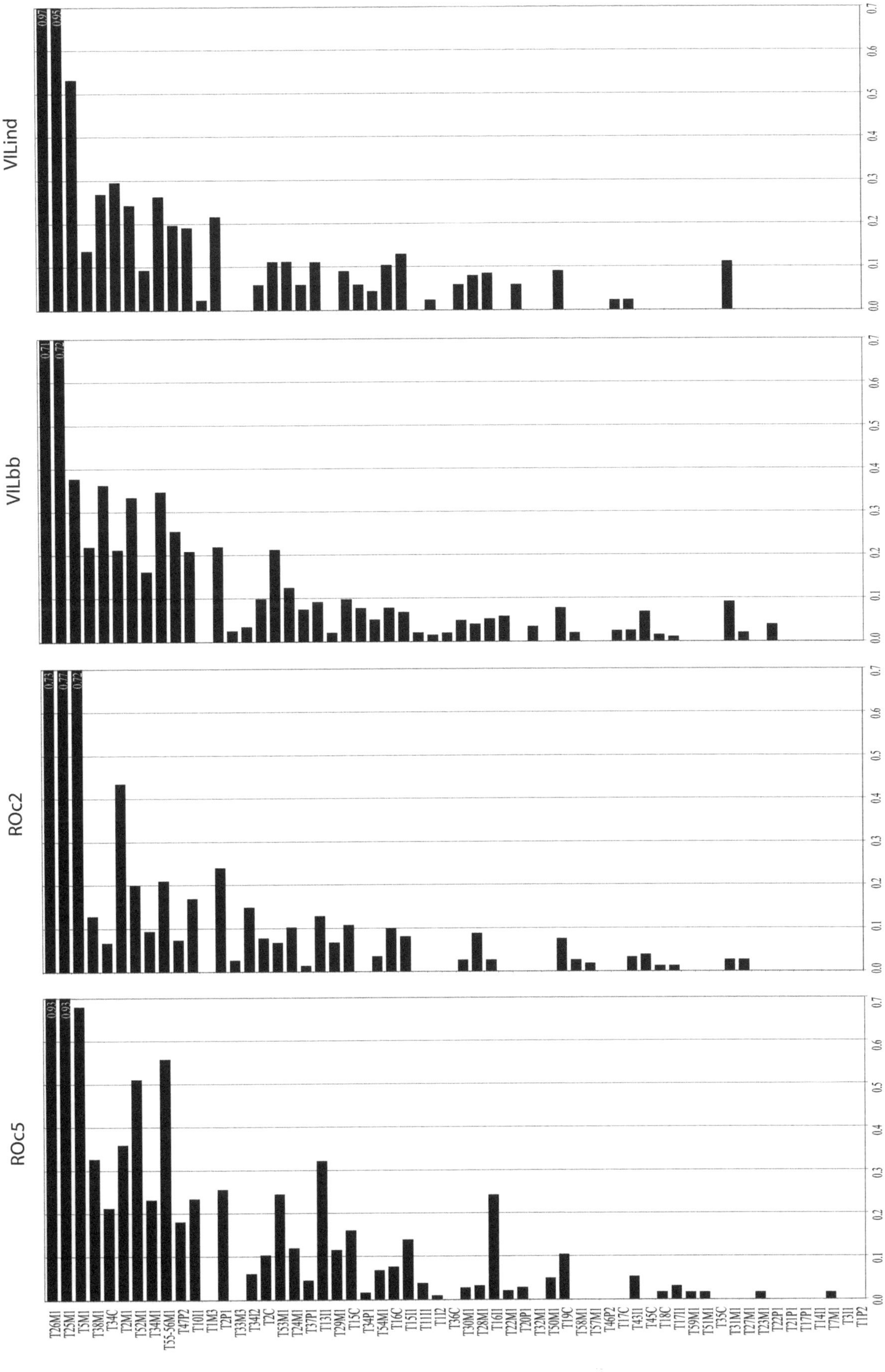
VILind
VILbb
ROc2
ROc5

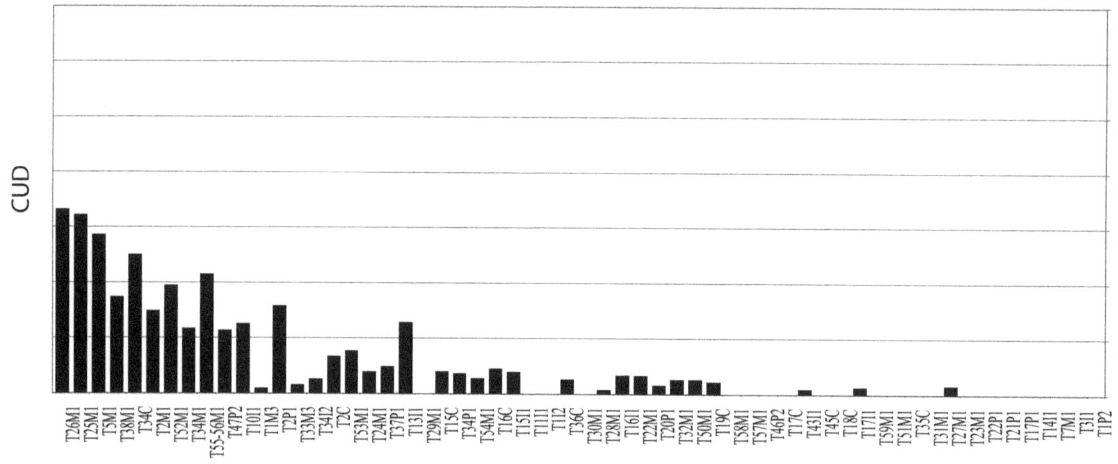

Figure 77. Profile for each group tested in the analyses, developed on the basis of the expression counts for the key teeth retained for Southern France (n=57).

List of variables based on order in the profile, from top to bottom:

T26M1-T25M1-T5M1-T38M1-T34C-T2M1-T52M1-T34M1-T55-56M1-T47P2-T10I1-T1M3-T2P1-T33M3-T34I2-T2C-T53M1-T24M1-T37P1-T13I1-T29M1-T15C-T34P1-T54M1-T16C-T15I1-T11I1-T1I2-T36C-T30M1-T28M1-T16I1-T22M1-T20P1-T32M1-T50M1-T19C-T57M1-T58M1-T46P2-T17C-T43I1-T45C-T18C-T17I1-T1P2-T3I1-T7M1-T14I1-T17P1-T21P1-T22P1-T23M1-T27M1-T31M1-T35C-T51M1-T59M1

Expression profiles for the variables observed on the key teeth used enable isolation of specificities by group (Figure 77).

Profiles from the sites of Peyraoutes (n°2 - PEY) and Cudieres (n°5 - CUD) are quite similar and are differentiated only by a slightly elevated frequency for T5, T25 and T26 in comparison with the other assemblages. Profiles belonging to distinct periods or strata within a single site, such as Villedubert (n°1 - VIL) and Roaix (n°3 - RO), are of interest. We find, broadly, the same patterns with some differences in ranges of expression. For Roaix, stratum 2 (ROc2) differs from stratum 5 (ROc5) by elevated frequencies of T2 and much lower frequencies of T13, T16 and T55-56. Similarly, for Villedubert, the Bell Beaker occupation (VILbb) presented higher frequencies for T2, T5 and T53. The site of Boileau (n°4 - BOI) appears to be very similar to this Bell Beaker sequence.

7.2.2.1.4 Analyses

The results from multivariate analyses propose similar configurations (Figure 78).

Hierarchical cluster analysis and bootstrap analysis present two robust groups (Figure 78a).

The first is formed by two late assemblages: Peyraoutes (PEY) – Chalcolithic/Bell Beaker – and Cudieres (CUD) – Chalcolithic/Early Bronze Age.

The second contains the other three sites, all occupations phases combined. Within this group, the first phase at Roaix (ROc5) is isolated from the others. The site of Boileau (BOI) is associated with the Bell Beaker occupation at Villedubert (VILbb), while stratum 2 at Roaix is associated with an undetermined assemblage from Villedubert (VILind).

The same patterns are repeated in the representation produced by multidimensional scaling and a minimal spanning tree (Figure 78b). The proximity of recent sites – Peyraoutes (PEY) and Cudieres (CUD) – is again identifiable.

This group is associated with the Bell Beaker occupation at Villedubert (VILbb), which is itself linked to other assemblages, such as the undetermined phase at Villedubert (VILind) and Boileau (BOI).

The heterogeneity of Final Neolithic or Chalcolithic phase with the sites of Roaix and Boileau should be noted.

Principal components analysis again points out these elements. The scatterplot presents the group of recent assemblages and the variability of earlier groups (Figure 78c).

How can these results be interpreted?

Final Neolithic and Chalcolithic sites, based on the evidence, present a more heterogeneous situation. The site of Roaix is a good example of this, since its two occupations (strata 5 and 2) doe not appear to reflect a single broad unit, but rather two distinct populations.

By contrast, the late sites of Peyraoutes and Cudieres, containing a mixture of Chalcolithic occupations with a Bell Beaker phase for the first and Early Bronze Age for the second, are isolated, but remain in proximity to the Bell Beaker assemblage from Villedubert.

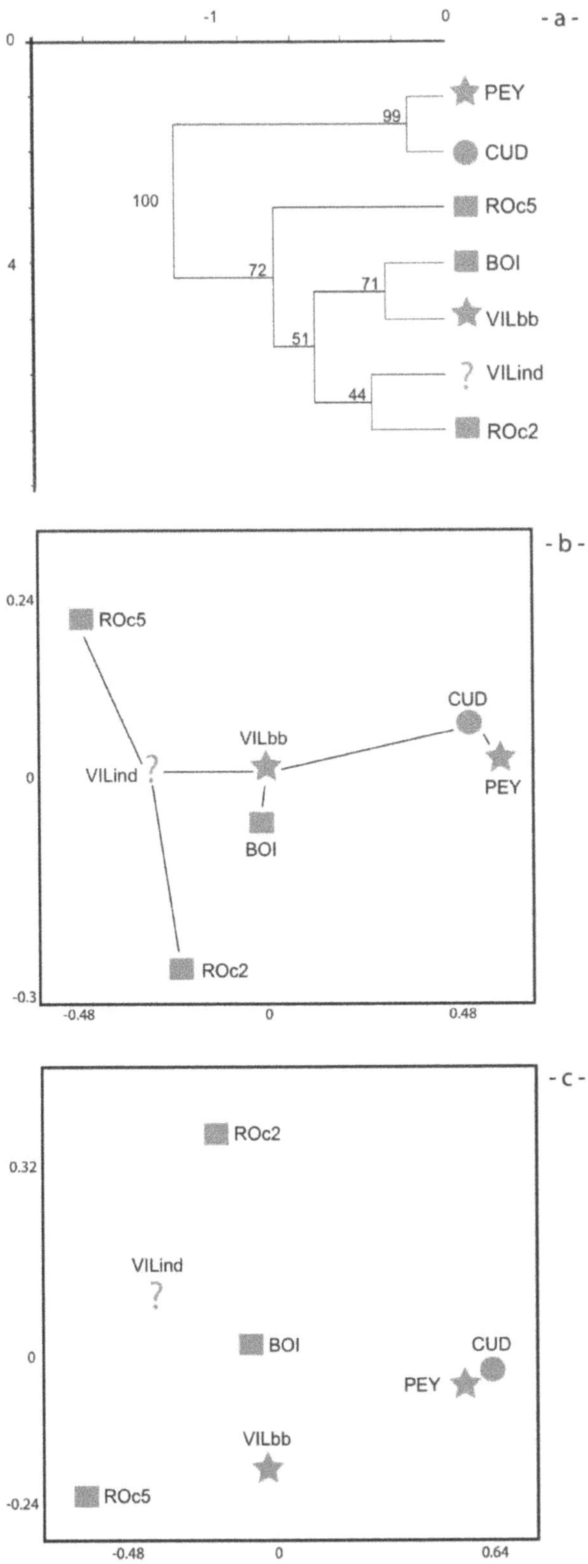

Figure 78. Results of multivariate analyses for Southern France.

a) Hierarchical cluster analysis, according to Ward's method, complemented by bootstrap analysis.

b) Multidimensional scaling complemented by a minimal spanning tree (stress=0.08861).

c) Principal components analysis (axis 1=68.3% and axis 2=13.7%).

Villedubert, the site for which we have analyzed a Bell Beaker group and an undetermined group, appears to be positioned between these two currents.

7.2.2.2 Northern Spain

The Iberian Peninsula is a significant region for understanding of the Bell Beaker phenomenon. However, the difficult funerary context prevents fine-grained analysis.

7.2.2.2.1 Composition of the groups tested

The sample for Northern Spain includes nearly 180 individuals and 14 sites located in the northern part of the Meseta (Figure 79).

The assemblages studied are attributed to the Final Neolithic, Chalcolithic, Bell Beaker and Early Bronze Age. It was decided to retain sites with more than 18 individuals and to group the other sites by cultural attribution.

This led to the definition of three assemblages for the Final Neolithic, two for the Chalcolithic, one for the Bell Beaker and one for the Early Bronze Age. One site contains an inseparable mixture from the Final Neolithic and Bell Beaker.

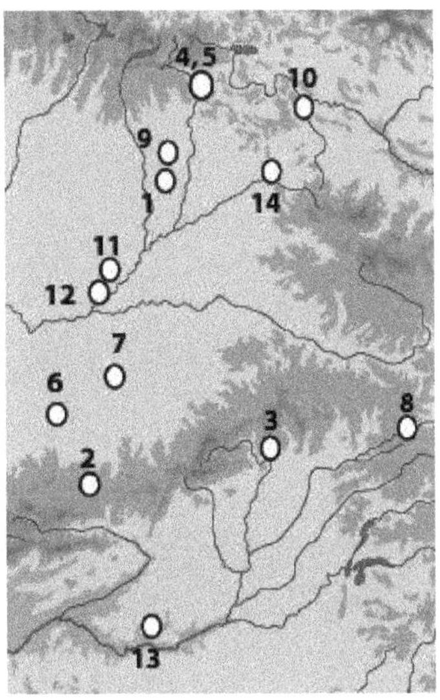

Figure 79. Northern Spain: review of site locations (c.f. figure 12).

- Assemblages included in the analyses (n sufficient)

LSfn – La Sima, Final Neolithic (22 individuals), site n° 8

LVfn – La Velilla, Final Neolithic (50 individuals), site n° 9

LZfn – Los Zumacalles, Final Neolithic (18 individuals), site n° 12

LAfn/bb – Las Arnillas, Final Neolithic/Bell Beaker culture (24 individuals), site n° 10

DIVcha – miscellaneous, Chalcolithic (13 individuals), sites n° 2, 6, 11, 14

VHcha – Valle de las Higueras, Chalcolithic (38 individuals), site n° 13

DIVbb – miscellaneous, Bell Beaker culture (18 individuals), sites n° 3, 7, 8, 13

- Assemblages excluded from the analyses (n insufficient)

DIVbz – miscellaneous, Bronze Age (5 individuals), sites n° 1, 4, 5

7.2.2.2.2 Population frequencies

Frequencies and counts for each variable are given in table 41. The sample for the Early Bronze Age (DIVbz) is insufficient and was excluded from multivariate analyses. The other groups generally have enough observations to be included, but when data are insufficient for one of the assemblages, the variable involved was eliminated.

For the permanent dentition, the traits observed on all of the members of a district similar ranges of expression (Table 41).

Unsurprisingly, traits expressed on the roots or belonging to the FU_DTS system (rare traits) reveal a significant constancy of expression.

Adjusted frequencies using the expression count method for each trait observed on the permanent dentition are given in table 42.

Figure 80. Synthetic representation of the key teeth retained for analyses of Northern Spain (n=17).

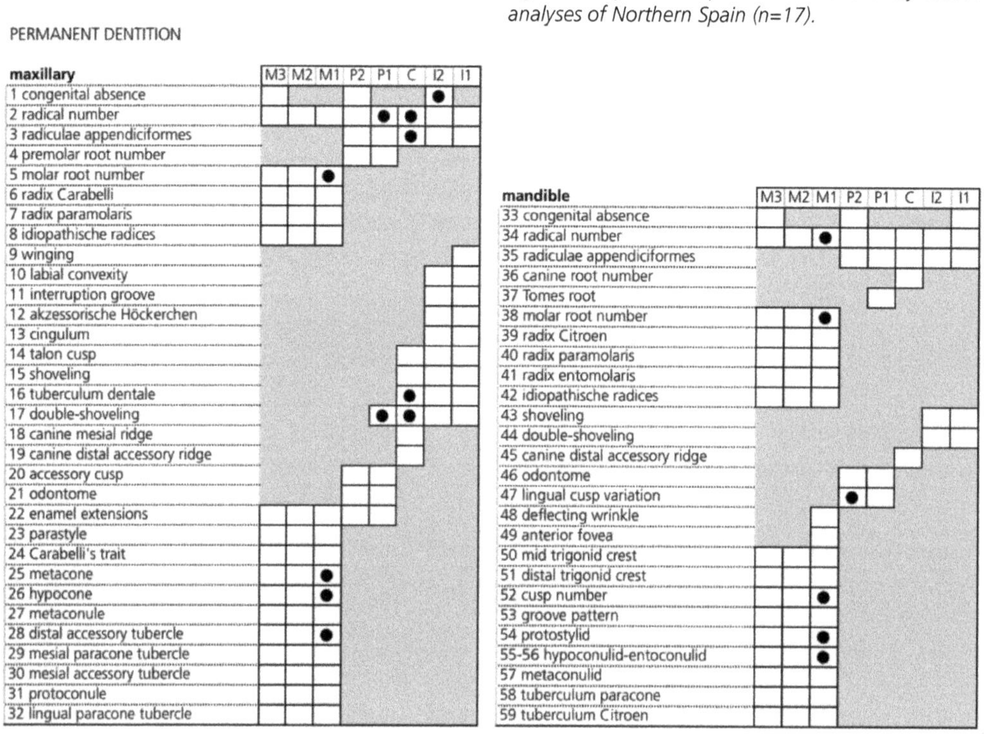

7.2.2.2.3 Variables used in the analyses

For Northern Spain, only 17 variables on the 79 traits located on the key teeth were retained. 11 of these are on the maxilla and 6 on the mandible (Figure 80). EC frequencies are given in table 43. Traits found on crowns, incisors, canines and molars are best represented.

The number of exploitable variables is low (n=17), yet the expression profiles reveal interesting points. Divergences between assemblages can be demonstrated (Figure 81).

La Sima (LSfn) and La Vellila (LVfn) are quite similar, as well as the Bell Beaker sample (DIVbb) and the Chalcolithic occupation at Valle de las Higueras (VHcha). Los Zumacalles is isolated from these assemblages by a higher frequency in three traits (upper *molar root number* - T5 -, *metacone* - T25 - and *hypocone* - T26).

The profiles for the last two assemblages (LAfn/bb and DIVcha) differ slightly from the other groups. They contain higher frequencies for four variables: the *hypoconulid-entoconulid* (T55-56), the *cusp number* (T52), the lower *molar root number* (T38) and *lingual cusp variations* (T47).

Las Arnillas (LAfn/bb), which is a site in which the different Final Neolithic and Bell Beaker occupations cannot be distinguished, also shows elevated frequencies for the *radical number* on the first lower premolar (T34).

The group composed of the different Chalcolithic sites (DIVcha) shows higher frequencies for two additional traits: the *congenital absence* of the upper lateral incisor (T2) and the *radical number* for the first upper premolar (T2).

Expression profiles for the different groups defined for Northern Spain

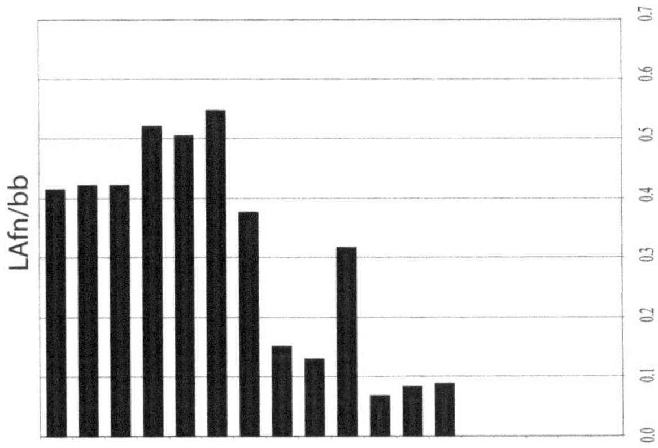

Figure 81. Profile for each group tested in the analyses, developed on the basis of the expression counts for the key teeth retained for Northern Spain (n=17).

List of variables based on order in the profile, from top to bottom:

T26M1-T25M1-T5M1-T55-56M1-T52M1-T38M1-T34M1-T2P2-T2P1-T47P2-T2C-T16C-T54M1-T28M1-T1I2-T3C-T17P1-T17C

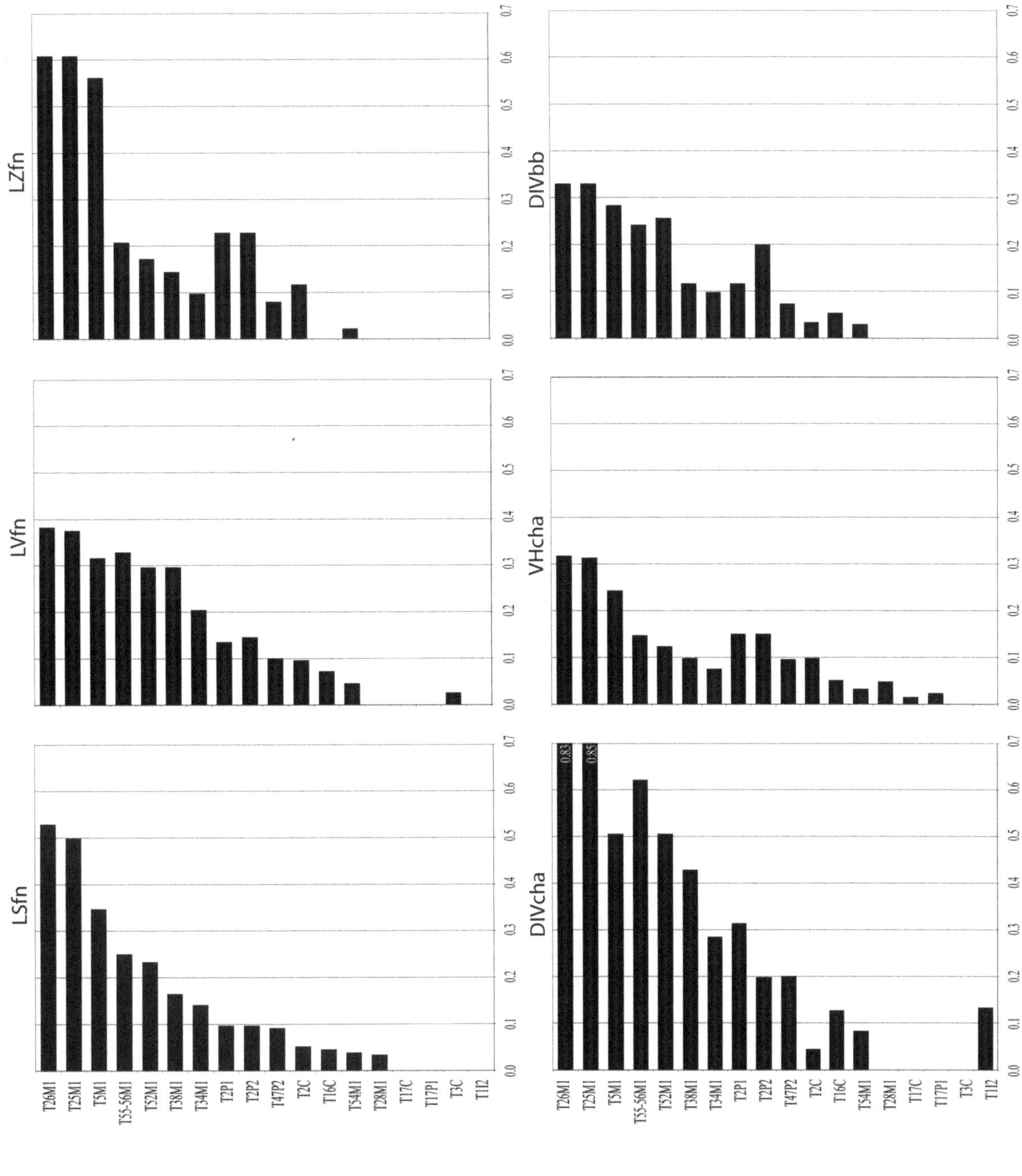

7.2.2.2.4 Analyses

Results from the multivariate analyses are among the more interesting (Figure 82).

Hierarchical cluster analysis and bootstrap analysis reveal two robust groups (Figure 82a).

The first is composed of samples dating to the Final Neolithic (LZfn, LSfn, LVfn), the Bell Beakers (DIVbb) and the Chalcolithic of the Valle de Las Higueras (VHcha). Within this configuration, recent assemblages are grouped, as well as two of the three Final Neolithic groups (LSfn and LVfn).

The second group includes the last two samples: the collective burial of Las Arnillas mixing the Final Neolithic and the Bell Beaker (LAfn/bb) and a Chalcolithic assemblage (DIVcha).

The same distribution is found in the representation resulting from multidimensional scaling and a minimal spanning tree (Figure 82b).

Sites dating to the Final Neolithic are not close in this configuration, but are nonetheless linked. The site of La Velilla (LVfn) is intermediate between recent samples (LAfn/bb, DIVbb, DIVcha and VHcha). It should be noted that the Bell Beaker assemblages (LAfn/bb and DIVbb) are located between the Final Neolithic and the Chalcolithic.

Principal components analysis again reflects the elements shown by the other analyses. The scatterplot shows the grouping of Final Neolithic assemblages (LZfn, LSfn, LVfn) and the heterogeneity of later assemblages (LAfn/bb, DIVbb, DIVcha and VHcha) (Figure 82c).

How can these results be interpreted?

The different analyses paint an interesting situation at the end of the Neolithic in the northern Meseta. The different groups belonging to the Final Neolithic appear to be homogeneous. The recent assemblages, in contrast, seem to show more variability. Moreover, an intriguing element is the position of the Bell Beakers in intermediate position between the Final Neolithic and Chalcolithic populations.

7.2.2.3 Relationships between assemblages of the southern domain

An analysis of the different assemblages from the southern domain was carried out in order to understand the relationships between the different cultures of the two regions considered: Southern France and Northern Spain.

7.2.2.3.1 Composition of the groups tested

We have included the assemblage of groups included in the intraregional analyses with the exception of the site of La Sima (LSfn) for Northern Spain, for which the number of observations was insufficient.

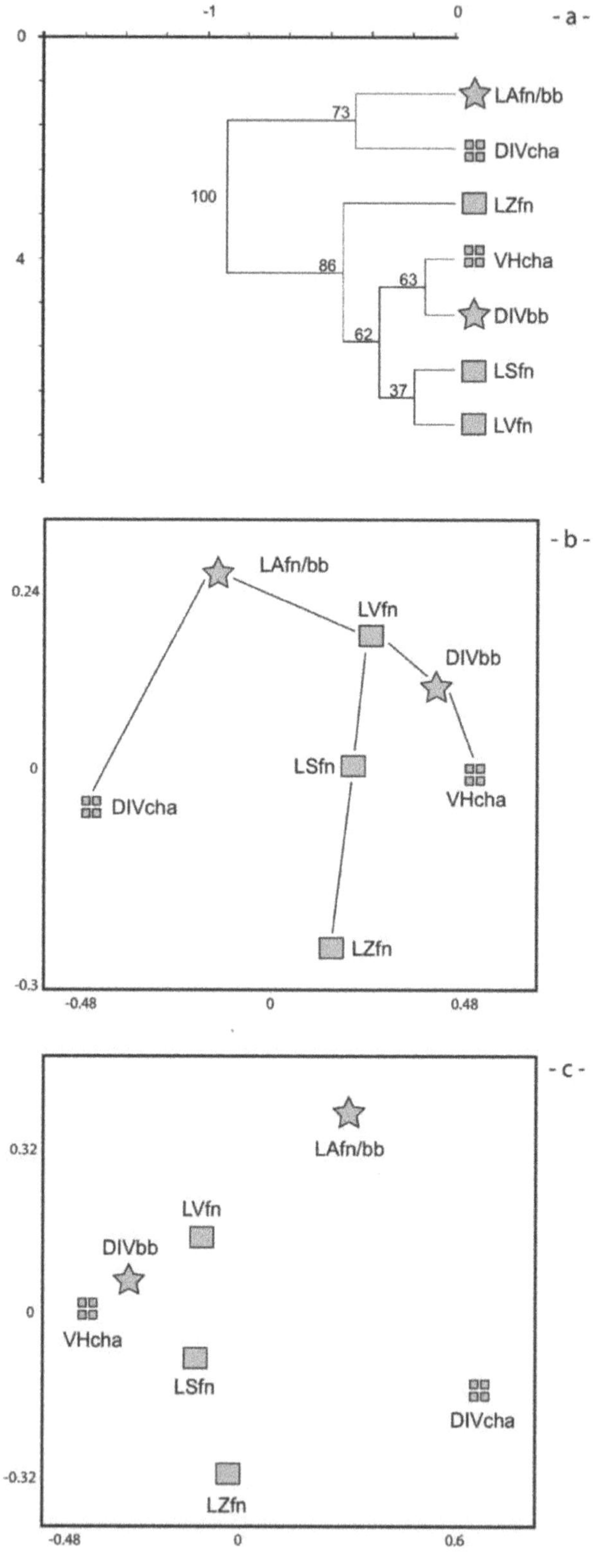

Figure 82. Results of multivariate analyses for Northern Spain.

a) Hierarchical cluster analysis, according to Ward's method, complemented by bootstrap analysis.

b) Multidimensional scaling complemented by a minimal spanning tree (stress=0.0).

c) Principal components analysis (axis 1=68.4% and axis 2=25.1%).

Southern France is represented by seven assemblages, as follows:

BOI – Boileau, Final Neolithic (130 individuals), site n° 4

PEY – Peyraoutes, Chalcolithic/Bell Beaker culture (172 individuals), site n° 2

ROc5 – Roaix, layer 5, Chalcolithic (92 individuals), site n° 3

ROc2 – Roaix, layer 2, Chalcolithic (49 individuals), site n° 3

VILbb – Villedubert, Bell Beaker culture (70 individuals), site n° 1

VILind – Villedubert, undefined (19 individuals), site n° 1

CUD – Cudieres, Chalcolithic/Early Bronze Age (98 individuals), site n° 5

Northern Spain is composed of six groups:

LVfn – La Velilla, Final Neolithic (50 individuals), site n° 9

LZfn – Los Zumacalles, Final Neolithic (18 individuals), site n° 12

LAfn/bb – Las Arnillas, Final Neolithic/Bell Beaker culture (24 individuals), site n° 10

DIVcha – miscellaneous, Chalcolithic (13 individuals), sites n° 2, 6, 11, 14

VHcha – Valle de las Higueras, Chalcolithic (38 individuals), site n° 13

DIVbb – miscellaneous, Bell Beaker culture (18 individuals), sites n° 3, 7, 8, 13

7.2.2.3.2 Variables used in the analyses

For this part of the study, 30 variables on 79 traits located on the key teeth were retained. 19 are observed on the maxilla and 11 on the mandible (Figure 83).

The EC frequencies are given in table 44. Traits located on molar crowns are in general the best represented.

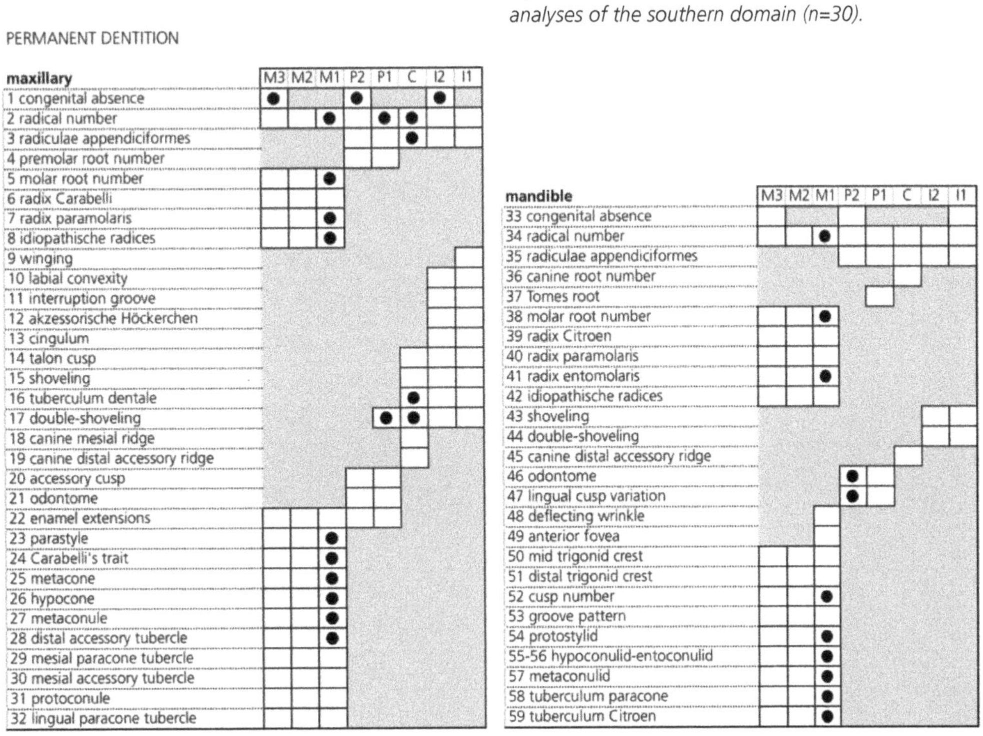

Figure 83. Synthetic representation of the key teeth retained for analyses of the southern domain (n=30).

7.2.2.3.3 Analyses

The analyses include most of the groups studied for Southern France and Northern Spain. The results combine the configurations produced during the individual studies (Figure 84).

Hierarchical cluster analysis and bootstrap analysis reveal two groups: one robust and another with two stronger sub-groups (Figure 84a).

The first group is formed of the later groups (DIVbb, CUD, VHcha, PEY) while the second primarily contains the earliest Iberian and French assemblages.

The scatterplot produced by multidimensional scaling and a minimal spanning tree reflects the results of the dendrogram (Figure 84b). The coherence of most of the later Iberian and French groups is again visible. Earlier assemblages appear to be more variable.

The Bell Beakers are associated with either the homogeneity of the Chalcolithic and the Early Bronze Age or the diversity of the early groups.

Principal components analysis again shows the same elements revealed by the other analyses. The scatterplot shows the grouping of more recent groups, the more widespread distribution of early assemblages and the mixed behavior of the Bell Beaker assemblages (Figure 84c).

How can these results be interpreted?

The situation demonstrated in this domain is interesting since we find more marked differences for the earlier periods and a certain harmony in the more recent populations, probably reflecting more marked exchanged between them. The Bell Beaker within this configuration is situated between these two currents.

7.2.3 At the interface between the two domains: Switzerland

7.2.3.1 Switzerland

Switzerland is located at the interface between the southern and eastern domains. Remains are unequally distributed throughout the country and present the dichotomy of traditions from the different east-west cultural areas.

7.2.3.1.1 Composition of the groups tested

The populations are composed of more than 520 individuals and eight sites located primarily in western Switzerland (Figure 85).

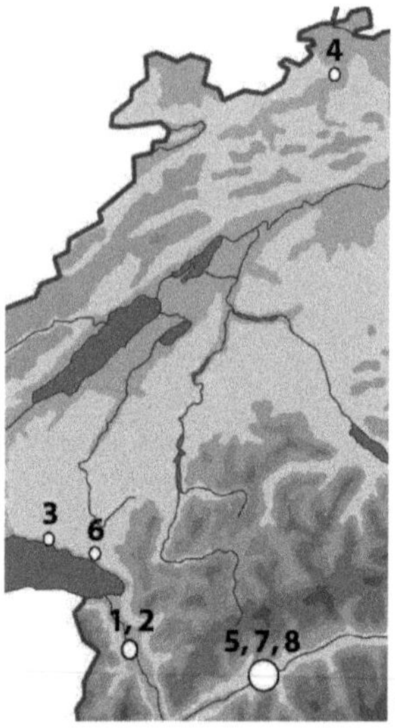

Figure 85. Switzerland: review of site locations (c.f. figure 13).

This region has an important continuous sequence from the 5th to the 3rd millennium BC; the assemblages studied are situated chronologically between the Middle Neolithic and the Early Bronze Age.

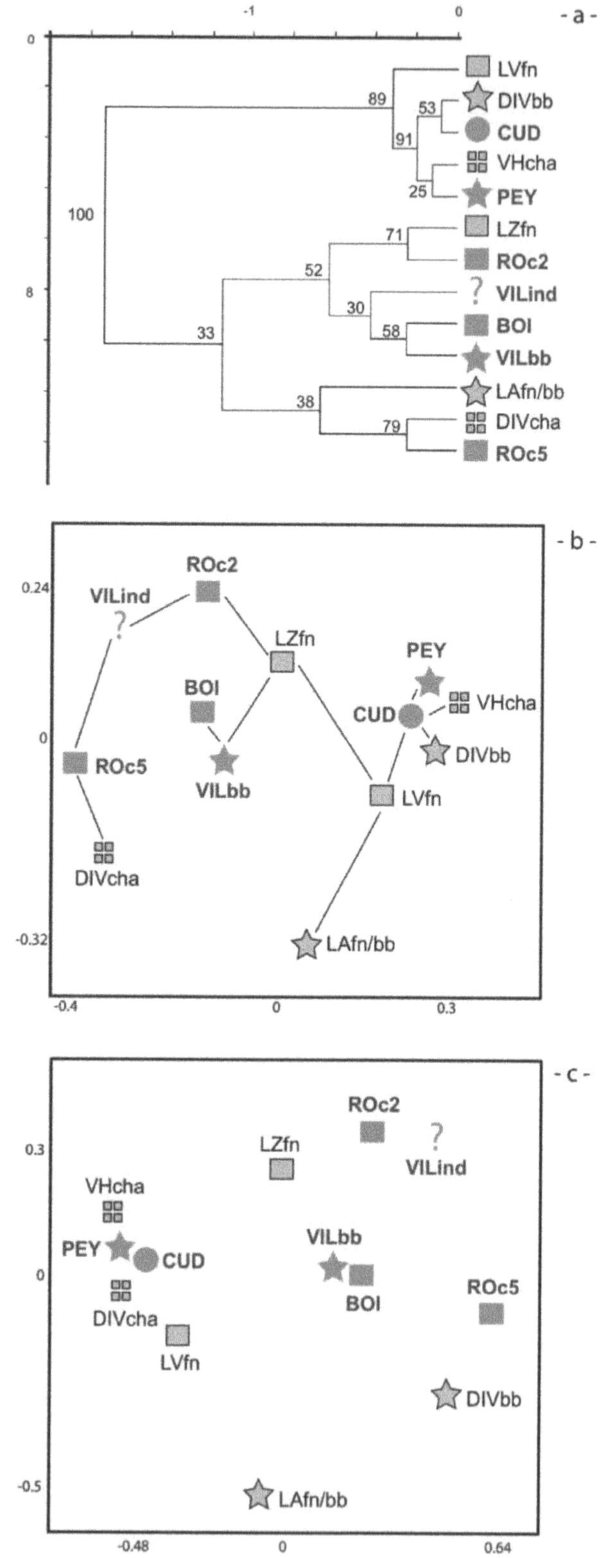

Figure 84. Results of multivariate analyses for the southern domain.

a) Hierarchical cluster analysis, according to Ward's method, complemented by bootstrap analysis.

b) Multidimensional scaling complemented by a minimal spanning tree (stress=0.1379).

c) Principal components analysis (axis 1=67.4% and axis 2=22.8%).

Middle Neolithic

SRC – Sedun Middle Neolithic (38 individuals), sites n° 5, 8

BAI – Barmaz I (51 individuals), site n° 1

BAII – Barmaz II (22 individuals), site n° 2

CHA – Chamblandes (74 individuals), site n° 3

COR – Corseaux (44 individuals), site n° 6

Final Neolithic

MXII – Petit-Chasseur, dolmen MXII (120 individuals), site n° 7

MVIfn – Petit-Chasseur, dolmen MVI (40 individuals), site n° 7

Bell Beaker culture

AES – Aesch (50 individuals), site n° 4

PCbb – Petit-Chasseur (23 individuals), site n° 7

PCip – Petit-Chasseur, incineration pit, Final Neolithic/Bell Beaker culture (26 individuals), site n° 7

Early Bronze Age

VSbz – Valaisian miscellaneous, Early Bronze Age (32 individuals), sites n° 1, 7

All of the observations on deciduous teeth were grouped by period to which they are attributed: Middle Neolithic, Final Neolithic, Bell Beaker and Early Bronze Age.

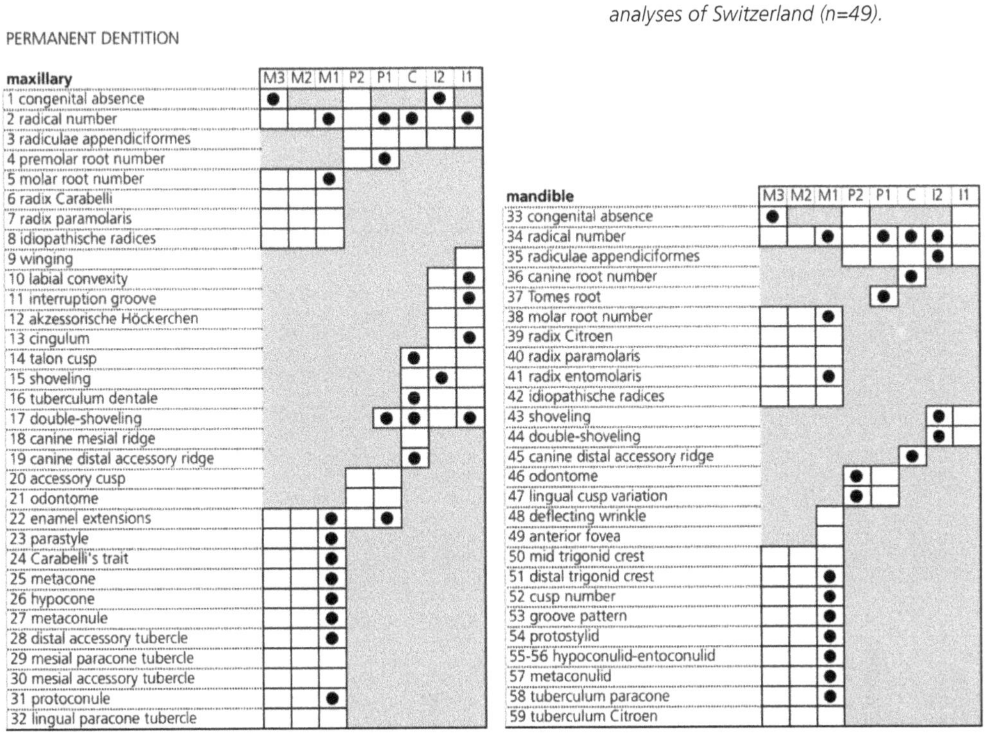

Figure 86. Synthetic representation of the key teeth retained for analyses of Switzerland (n=49).

7.2.3.1.2 Population frequencies

Frequencies and counts for each variable are given in table 45 for the permanent dentition and table 46 for the deciduous dentition. The incineration pit at the site of Petit-Chasseur (PCip) lacks a sufficient number of observations and was thus excluded from the analyses. When the data are insufficient for one of the assemblages included, the variable involved was eliminated from the analysis.

For the permanent dentition, the traits observed on all members of a district show similar ranges of expression (Table 45). As usual, traits expressed on roots and belonging to the FU_DTS system show a significant constancy of expression. Traits observed on the deciduous dentition, despite the small sample size, show frequencies similar for the different periods studied (Table 46).

Adjusted frequencies using the expression count method for each trait observed on the permanent dentition are given in table 47.

7.2.3.1.3 Variables used in the analyses

For Switzerland, 49 variables on the 79 traits located on the key teeth were retained. 27 of these are observed on the maxilla and 22 on the mandible (Figure 86). The EC frequencies are given in table 48. Traits located on crown and molars are best represented. Expression profiles for the variables observed on the key teeth used broadly show similar patterns (Figure 87). It is, however, possible to identify specificities by assemblage. A pattern of similarity in profiles for the Middle Neolithic assemblages can be demonstrated. These groups have elevated frequencies for T5, T25, T26 and T38, a situation that is less obvious for the site of Chamblandes (CHA).

Beginning with the Final Neolithic, frequencies differ between assemblages. It can be imagined that a single period would lead to similar profiles, which is not the case. The sequence of Dolmen MXII from the Final Neolithic at Petit-Chasseur is comparable to the Bell Beaker dolmen at Aesch (AES). The Bell Beakers of the Petit-Chasseur (PCbb) show an intermediate profile, while Dolmen MVI is entirely different from all other assemblages. Finally, the Early Bronze Age (VSbz) is associated with the Middle Neolithic.

7.2.3.1.4 Analyses

Results from multivariate analyses show identical patterns (Figure 88).

Hierarchical cluster analysis and bootstrap analysis reveal two strong groups in which it is possible to isolate three sub-groups (Figure 88a). The first includes only Middle Neolithic populations: the two necropolis of Barmaz (BAI and BAII) and the site of Corseaux (COR). The second combines Middle Neolithic samples from the Sedun region (SRC) and the late assemblage from the Valais Early Bronze Age. The second combines Middle Neolithic samples from the Sedun region (SRC) and the late assemblage from the Valais Early Bronze Age (VSbz). The final group includes the Bell Beaker assemblages (AES and PCbb) and one of the two Final Neolithic dolmens (MXII). Dolmen MVI, however, is associated with the last two groups (the one combining the Middle Neolithic and the Early Bronze Age and the other with recent populations), although keeping a certain distance.

The same configuration is observed in the representation produced by multidimensional scaling and a minimal spanning tree (Figure 88b). The scatterplot shows a similar pattern, with a certain degree of cohesion between the Middle Neolithic populations and more dispersed groups for the later periods.

Principal components analysis also reproduces the same pattern. The representation shows the grouping of Middle Neolithic assemblages and the more dispersed position of the Bell Beaker (AES and PCbb), the Final Neolithic (MXII and MVI) and the Early Bronze Age (VSbz) (Figure 88c).

<u>Expression profiles for the different groups defined for Switzerland</u>

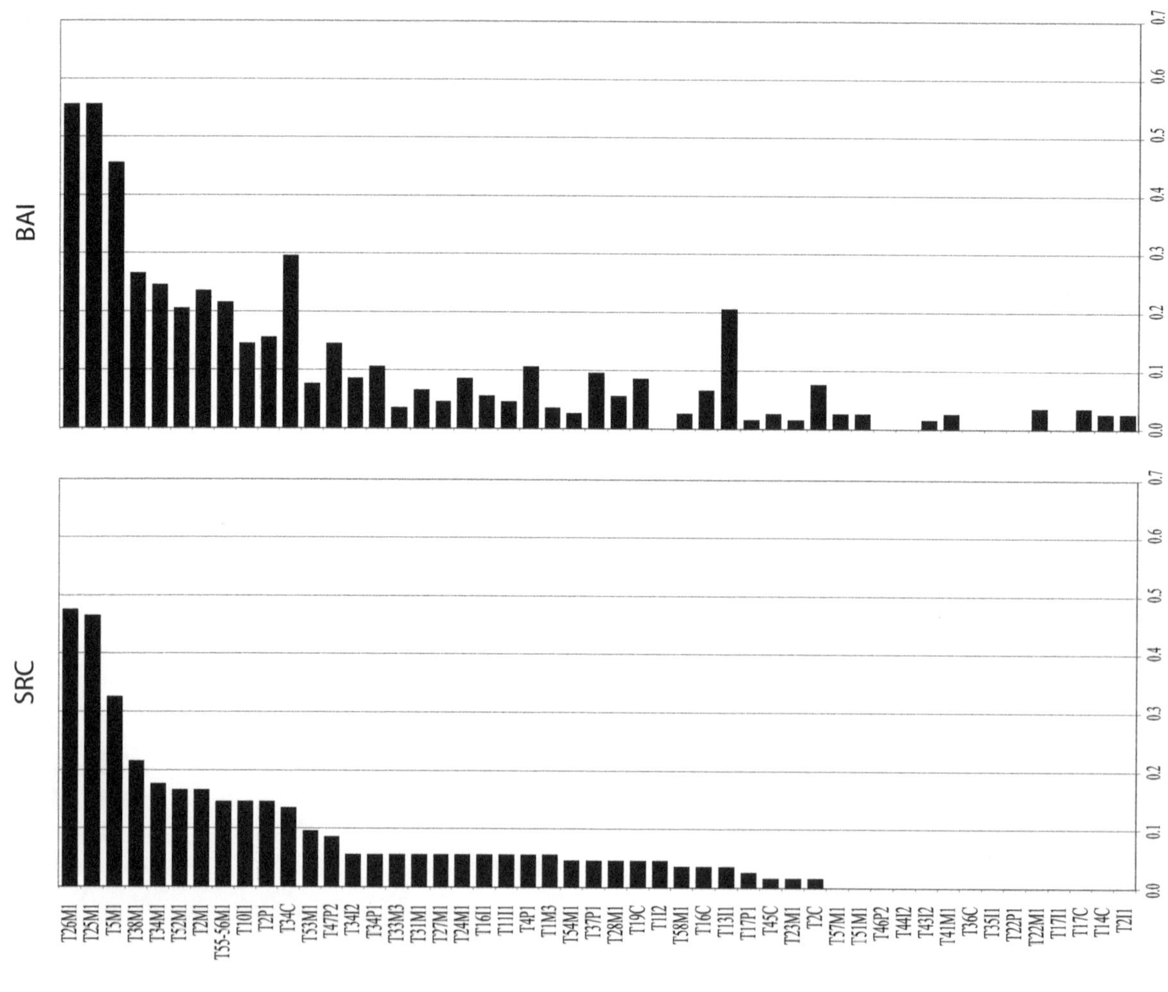

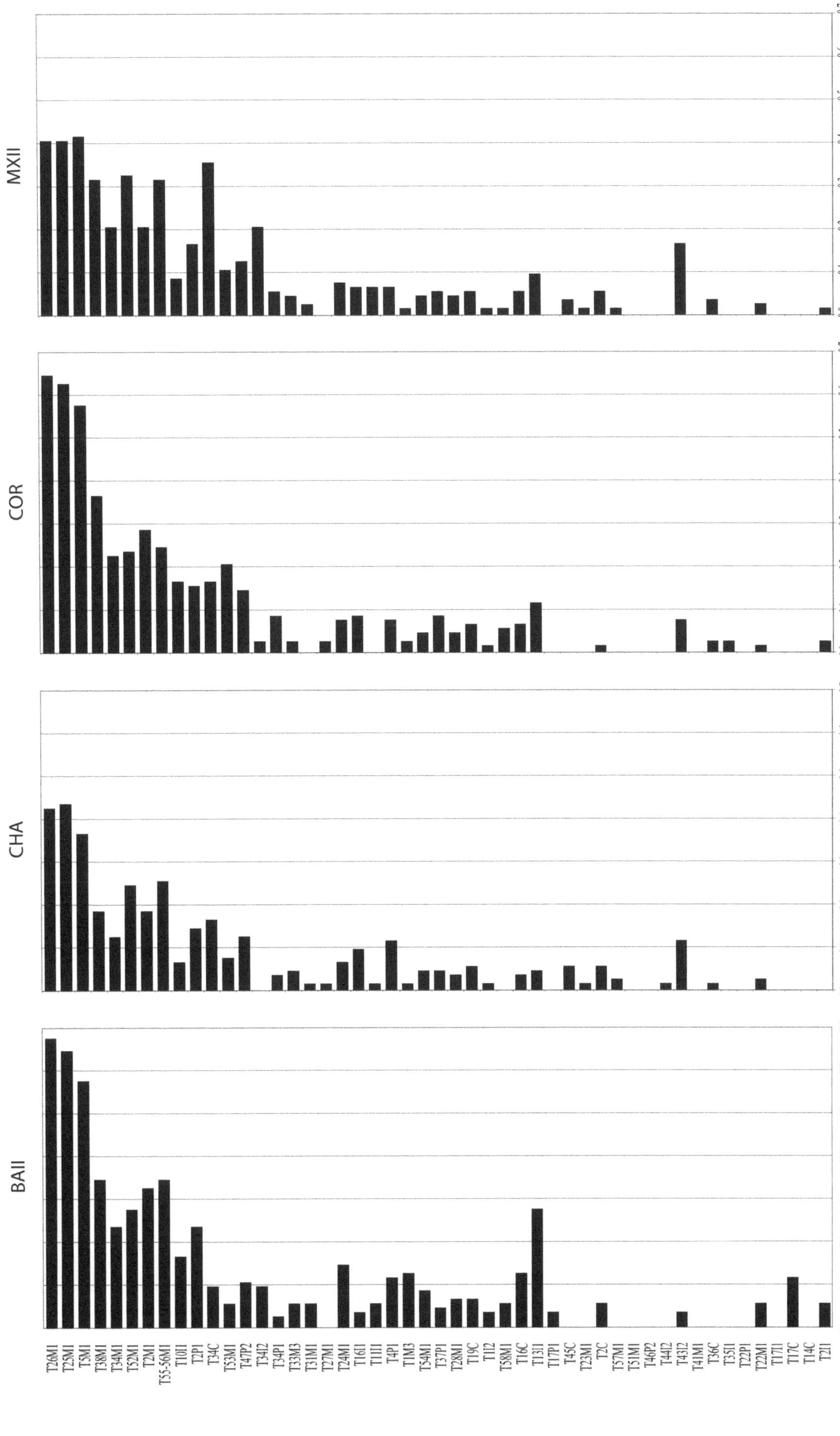
MXII
COR
CHA
BAII
0.0
0.1
0.2
0.3
0.4
0.5
0.6
0.7
T26M1
T25M1
T5M1
T38M1
T34M1
T52M1
T2M1
T55-56M1
T10I1
T2P1
T34C
T53M1
T47P2
T34I2
T34P1
T33M3
T31M1
T27M1
T24M1
T16I1
T11I1
T4P1
T1M3
T54M1
T37P1
T28M1
T19C
T1I2
T58M1
T16C
T13I1
T17P1
T45C
T23M1
T2C
T57M1
T51M1
T46P2
T44I2
T43I2
T41M1
T36C
T35I1
T22P1
T22M1
T17I1
T17C
T14C
T21I1

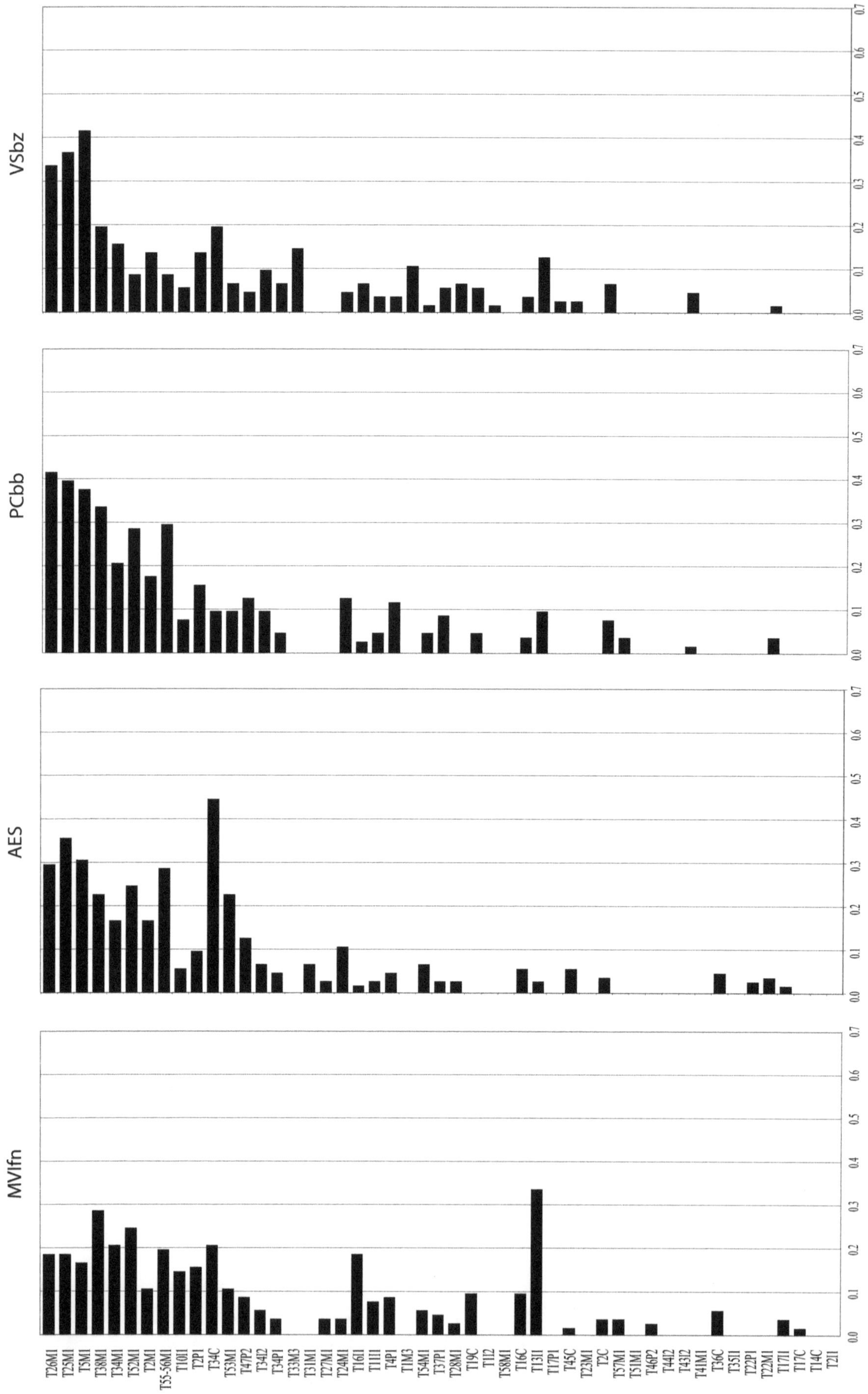
VSbz
PCbb
AES
MVIfn
0.0
0.1
0.2
0.3
0.4
0.5
0.6
0.7
T26M1
T25M1
T5M1
T38M1
T34M1
T52M1
T2M1
T55-56M1
T10I1
T2P1
T34C
T53M1
T47P2
T34I2
T34P1
T33M3
T31M1
T27M1
T24M1
T16I1
T11I1
T4P1
T1M3
T54M1
T37P1
T28M1
T19C
T1I2
T58M1
T16C
T13I1
T17P1
T45C
T23M1
T2C
T57M1
T51M1
T46P2
T44I2
T43I2
T41M1
T36C
T35I1
T22P1
T22M1
T17I1
T17C
T14C
T2I1

Figure 87. Profile for each group tested in the analyses, developed on the basis of the expression counts for the key teeth retained for Switzerland (n=49).

List of variables based on order in the profile, from top to bottom:

T26M1-T25M1-T5M1-T38M1-T34M1-T2M1-T52M1-T2P1-T10I1-T55-56M1-T34C-T53M1-T47P2-T1M3-T4P1-T11I1-T16I1-T24M1-T27M1-T31M1-T33M3-T34P1-T34I2-T1I2-T19C-T28M1-T37P1-T54M1-T13I1-T16C-T58M1-T17P1-T2C-T23M1-T45C-T2I1-T14C-T17C-T17I1-T22M1-T22P1-T35I1-T36C-T41M1-T43I2-T44I2-T46P2-T51M1-T57M1

How can these results be interpreted?

The different analyses are in agreement to support the idea of a clear cohesion of Middle Neolithic populations in Switzerland and a degree of variability in later assemblages that likely reflects mobility or a moderate population contribution during these different periods.

In the following analyses concerning the position of Switzerland in relation to the different domains studied, it should be possible to clarify this interpretation.

7.2.3.2 Relationships between Switzerland and the eastern domain

This part of the analysis aims to determine the relationships between the Swiss samples and the eastern groups: Bohemia and Hungary.

7.2.3.2.1 Composition of the groups tested

All of the groups studied in intraregional analyses for the eastern domain have been included. Only the later Swiss assemblages have been selected, excluding the Middle Neolithic samples.

The following lists the assemblages for Switzerland:

<u>Final Neolithic</u>

MXII – Petit-Chasseur, dolmen MXII
(120 individuals), site n° 7

MVIfn – Petit-Chasseur, dolmen MVI
(40 individuals), site n° 7

<u>Bell Beaker culture</u>

AES – Aesch (50 individuals), site n° 4

PCbb – Petit-Chasseur (23 individuals), site n° 7

<u>Early Bronze Age</u>

VSbz – Valaisian miscellaneous, Early Bronze Age
(32 individuals), sites n° 1, 7

The following lists the assemblages for Bohemia:

<u>Corded Ware culture</u>

VIK – Vikletice (90 individus), site n° 60

BWcw – western Bohemia (58 individuals),
sites n° 1, 2, 8, 9, 10, 12, 14, 17, 19, 26, 27, 28, 40, 41, 42, 47, 49, 50, 51, 53, 55, 63

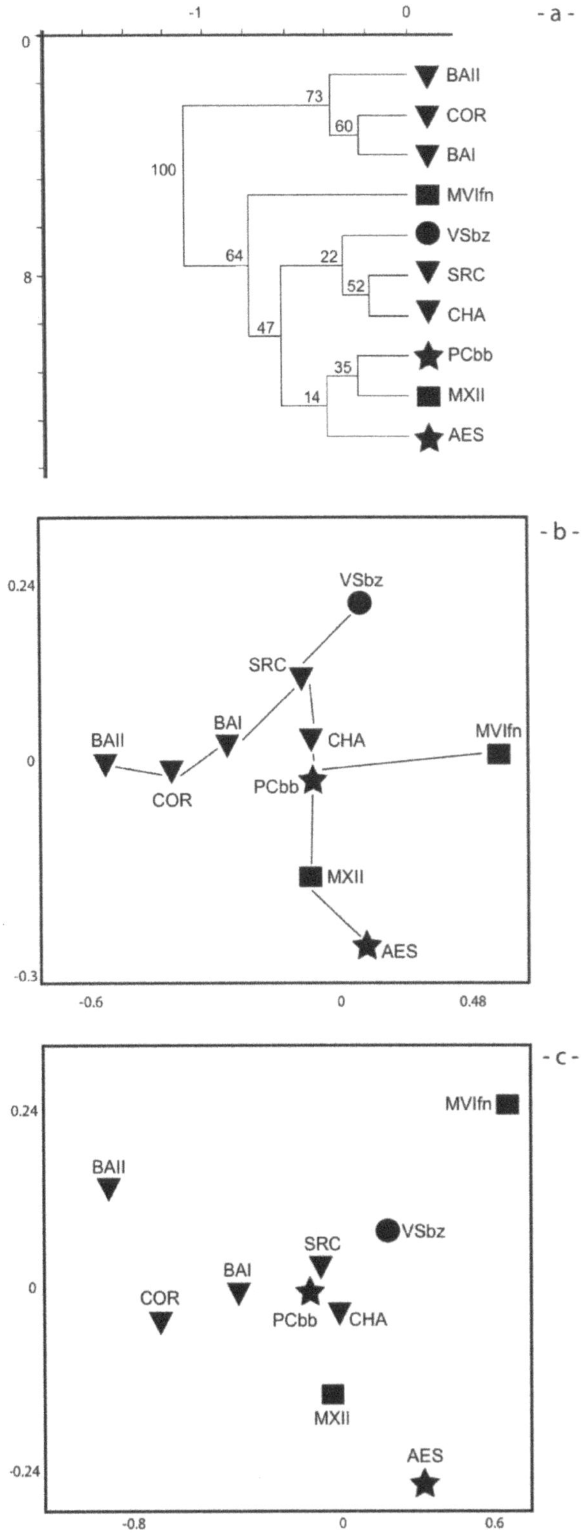

Figure 88. Results of multivariate analyses for Switzerland.

a) Hierarchical cluster analysis, according to Ward's method, complemented by bootstrap analysis.

b) Multidimensional scaling complemented by a minimal spanning tree (stress=0.09437).

c) Principal components analysis (axis 1=50.3% and axis 2=14.8%).

Figure 89. Synthetic representation of the key teeth retained for analyses of Switzerland and the eastern domain (n=30).

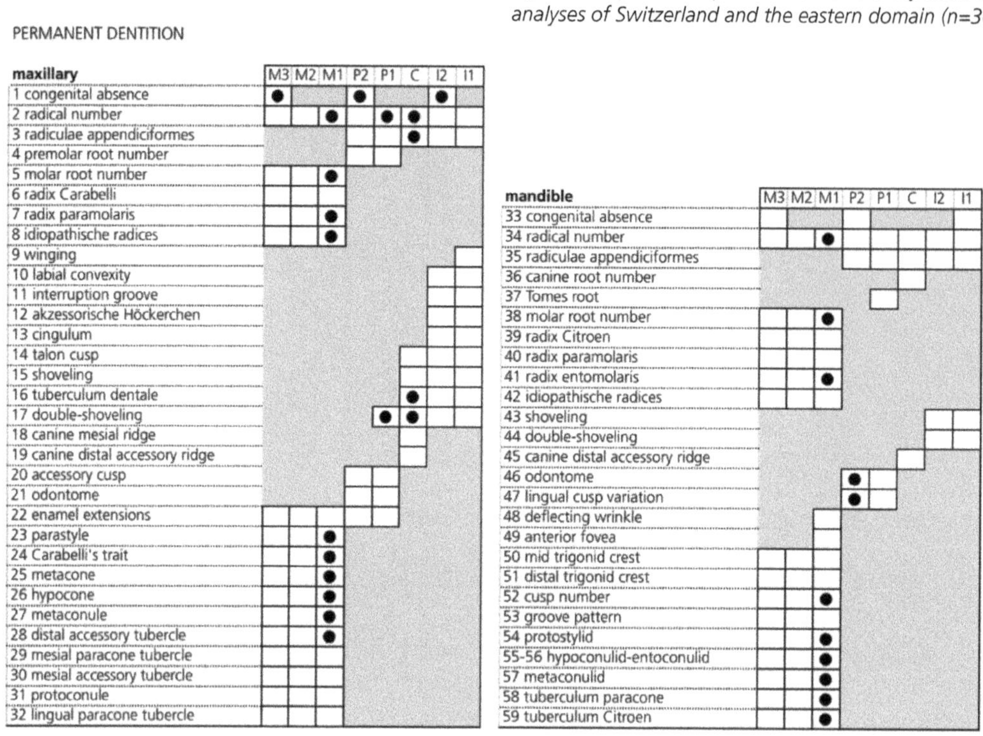

BEcw – eastern Bohemia (36 individuals), sites n° 5, 7

BCcw – central Bohemia (24 individuals), sites n° 4, 11, 15, 23, 29, 35, 37, 52, 54

Bell Beaker culture

BWbb – western Bohemia (20 individuals), sites n° 18, 20, 42, 43, 44, 46, 48, 53, 62

BEbb – eastern Bohemia (17 individuals), sites n° 5, 7, 21, 39

BCbb – central Bohemia (40 individuals), sites n° 3, 16, 32, 36, 56, 59

MOC – Mochov (21 individuals), site n° 25

Unetice culture

BWun – western Bohemia (38 individuals), sites n° 2, 8, 22, 44, 45, 53, 58, 60, 61

BRE – Brezno (38 individuals), site n° 5

BEun – eastern Bohemia (41 individuals), sites n° 6, 13, 24, 39

BCun – central Bohemia (36 individuals), sites n° 23, 31, 33, 34, 35, 37, 38, 57

MaOr – Mala Ohrada (47 individuals), site n° 30

The following lists the assemblages for Hungary:

BB – Bell Beaker culture (19 individuals), sites n° 1, 2, 3, 13

NAG – Nagyrev culture (35 individuals), sites n° 4, 5, 19, 11

OB-PIT – Obeba-Pitvaros culture (10 individuals), sites n° 6, 8, 12

PER – Perjamos culture (26 individuals), sites n° 9, 14

7.2.3.2.2 Variables used in the analyses

For this part of the study, 30 variables on the 79 traits located on the key teeth were retained. 19 of these are observed on the maxilla and 11 on the mandible (Figure 89). EC frequencies are given in table 49. Traits located on crowns and molars are the best represented.

7.2.3.2.3 Analyses

Results from multivariate analyses are quite interesting and show comparable configurations (Figure 90).

Hierarchical cluster analysis and bootstrap analysis show relatively weak associations between populations for the broad dichotomies (Figure 90a). Significant groups can, however, be isolated. The first is composed of all of the Swiss sites which are not mixed with the eastern assemblages. Within this configuration, two groups are combined with the Swiss populations, the Early Bronze Age of western Bohemia (BWun) and the Hungarian Bell Beaker (CBB). A second group is formed of the Czech Early Bronze Age (BCun, BRE, BEun and MaOr). Within this group, the western Bell Beaker (BWbb) and the eastern Corded Ware (BEcw) are associated with the Unetice assemblages. A final minor group is formed by the Czech Corded Ware and Bell Beaker and by the different Hungarian periods (with the exception of the Bell Beaker).

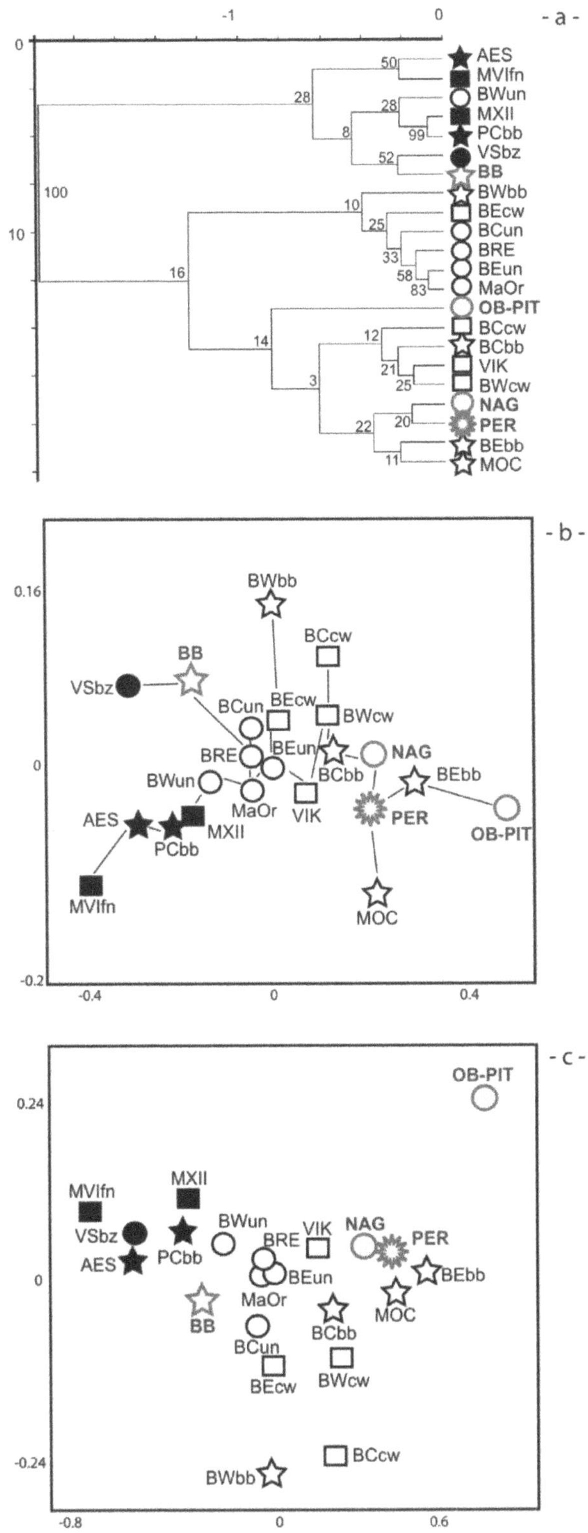

Figure 90. Results of multivariate analyses for Switzerland and the eastern domain.

a) Hierarchical cluster analysis, according to Ward's method, complemented by bootstrap analysis.

b) Multidimensional scaling complemented by a minimal spanning tree (stress=0.07759).

c) Principal components analysis (axis 1=80.2% and axis 2=6.7%).

The same pattern is observed in the scatterplot produced by multidimensional scaling and a minimal spanning tree (Figure 90b). The Czech Early Bronze Age is again a uniform concentration. The Czech Corded Ware and Bell Beaker assemblages, in contrast, are fairly heterogeneous. The Swiss sites are also grouped, except for the Early Bronze Age (VSbz), which is associated with the Hungarian Bell Beaker (BB). The other Hungarian assemblages are distinguished from the regional Bell Beaker and are set somewhat apart.

Principal components analysis also produces the patterns shown in the other analyses. We again find the concentration of Swiss sites, the Czech Early Bronze Age, the variability of the Corded Ware and Bell Beaker and the distancing of the Hungarian Bell Beaker from its conspecifics (Figure 90c).

How can these results be interpreted?

Within this superposition of cultures, periods and territories, the same patterns as those identified through regional analyses can be observed. The significant elements to be kept in mind are that the Swiss sites remain separate from those in the eastern domain and the Hungarian Bell Beaker appears to be closer to their western contemporaries.

7.2.3.3 Relationships between Switzerland and the southern domain

This part of the analysis focuses on determining the relationships between the Swiss samples and the southern groups: Southern France and Northern Spain.

7.2.3.3.1 Composition of the groups tested

All of the groups studied in intraregional analyses for the southern domain have been included. Only the later Swiss assemblages have been selected: the Final Neolithic, the Bell Beaker and the Early Bronze Age.

The following lists the Swiss assemblages:

Final Neolithic

MXII – Petit-Chasseur, dolmen MXII (120 individuals), site n° 7

MVIfn – Petit-Chasseur, dolmen MVI (40 individuals), site n° 7

Bell Beaker culture

AES – Aesch (50 individuals), site n° 4

PCbb – Petit-Chasseur (23 individuals), site n° 7

Early Bronze Age

VSbz – Valaisian miscellaneous, Early Bronze Age (32 individuals), sites n° 1, 7

The assemblages from Southern France:

BOI – Boileau, Final Neolithic (130 individuals), site n° 4

PEY – Peyraoutes, Chalcolithic/Bell Beaker culture (172 individuals), site n° 2

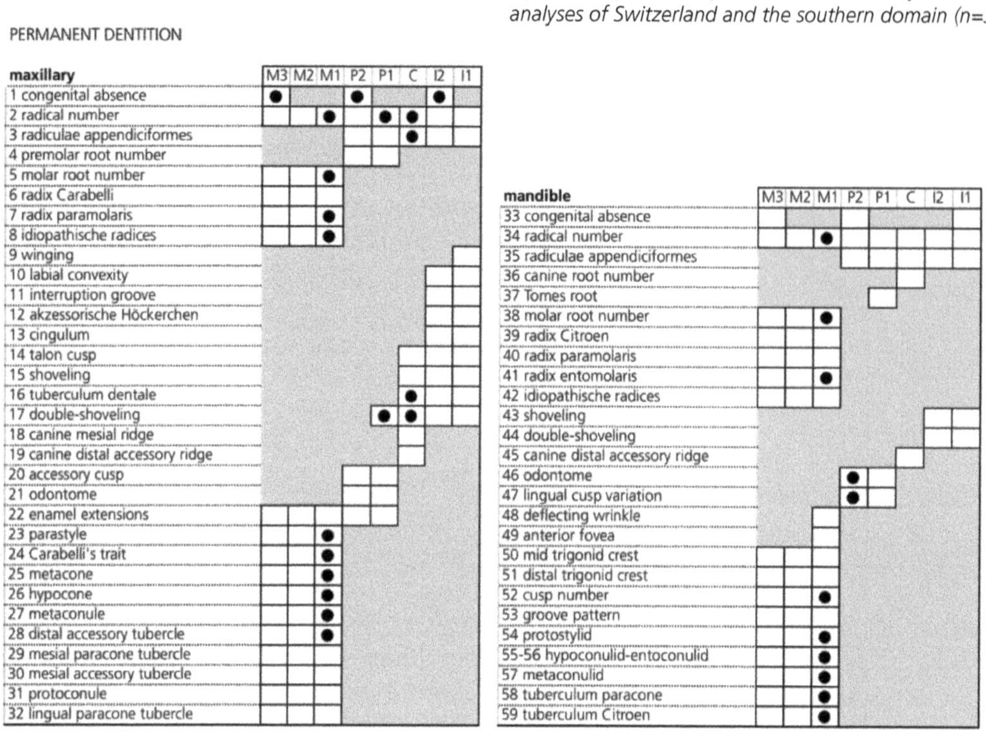

Figure 91. Synthetic representation of the key teeth retained for analyses of Switzerland and the southern domain (n=30).

ROc5 – Roaix, layer 5, Chalcolithic (92 individuals), site n° 3

ROc2 – Roaix, layer 2, Chalcolithic (49 individuals), site n° 3

VILbb – Villedubert, Bell Beaker culture (70 individuals), site n° 1

VILind – Villedubert, undefined (19 individuals), site n° 1

CUD – Cudieres, Chalcolithic/Early Bronze Age (98 individuals), site n° 5

And the assemblages from Northern Spain:

LVfn – La Velilla, Final Neolithic (50 individuals), site n° 9

LZfn – Los Zumacalles, Final Neolithic (18 individuals), site n° 12

LAfn/bb – Las Arnillas, Final Neolithic/Bell Beaker culture (24 individuals), site n° 10

DIVcha – miscellaneous, Chalcolithic (13 individuals), sites n° 2, 6, 11, 14

VHcha – Valle de las Higueras, Chalcolithic (38 individuals), site n° 13

DIVbb – miscellaneous, Bell Beaker culture (18 individuals), sites n° 3, 7, 8, 13

7.2.3.3.2 Variables used in the analyses

For this section, 30 variables on the 79 traits located on the key teeth have been retained. 19 of these are observed on the maxilla and 11 on the mandible (Figure 91). EC frequencies are given in table 50.

Traits located on the crowns and molars are the best represented.

7.2.3.3.3 Analyses

Results from multivariate analyses are highly comparable (Figure 92).

Hierarchical cluster analysis and bootstrap analysis reveal two strong groups (Figure 92a). The first is composed on the earliest French samples (ROc5, ROc2 and BOI) and the indeterminate sample from Villedubert (VILind), the site of Los Zumacalles (LZfn) and the Chalcolithic group for the Iberian Peninsula. The only Bell Beaker assemblage present is from Villedubert (VILbb). The second group is formed by all of the Swiss samples and most of the late Iberian and French groups (PEY, CUD, DIVbb, LAfn). The Spanish sites of La Velilla (LVfn) and La Valle de las Higueras (VHcha) are associated with this group.

The representation produced by multidimensional scaling and a minimal spanning tree shows a similar pattern (Figure 92b). The later Iberian and French assemblages and the Swiss groups again form a uniform concentration. The Final Neolithic again appears to be more variable. The single Bell Beaker sample isolated from the later periods is again the site of Villedubert (VILbb).

Principal components analysis emphasizes the elements indicated in the preceding analyses. The scatterplot shows the grouping of recent assemblages and the more dispersed position of the Final Neolithic and the Chalcolithic (Figure 92c).

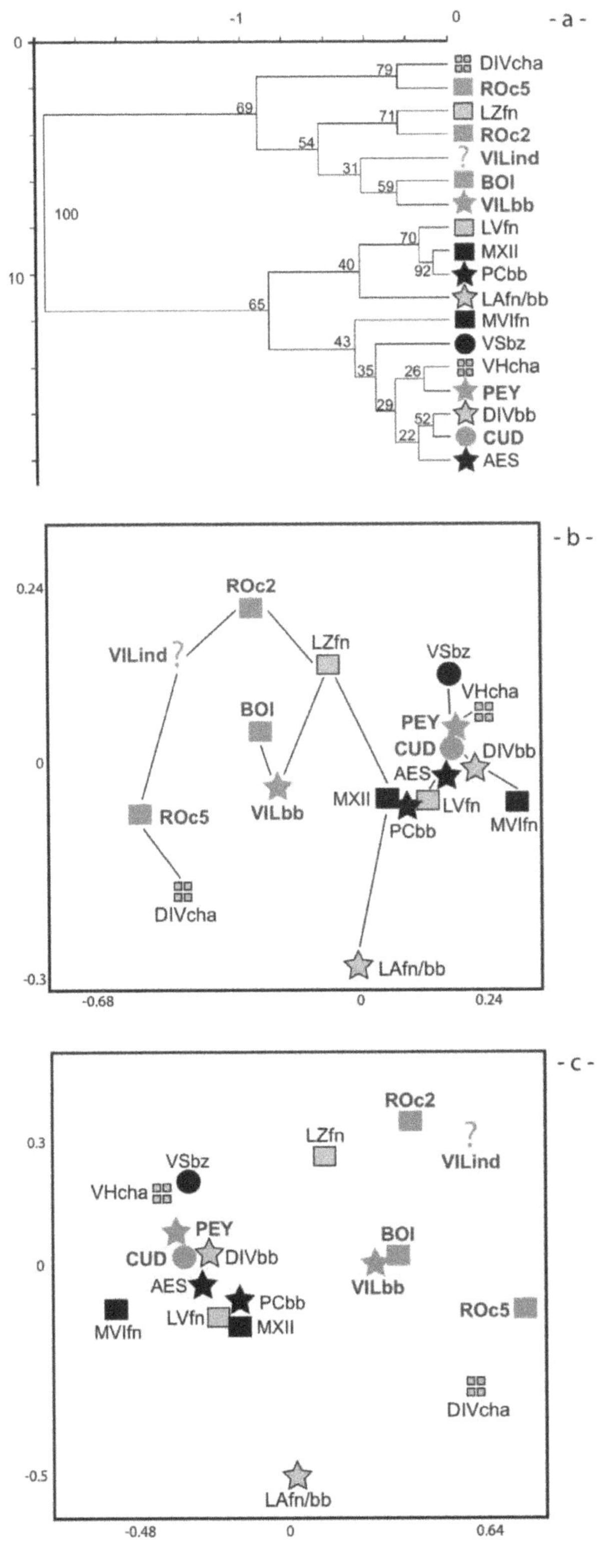

Figure 92. Results of multivariate analyses for Switzerland and the southern domain.

a) Hierarchical cluster analysis, according to Ward's method, complemented by bootstrap analysis.

b) Multidimensional scaling complemented by a minimal spanning tree (stress=0.05041).

c) Principal components analysis (axis 1=70.2% and axis 2=19.8%).

How can these results be interpreted?

The Swiss samples are grouped distinctly in all configurations. They are associated with the later Iberian and French periods. Early groups from the southern domain are more variable. This element is likely explained by mobility or minor population exchanges during these periods. This does not appear to be the case in Switzerland or for the later southern assemblages in which the apparent homogeneity suggests rather an accentuation of external influences.

7.2.4 Relationships between the Bell Beaker populations

This part of the analysis focuses on determining affinities between the Bell Beaker from the 5 regions.

7.2.4.1 Composition of the groups tested

Only Bell Beaker groups have been selected from each of the regions. The sites of Peyraoutes (Southern France) and Las Arnillas (Northern Spain) both contain culturally mixed assemblages.

Bohemia

BW-CZ – western Bohemia (20 individuals), sites n° 18, 20, 42, 43, 44, 46, 48, 53, 62

BE-CZ – eastern Bohemia (17 individuals), sites n° 5, 7, 21, 39

BC-CZ – central Bohemia (40 individuals), sites n° 3, 16, 32, 36, 56, 59

MOC-CZ – Mochov (21 individuals), site n° 25

Hungary

BB-HU – Bell Beaker culture (19 individuals), sites n° 1, 2, 3, 13

Southern France

PEY-F – Peyraoutes, Chalcolithic/Bell Beaker culture (172 individuals), site n° 2

VIL-F – Villedubert, Bell Beaker culture (70 individuals), site n° 1

Northern Spain

LA-ES – Las Arnillas, FN/BB culture (24 individuals), site n° 10

DIV-ES – miscellaneous, Bell Beaker culture (18 individuals), sites n° 3, 7, 8, 13

Switzerland

AES-CH – Aesch (50 individuals), site n° 4

PC-CH – Petit-Chasseur (23 individuals), n° 7

7.2.4.2 Variables used in the analyses

For this section, 30 variables on the 79 traits located on the key teeth were retained. 19 of these are observed on the maxilla and 11 on the mandible (Figure 93). EC frequencies are given in table 51. Traits located on the crowns and molars are the best represented. The expression profiles for the variables

Figure 93. Synthetic representation of the key teeth retained for analyses of the Bell Beaker populations (n=30).

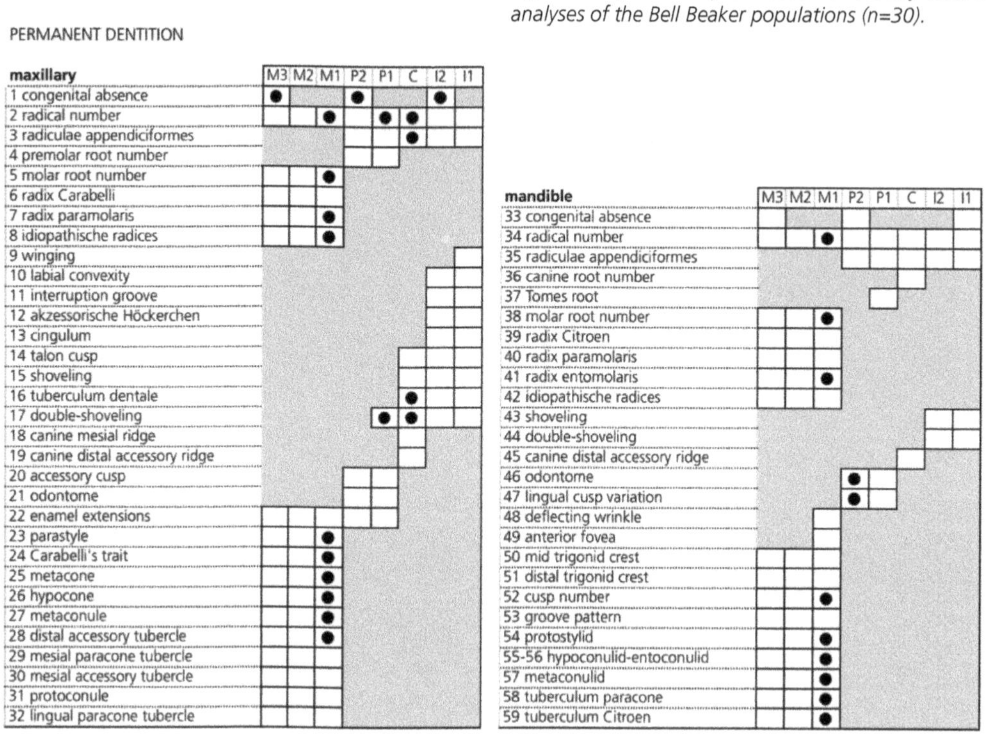

observed on the key teeth are of strong interest and present coherent sequences in which it is possible to identify specificities for the domains studied (Figure 94).

The Bell Beakers of Bohemia have very similar profiles with elevated expressions of the variables that could be used in the analyses. In particular, four traits express elevated frequencies: the upper molar *root number* (T5), the *metacone* (T25), the *hypocone* (T26) and the *hypoconulid-entoconulid* (T55-56). Assemblages belonging to the southern domain express the same variables, but with much less pronounced frequencies.

Within the eastern domain, two assemblages are set apart. The Hungarian Bell Beaker (BB-HU) has a profile comparable to those seen for the southern groups with less elevated frequencies. The Bell Beakers of western Bohemia (BW-CZ) also show a more moderate profile across all variables, with the exception of three traits: the *metacone* (T25), the *hypocone* (T26) and the *radical number* on the upper premolars (T2) for which the frequencies are comparable to the southern domain.

The profile for the Bell Beaker phase at the French site of Villedubert (VIL-F), although presenting a western sequence, possesses expressions that are clearly eastern for two variables: the *metacone* (T25) and the *hypocone* (T26).

The Iberian site of Las Arnillas (LA-ES), a mixed Final Neolithic and Bell Beaker sample, is differentiated from the Bell Beaker groups by the elevated frequency of three variables: the lower molar *root number* (T38), the *cusp number* (T52) and the *hypoconulid-entoconulid* (T55-56). Apart from these traits, its profile remains comparable to the southern domain to which it belongs.

This distinction has already been noted during the regional analysis. In effect, this site is set apart with the Iberian Chalcolithic group (DIV-ES) by the expression of these three traits.

7.2.4.3 Analyses

Results from multivariate analyses show significant patterns (Figure 95).

Hierarchical cluster analysis and bootstrap analysis show two groups that are only mildly robust, but which are quite revealing (Figure 95a). The first is composed of the southern groups (LA-ES, PEY-F and DIV-ES) and the Swiss samples (AES-CH and PC-CH). The second group is formed by all of the eastern Bell Beaker samples (BC-CZ, BW-CZ, BE-CZ, MOC-CZ, BB-HU). Within this second group, the site of Villedubert (VIL-F), geographically located in the southern domain, forms a coherent group with the western Czech Bell Beakers (BW-CZ). The position of the Hungarian Bell Beakers (BB-HU) is slightly isolated from the eastern concentration.

The same pattern can be observed in the representation produced by multidimensional scaling and a minimal spanning tree (Figure 95b). The agglomeration of western groups (southern domain and Switzerland) is again pointed out. Only the

Iberian assemblage from Las Arnillas (LA-ES) is set apart from this concentration. The eastern Bell Beakers form a slightly more dispersed group. The Hungarian Bell Beakers (BB-HU) and the site of Villedubert (VIL-F) are intermediate between these two broad currents.

Expression profiles for the different groups defined for the analysis comparing Bell Beaker assemblages

Figure 94. Profile for each group tested in the analyses, developed on the basis of the expression counts for the key teeth retained for the Bell Beaker populations (n=30).

List of variables based on order in the profile, from top to bottom:

T25M1-T5M1-T26M1-T55-56M1-T52M1-T38M1-T2M1-T34M1-T47P2-T24M1-T2P1-T54M1-T16C-T2C-T28M1-T27M1-T1M3-T1P2-T1I2-T3C-T7M1-T8M1-T17P1-T17C-T23M1-T41M1-T46P2-T57M1-T58M1-T59M1

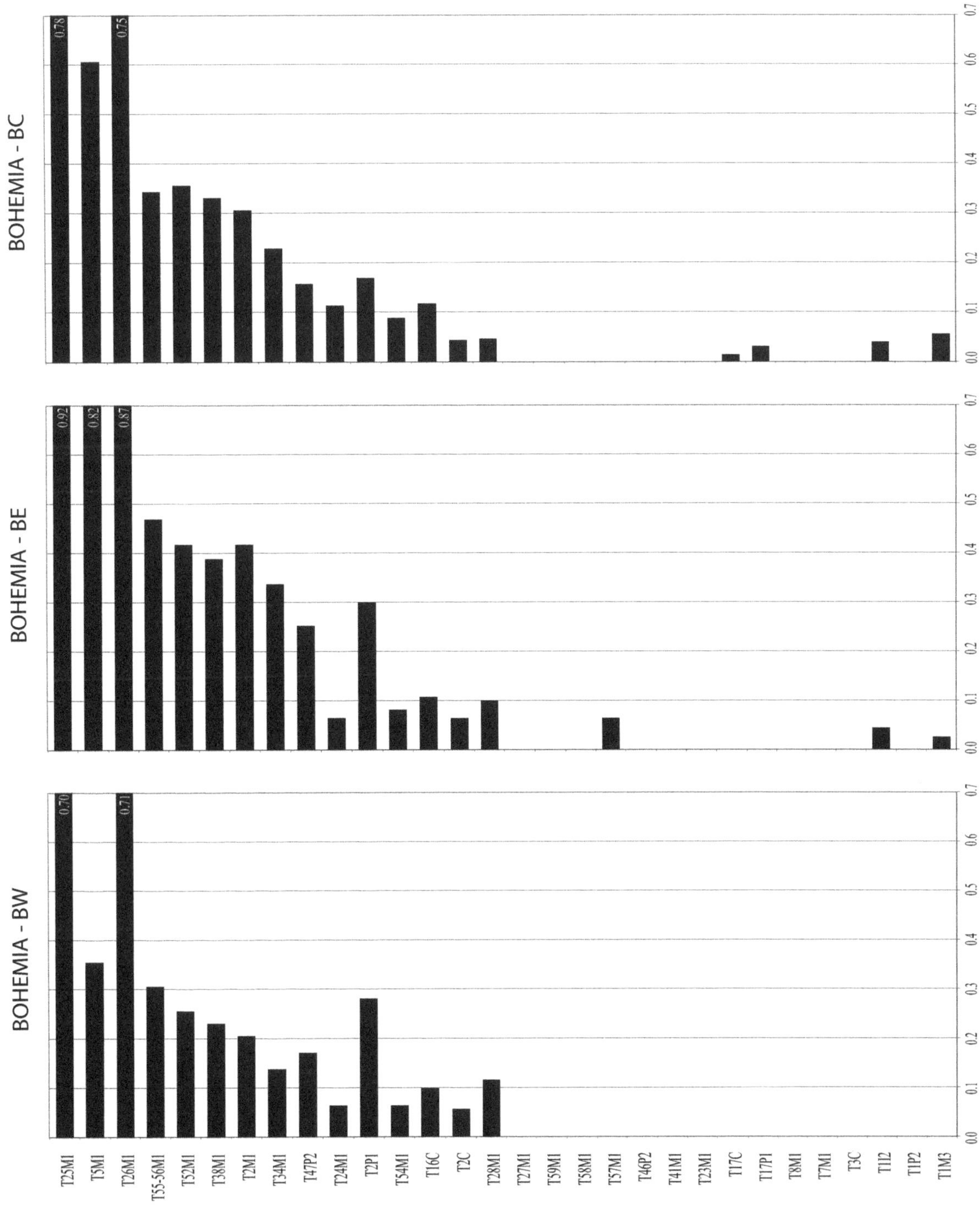

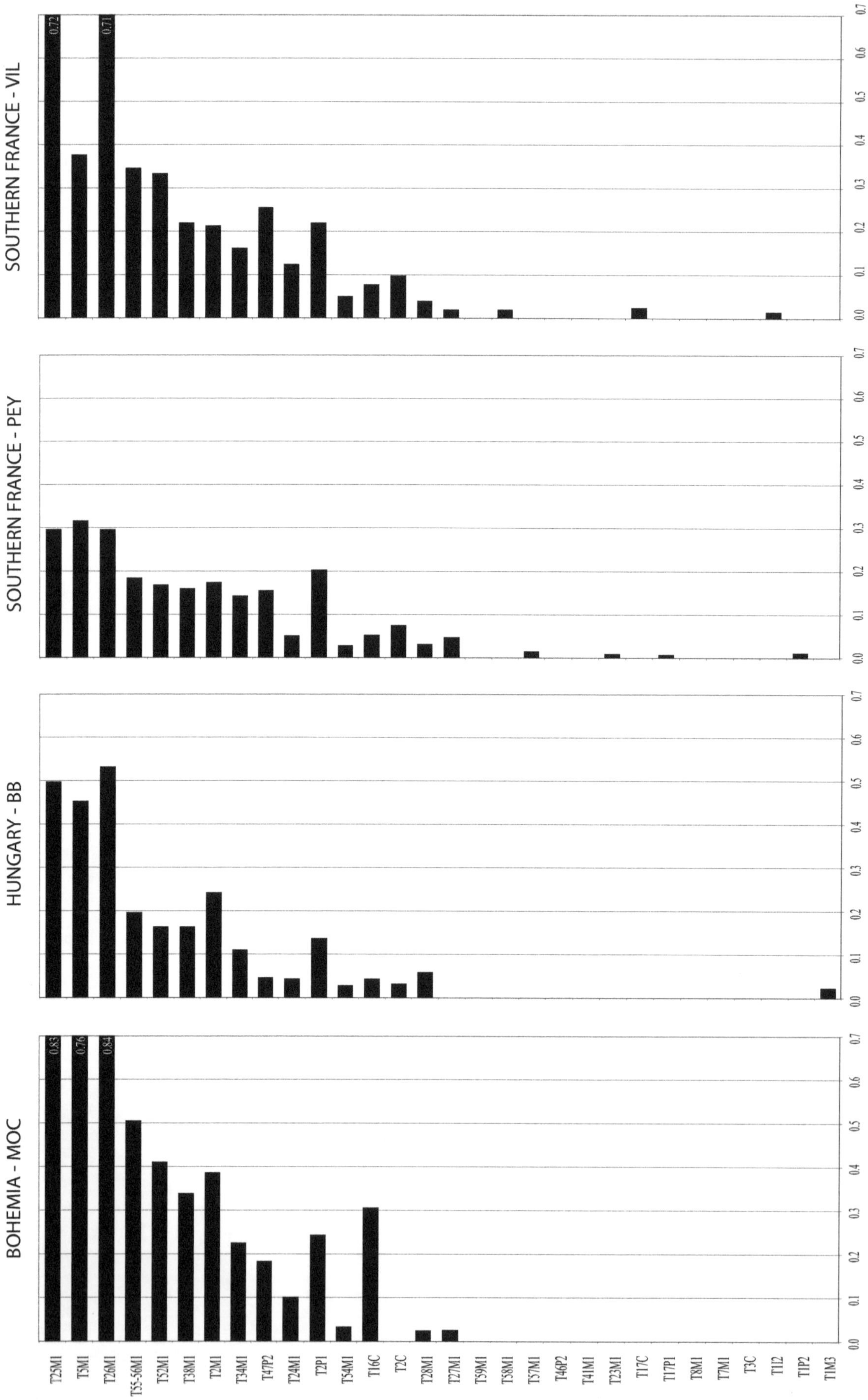
SOUTHERN FRANCE - VIL
0.72
0.71
SOUTHERN FRANCE - PEY
HUNGARY - BB
BOHEMIA - MOC
0.83
0.76
0.84
0.0
0.1
0.2
0.3
0.4
0.5
0.6
0.7
T25M1
T5M1
T26M1
T55-56M1
T52M1
T38M1
T2M1
T34M1
T47P2
T24M1
T2P1
T54M1
T16C
T2C
T28M1
T27M1
T59M1
T58M1
T57M1
T46P2
T41M1
T23M1
T17C
T17P1
T8M1
T7M1
T3C
T1I2
T1P2
T1M3

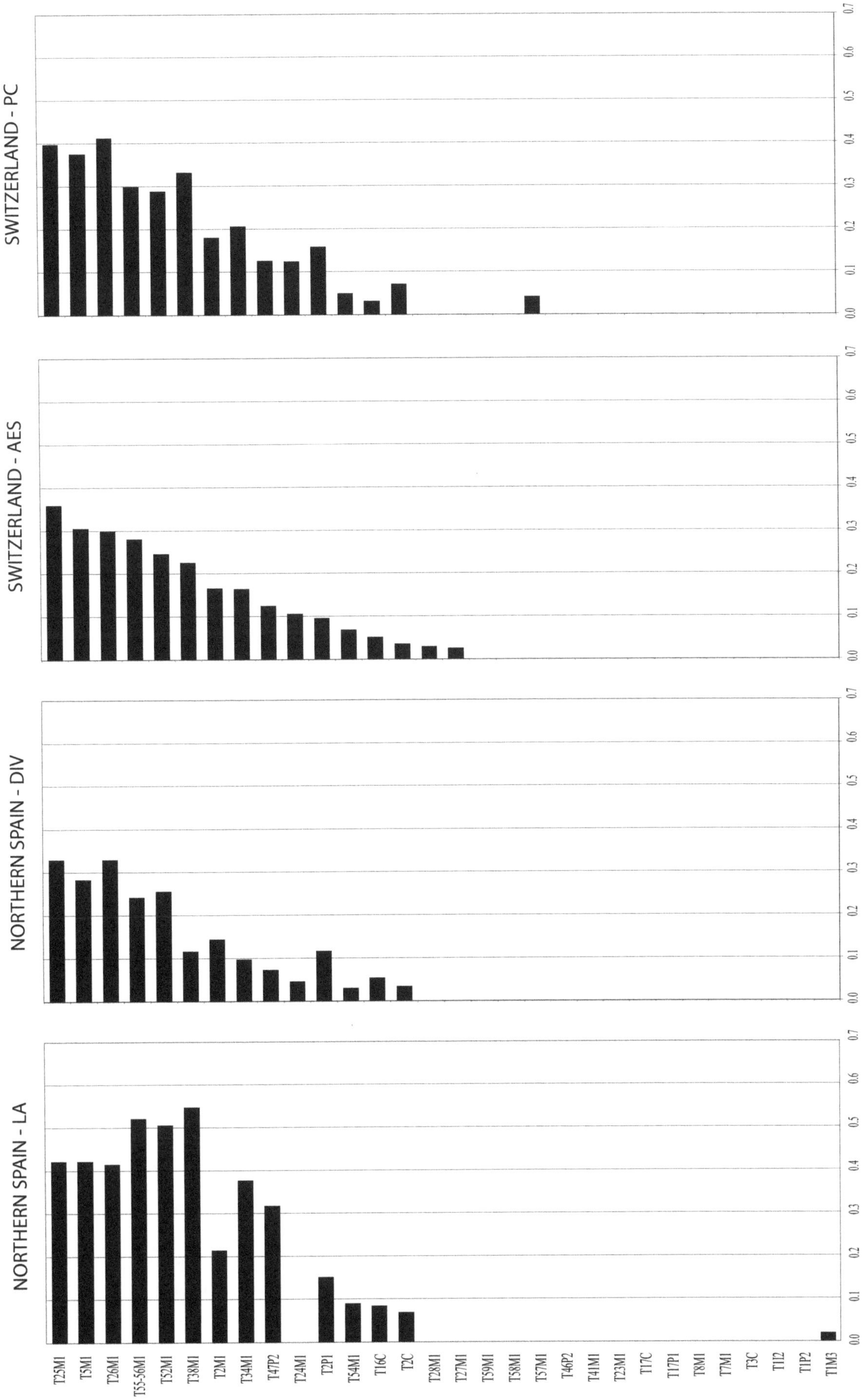
SWITZERLAND - PC
SWITZERLAND - AES
NORTHERN SPAIN - DIV
NORTHERN SPAIN - LA
0.0
0.1
0.2
0.3
0.4
0.5
0.6
0.7
T25M1
T5M1
T26M1
T55-56M1
T52M1
T38M1
T2M1
T34M1
T47P2
T24M1
T2P1
T54M1
T16C
T2C
T28M1
T27M1
T59M1
T58M1
T57M1
T46P2
T41M1
T23M1
T17C
T17P1
T8M1
T7M1
T3C
T1I2
T1P2
T1M3

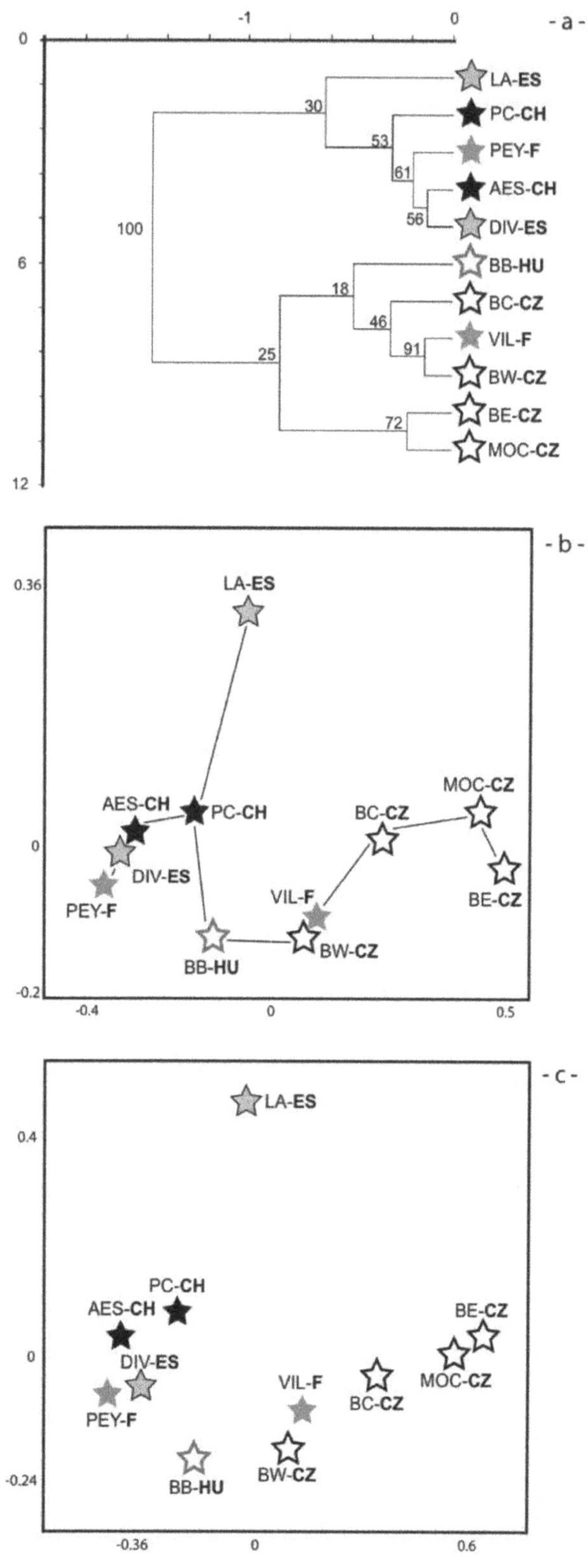

Figure 95. Results of multivariate analyses for the Bell Beaker populations.

a) Hierarchical cluster analysis, according to Ward's method, complemented by bootstrap analysis.

b) Multidimensional scaling complemented by a minimal spanning tree (stress=0.047).

c) Principal components analysis (axis 1=72.7% and axis 2=16.4%).

Principal components analysis also reflects the elements shown by the preceding analyses. The concentration of southern groups, the more dispersed eastern group and the intermediate position of the Hungarian group and Villedubert between these currents are shown (Figure 95c).

How can these results be interpreted?

It is possible to demonstrate a clear dichotomy between Bell Beaker populations in the eastern and southern domains. The Swiss Bell Beakers are unequivocally associated to the latter. Based on the representations, exchanges and external influences appear significant in the western area. The Spanish site of Las Arnillas is a mixture of Final Neolithic and Chalcolithic occupations. This condition may perhaps explain its distancing from the concentration of western assemblages. The proximity of certain assemblages – the Hungarian Bell Beakers and the site of Villedubert – with opposing geographic areas should be noted.

7.2.5 Bohemia: unmixed gender analysis

The only region with a sufficient number of sexual identifications for each period studied is Bohemia.

A sex-separated analysis was carried out in order to determine whether differences based on sex could be shown in the interest of a perspective of population dynamics.

7.2.5.1 Composition of the groups tested

Using anthropological data, all individuals for whom sex could be identified have been included in the analysis, grouped by the period to which they belong:

CW-men - Corded Ware male sample (67 individuals)

CW-women - Corded Ware female sample (26 individuals)

BB-men - Bell Beaker male sample (35 individuals)

BB-women - Bell Beaker female sample (11 individuals)

UN-men - Unetice male sample (76 individuals)

UN-women - Unetice female sample (25 individuals)

Indeterminate individuals (adult and juvenile subjects) from each culture were also grouped. They have been included in the analyses only for comparative purposes.

CW-undefined - Corded Ware unsexed sample (adult and immature) (114 individuals)

BB-undefined - Bell Beaker unsexed sample (adult and immature) (52 individuals)

UN-undefined - Unetice unsexed sample (adult and immature) (100 individuals)

Figure 96. Synthetic representation of the key teeth retained for analyses of the unmixed gender analysis of the Bohemian sample (n=45).

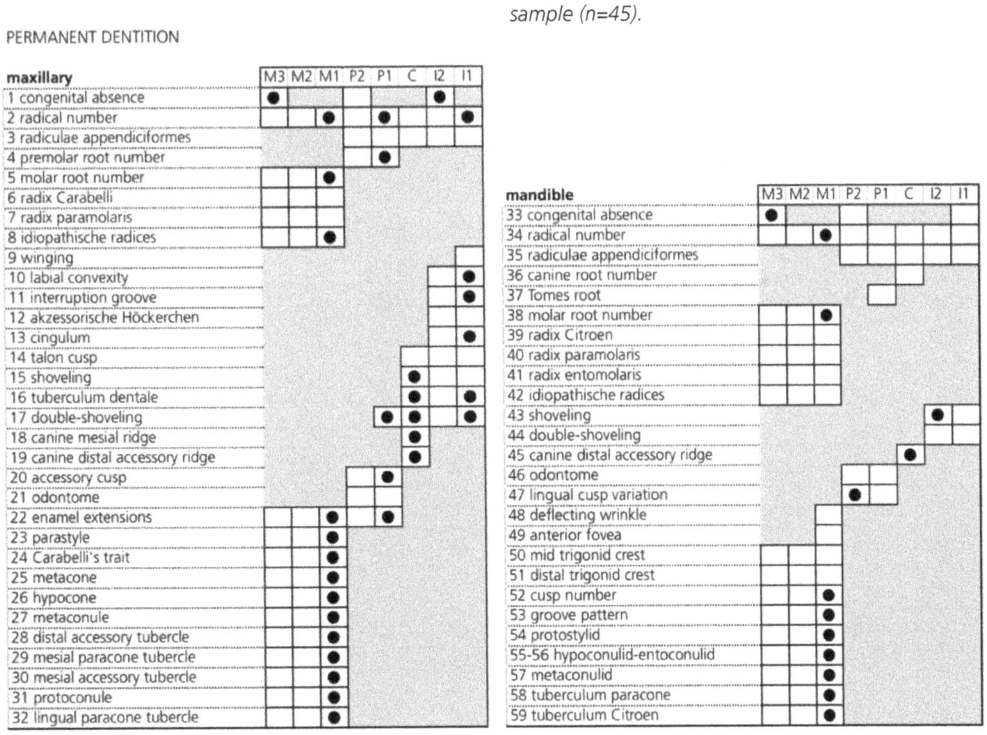

7.2.5.2 Populational frequencies

Frequencies have been calculated only on the key teeth on the permanent dentition. Frequencies and counts of observations are found in table 52. All of the assemblages defined have a sufficient number of observations to be included in the analyses; none of these groups have been eliminated. Adjusted frequencies, using the expression count method for each variable, are given in table 53.

7.2.5.3 Variables used in the analyses

For this part of the study, 45 variables on the 79 traits located on the key teeth have been retained. 31 of these are observed on the maxilla and 13 on the mandible (Figure 96). EC frequencies are given in table 54. Traits located on the crowns, upper canines and molars are the best represented.

Expression profiles for the variables observed on the key teeth show similar patterns (Figure 97). It is, however, possible to distinguish divergences between groups. Profiles for Corded Ware and Bell Beaker males are the most similar. The two Unetice assemblages – males and females – also show similar profiles.

They are set apart by the slightly elevated frequency of two traits – the *metacone* (T25) and the *hypocone* (T26) – in relation to that encountered for the four other Corded Ware and Bell Beaker groups. Higher values for three variables – *Carabelli's trait* (T24), the *distal accessory tubercle* (T28), *shoveling* (T43) – can be observed for Corded Ware and Bell Beaker females.

7.2.5.4 Analyses

The first analyses involve only sexed individuals for the three periods studied (Corded Ware, Bell Beaker and Unetice). Results from multivariate analyses are significant and show similar patterns (Figure 98).

Hierarchical cluster analysis and bootstrap analysis show two robust groups (Figure 98a). The first is formed by Unetice males and females. The second group is composed of Corded Ware and Bell Beaker assemblages.

Expression profiles for the different groups defined for the unmixed gender analysis ➜

Figure 97. Profile for each group tested in the analyses, developed on the basis of the expression counts for the key teeth retained for the unmixed gender analysis of the Bohemian sample (n=45).

List of variables based on order in the profile, from top to bottom:

T26M1-T25M1-T5M1-T38M1-T55-56M1-T2M1-T52M1-T2P1-T34M1-T47P2-T4P1-T53M1-T43I2-T13I1-T16C-T10I1-T15C-T33M3-T19C-T16I1-T54M1-T24M1-T1M3-T30M1-T22M1-T45C-T8M1-T11I1-T31M1-T27M1-T29M1-T32M1-T58M1-T59M1-T1I2-T17C-T28M1-T17P1-T17I1-T18C-T22P1-T2I1-T20P1-T23M1-T57M1

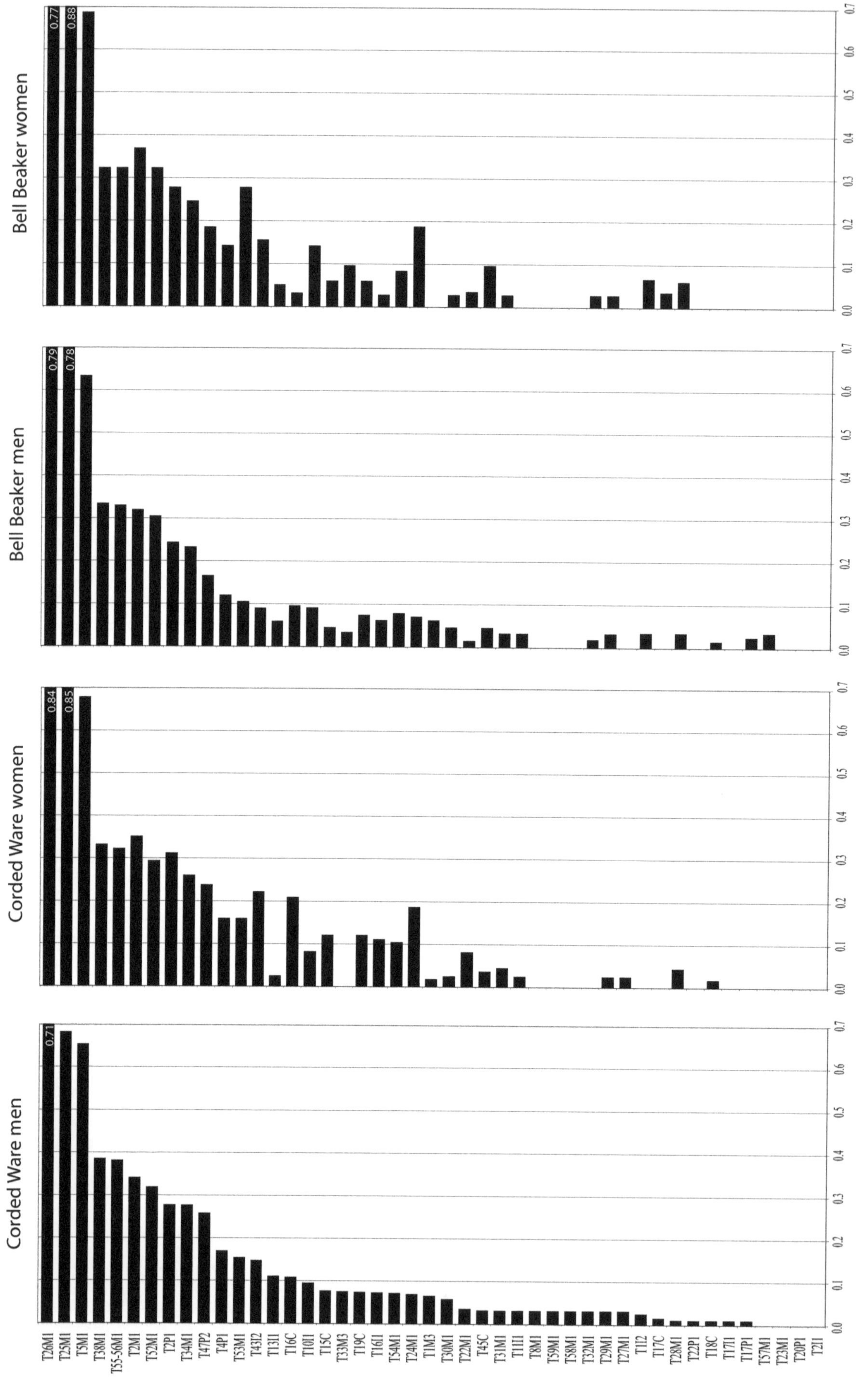
Bell Beaker women
0.77
0.88
Bell Beaker men
0.79
0.78
Corded Ware women
0.84
0.85
Corded Ware men
0.71
0.0
0.1
0.2
0.3
0.4
0.5
0.6
0.7
T26M1
T25M1
T5M1
T38M1
T55-56M1
T2M1
T52M1
T2P1
T34M1
T47P2
T4P1
T53M1
T43I2
T13I1
T16C
T10I1
T15C
T33M3
T19C
T16I1
T54M1
T24M1
T1M3
T30M1
T22M1
T45C
T31M1
T11I1
T8M1
T59M1
T58M1
T32M1
T29M1
T27M1
T1I2
T17C
T28M1
T22P1
T18C
T17I1
T17P1
T57M1
T23M1
T20P1
T2I1

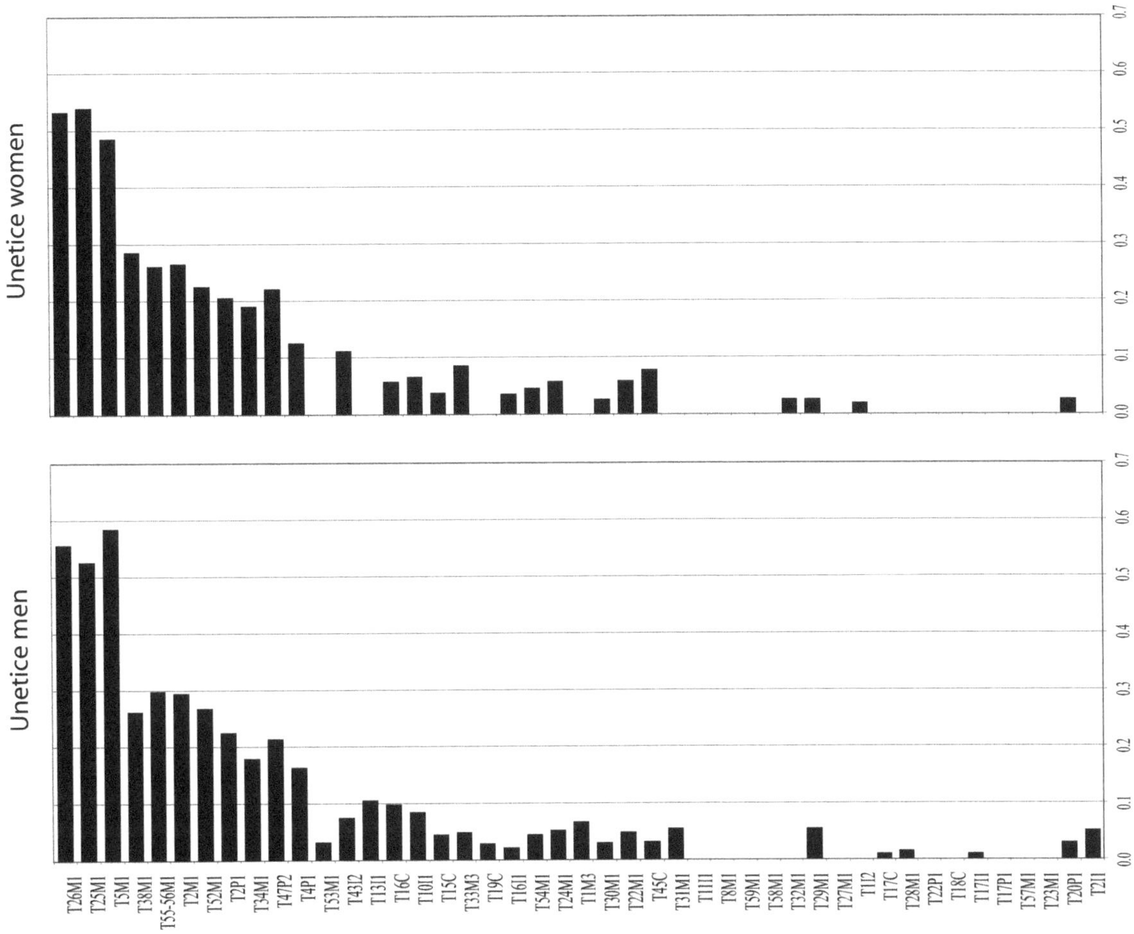

Within this group, males and females from each culture form four separate sub-groups.

The scatterplot produced by multidimensional scaling and a minimal spanning tree reveals the same pattern (Figure 98b). The unification of males and females from the Early Bronze Age is obvious. Corded Ware and Bell Beaker males are again very close. Females are associated with Bell Beaker males and appear to be isolated from one group to the other.

Principal components analysis shows the same elements demonstrated by the other analyses. The scatterplot shows the group of Unetice assemblages, the proximity of Corded Ware and Bell Beaker males, and the distancing of the position of females from both cultures (Figure 98c).

How can these results be interpreted?

Males from all three cultures are very similar, while females tend to be more heterogeneous. The results from this sex-separated analysis are compatible with those obtained during the regional study. The Unetice unit is once again emphasized. A greater degree of variability among Corded Ware and Bell Beaker assemblages can be seen with the position of the Corded Wares (here the males), which can be considered the common denominator for all of the populations. The second analysis includes three supplementary groups, the indeterminate subjects for each culture, the objective being to clarify the position of the different assemblages observed during the first analysis.

Results of multivariate analyses present similar patterns (Figure 99).

Hierarchical cluster analysis and bootstrap analysis propose two strong groups (Figure 99a). The first includes all Early Bronze Age assemblages (males, females and indeterminate). The indeterminate Corded Ware group is attached to this group by forming a sub-group with the unsexed Unetice subjects. The second group includes Corded Ware males and females and the three Bell Beaker assemblages (males, females and indeterminate). Within this group, females are associated with both cultures. Indeterminate Bell Beaker subjects are associated with Bell Beaker males. The Corded Ware males are also associated with this group.

The same patterns are observed in the representation produced by multidimensional scaling and a minimal spanning tree minimal spanning tree (Figure 99b). The uniformity of the Early Bronze Age is again clearly demonstrated. Corded Ware males are again in intermediate position between the Bell Beaker and Unetice cultures. Indeterminate Bell Beaker subjects are grouped with Bell Beaker males. Corded Ware

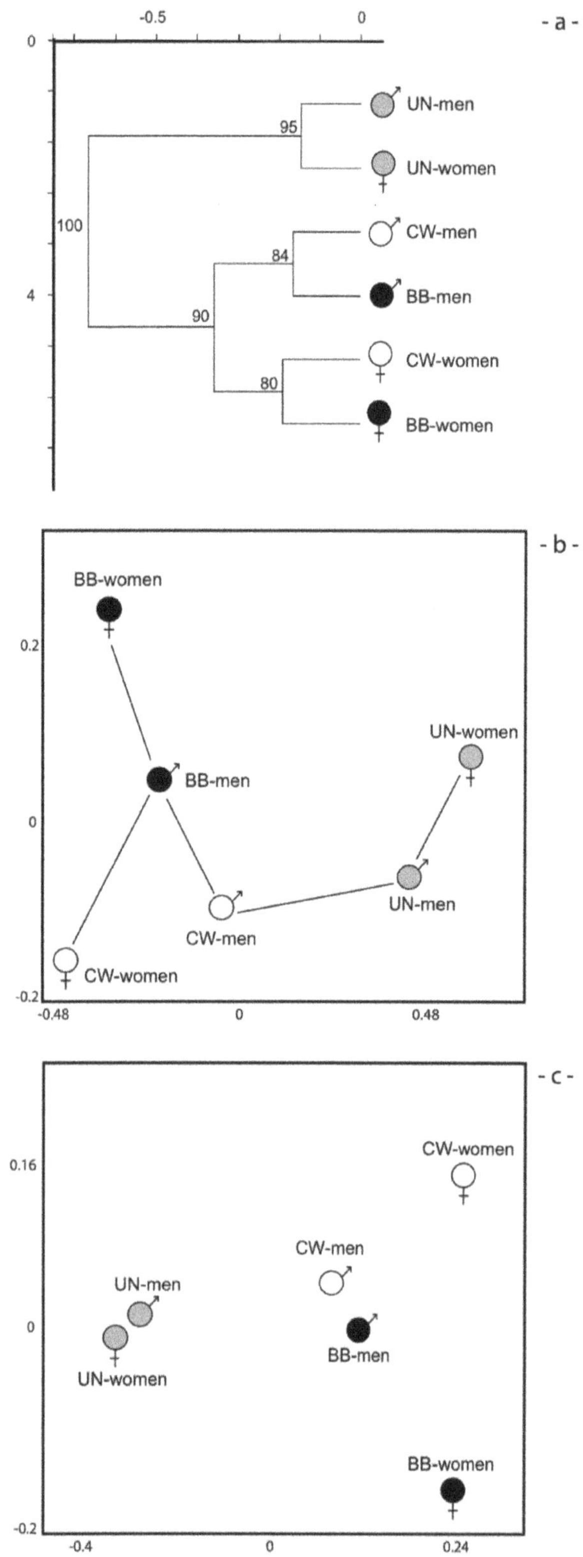

Figure 98. Results of multivariate analyses for the unmixed gender analysis of the Bohemian sample.

a) Hierarchical cluster analysis, according to Ward's method, complemented by bootstrap analysis.

b) Multidimensional scaling complemented by a minimal spanning tree (stress=0.0).

c) Principal components analysis (axis 1=71.8% and axis 2=11.3%).

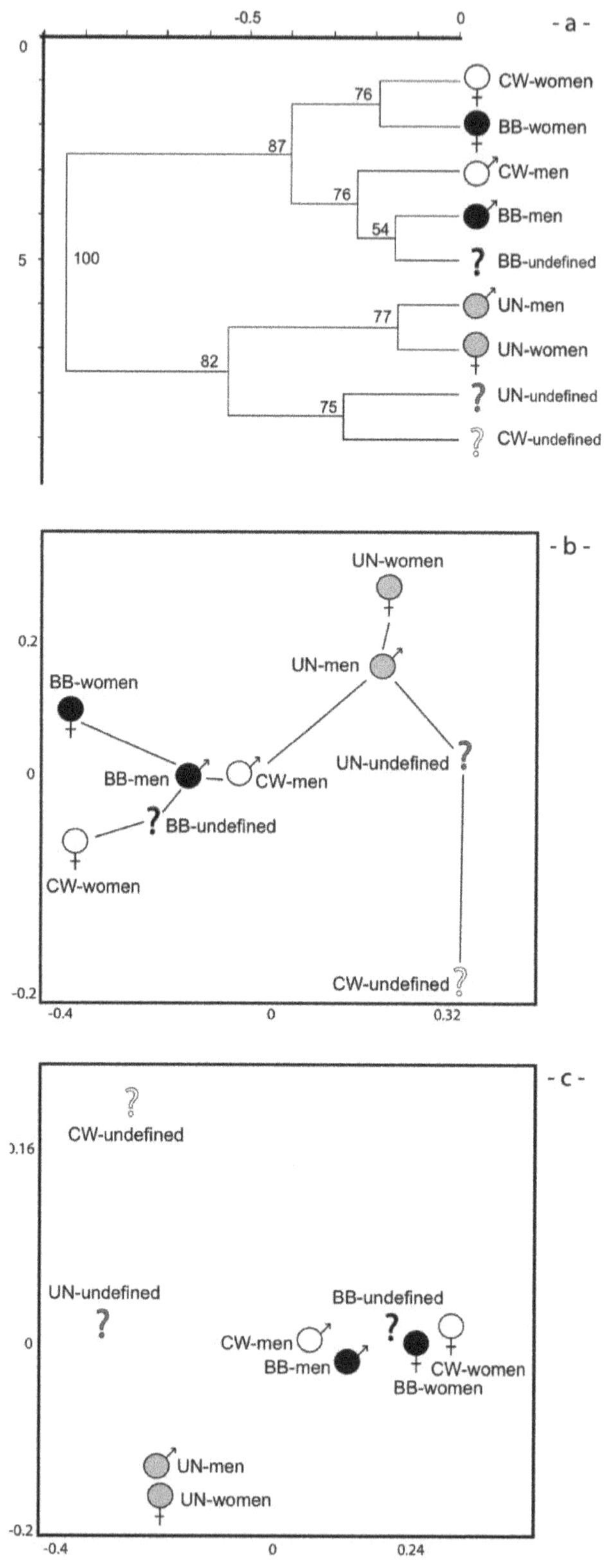

Figure 99. Results of multivariate analyses for the unmixed gender analysis of the Bohemian sample (undefined individuals included).

a) Hierarchical cluster analysis, according to Ward's method, complemented by bootstrap analysis.

b) Multidimensional scaling complemented by a minimal spanning tree (stress=0.090).

c) Principal components analysis (axis 1=51.5% and axis 2=29.2%).

and Bell Beaker females again show a certain degree of variability. Indeterminate Corded Ware subjects are isolated, although remaining linked to the unsexed Early Bronze Age group.

Principal components analysis also points out the elements observed in the other analyses. The scatterplot shows the grouping of Unetice assemblages, the more isolated position of unsexed Corded Ware individuals and the intermediate location of Corded Ware males between the other two cultures (Figure 99c).

How can these results be interpreted?

The same elements discussed during the first sex-separated analysis are again shown here. The inclusion of indeterminate subjects from the different cultures does not yield new information.

However, the position of unsexed Corded Ware individuals close to the Unetice assemblages confirms the involvement of the Corded Ware in the establishment of the Early Bronze Age.

Chapter 8
From discussion to interpretation

Five regions with Bell Beaker occupations have been analyzed: five different snapshots from the eastern (Bohemia and Hungary) and southern (Southern France and Northern Spain) domains of the phenomenon, and Switzerland, in mid-position between these two broad currents.

In order to address the population dynamics of Europe during the 3rd millennium BC, it is crucial to proceed gradually to interpretation of the results. First, the local scale is considered to explain, from a chronological viewpoint, the relationships between the populations. Next, the results provided by interregional studies are exploited to identify spatio-temporal connections between the different cultures. Finally, specific analyses – comparing Bell Beaker samples or sex-separated – enable proposal of a model for the spread of the Bell Beaker complex.

At the scale of each region, a certain number of points need to be clarified:

It was first necessary to establish:

- **(1)** the relationships between pre-Bell Beaker assemblages
- **(2)** and links between the Bell Beaker samples

(3) in order to evaluate the role of the existing pre-Bell Beaker populations in the emergence of the Bell Beaker complex.

(4) Next, the Bell Beaker populations are measured to determine their role in the establishment of the Early Bronze Age.

(5) These different elements lead us, in each region, to determine if there was population renewal during the 3rd millennium BC and to what degree it is possible do demonstrate it. Depending on the characteristics of each region, these questions can be answered in part or entirely.

At an interregional scale, the following need to be clarified:

- **(6)** the relationships between populations from the same domain
- **(7)** the relationships between the Swiss territory and the eastern and southern domains
- **(8)** connections between the different Bell Beaker samples
- **(9)** behavior of *unmixed gender* in the Czech sample

These elements should enable proposal for population dynamics at the scale of the phenomenon.

8.1 Discussion at the regional scale

8.1.1 Bohemia

In the analyses for Bohemia, the Bell Beaker, the Corded Ware, its partially contemporaneous substrate, and the Unetice culture, the period which succeeded it. Results from the different analyses reveal a relatively clear situation (Figure 68). So, for dental morphology:

(1) The pre-Bell Beaker groups, the Corded Ware, form a coherent unit. In comparison with the Early Bronze Age unit, however, it is somewhat less uniform.

(2) The Bell Beakers show more significant variability. The western assemblage (BWbb) is distinguished from its conspecifics, remaining similar to the Corded Ware.

(3) The eastern Corded Ware is, with no doubt whatsoever, involved in the establishment of the Bell Beaker.

(4) The Bell Beaker does not appear to be involved in the emergence of the Unetice culture. In effect, these two cultures are clearly isolated from one another in all of the configurations.

(5) Data from dental anthropology do not suggest population renewal at any moment. However, it is possible to demonstrate a certain degree of mobility or population exchanges during the Corded Ware. This phenomenon appears to have been stronger during the Bell Beaker period, but cannot be verified for the Unetice culture since it shows significant cohesion independent from the geographic location of the different assemblages. While the Bell Beaker and the Early Bronze Age developed independently of one another, the involvement of the underlying Corded Ware culture is shown in each culture.

⇛ The other cultural or biological components in part yield similar results.

Different data sets (ceramics, funerary rituals, domestic structures, etc.) are in agreement to demonstrate that the Corded Ware strongly contributed to the establishment of the Bell Beaker in Bohemia. Although decorated Bell Beaker pottery is similar to that found elsewhere in the domain, common ware pottery is of regional tradition. The types are borrowed from the local Corded Ware and different cultures in Central Europe (Besse 2001, 2003). It is argued that internal development of the Corded Ware society led to the Bell Beaker culture

(Turek & Peška 2001). Similar funerary rituals, each following their own rules, support this hypothesis. Moreover, the Corded Ware and Bell Beaker groups sometimes shared the same necropolis, or even the same tomb. Domestic structures, although rare for both Corded Ware and Bell Beaker, are not significantly different (Turek & Peška 2001). This proximity between the two cultures cannot be denied. In addition, analysis of Bell Beaker ceramic pastes demonstrates that pottery was produced locally and short-distance movements can sometimes be noted (Rehman et al. 1992).

These elements do not exclude the possibility of population influx during the Bell Beaker, which, based on dental data, is present, and which comes from the Corded Ware (although more moderately). This external contribution has been measured through analyses between Bell Beaker samples and sex-separated analyses, discussed in chapter 8.2. Anthropological data are often based on samples defined on the sex of individuals (Czarnetzki 1984, Price et al. 2004) and their results show a degree of mobility of Bell Beaker individuals that differs depending on the approach used. This will be further discussed later.

It is uncommon to find comparisons in the literature between the Corded Ware and Unetice cultures. Continuity between the Corded Ware and Bell Beaker is accepted Turek & Peška 2001, Vander Linden 2006, among others), and between the Bell Beaker and Unetice cultures (Zápotocký 1994, Krutova 2003, among others). From this, the Bell Beaker culture is compared with one or the other of these cultures, and the exercise is even more complex since the objective is above all to determine what unites them.

Continuity is observed in the symbolic system from the Corded Ware to the Early Bronze Age, but it is also possible to observe characteristics unique to culture and region (Krutova 2003). Some researchers consider that a strict link exists between the Bell Beaker and the proto-Unetice (Hrala et al. 1994). Moreover, it cannot be excluded that the Corded Ware, Bell Beaker and proto-Unetice cultures could have coexisted for a time. In contrast, during the development of the Unetice culture, it is the only culture present in the area studied (Hrala et al. 1994).

The aim is to understand the autonomous development, according dental morphology, of the Bell Beaker and Unetice cultures. Decorations and forms of decorated Bell Beaker pottery have no impact on the Unetice culture, but the common ware pottery does link them (Turek & Peška 2001). This pottery was already of Corded Ware tradition for the Bell Beaker culture. We can also mention the presence of axe-hammers in funerary contexts found only during the Corded Ware and Early Bronze Age and archery equipment found exclusively during the Bell Beaker (Krutova 2003).

In sum, the different components support evolution within a single society for the transition from Corded Ware to Bell Beaker. However, the local population on which the Unetice culture was established is likely to be found in the Corded Ware and not the Bell Beaker, itself developed out of the Corded Ware culture!

8.1.2 Hungary

Interpretation of the results for Hungary is less precise since it was necessary to work with frequencies by culture. In addition, the underlying population on which the Bell Beaker developed – the Mako culture – was not included in the analyses. So, this region was addressed using cultures that were either contemporaneous with (Obeba-Pitvaros) or successive to (Perjamos and Nagyrev) the Bell Beaker culture. Results from the different analyses provide only partial answers regarding the elements to be clarified, but do yield interesting elements (Figure 72):

(1) Relationships between the pre-Bell Beaker groups could not be evaluated.

(2) Bell Beaker samples were combined into a single sample, preventing analysis of internal behavior within the Bell Beaker culture.

(3) Given these two points, dental morphology cannot determine whether the origins of the Bell Beaker culture can be found in the local culture – the Mako.

(4) It is, however, possible to determine the relationships between the Bell Beaker and contemporaneous or successive cultural groups. The Bell Beaker culture is different from not only the contemporaneous southern Obeba-Pitvaros culture, but also from the later Perjamos and Nagyrev cultures, although the Nagyrev culture is the least distant from the Bell Beaker.

(5) Data from dental anthropology provide a valuable picture of the contacts held between the Bell Beakers and the other regional cultural groups. The Bell Beaker is clearly isolated in all of the configurations produced. The Nagyrev, in contrast, appears to have held a strong central position between the different cultures studied. Even if the role of the underlying local population in the establishment of the Hungarian Bell Beaker could not be studied, the relatively marked differences pointed out in the analyses support a hypothesis of population renewal.

⇛ Other cultural or biological components offer mixed results.

It has been seen that interest in the Bell Beaker of this region is multiple. Here we find the easternmost expression of the phenomenon, the underlying population which the Bell Beaker succeeded is not the Corded Ware culture, its extension is limited to the vicinity of Budapest and it is situated in the middle phase of the Early Bronze Age. The lack of an explanation for its presence in Hungary has led to many discussions.

The different elements discerned from the archaeological components demonstrate both broad affinities and significant differences with respect to the local cultures, notably with the Nagyrev culture.

Strictly Bell Beaker material is found mainly in funerary contexts. Metal objects recovered in households are of typologies similar to those seen elsewhere in the Bell Beaker phenomenon. All of these elements are quite similar to Bell Beaker discoveries in Austria and Moravia (Kalicz-Schreiber & Kalicz 2001).

The other cultural components show affinities with local traditions and the Nagyrev culture. Analysis of pastes demonstrates that pottery was produced locally (Rehman et al. 1992). Similarly, common ware pottery and, in particular, the handled pitcher, are of local tradition.

Elements of material culture are not the only ones to incorporate influences from multiple origins. Funerary structures are not only cremations of local tradition, but also burials as practices in other areas of the Bell Beaker phenomenon and considered to be "an alien tradition" (Kalicz-Schreiber & Kalicz 2001, p. 442).

Data from biological anthropology (biometry and isotopic geochemistry) converge and generally attribute a non-local origin to Hungarian Bell Beaker individuals.

Thus, in response to the question posed by R. Kalicz-Schreiber and N. Kalicz (2001) – "were the Bell Beakers social indicators of the Early Bronze Age in Budapest?" – dental anthropology supports the idea of a new population arriving on the banks of the Danube, but which would have had contact and privileged exchanges with local groups, particularly with the Nagyrev culture.

8.1.3 Southern France

Sites dated between the Final Neolithic and the Early Bronze Age have been included in the regional analyses for Southern France. These are collective burials in which cultural attributions could not always be determined specifically, which is why some assemblages include two distinct periods. The configurations proposed by the analyses reveal an intriguing situation for relationships between the samples (Figure 78).

(1) Pre-Bell Beaker groups, the Final Neolithic/Chalcolithic samples, are clustered in the different representations, although it is possible to demonstrate a degree of variability between the assemblages. This situation is especially obvious at the site of Roaix, which contains two distinct pre-Bell Beaker occupations.

(2) For the Bell Beaker, minor differences can be observed between the two samples included in the analyses.

(3) The local Final Neolithic/Chalcolithic does not appear to have been involved in the establishment of the Bell Beaker.

(4) The two Bell Beaker groups are associated with the site of Cudieres, which contains mixed Chalcolithic and Early Bronze Age assemblages. It is difficult, in the context of the analyses carried out, to evaluate whether the Bell Beaker was involved in the establishment of the Early Bronze Age. We can simply show the proximity of the later assemblages in Southern France.

(5) Data from dental anthropology tend to support the hypothesis of a degree of population renewal at the beginning of the Bell Beaker period. Pre-Bell Beaker sites show a non-uniform situation that likely reflects the existing multicultural context. In contrast, later mixed assemblages (Les Peyraoutes and Cudieres) are isolated while retaining proximity to the Bell Beaker assemblage at Villedubert, which is itself positioned between the earlier and later groups.

⇛ The cultural components enable clarification of the situation.

Analysis of common ware pottery demonstrates the existence of new morphologies that are not present in the preceding local pottery (Besse 2001, 2003). The technological approach proposes that this indicates transfer of techniques and skills that were not found in the local substrate (Convertini 1996).

The periodization of decorated pottery into four stages demonstrates the development of the Bell Beaker phenomenon: an early phase breaking with local traditions, an integration and cohabitation phase, a differentiation phase and a final phase of refinement that marks the end of the complex, or even the beginning of the Early Bronze Age for some researchers (Lemercier 2002, 2004). Analysis of the lithic industry yields similar results with a bipartition of the Bell Beaker (a break followed by a phase of integration and diffusion) (Furestier 2005, 2007).

Funerary structures vary. Several individual Bell Beaker burials have been found, but the most common practice is the re-use of Final Neolithic collective burials (Besse & Desideri 2005). Domestic structures are of two types: strictly Bell Beaker "pure" sites and "mixed" inhabitations with material from different Final Neolithic local traditions and Bell Beaker (Besse & Desideri 2005).

Biological data, particularly metric measurements of crania, as yet provide no data for this region that would contribute to research on population history.

In brief, then, the different components tend to support population renewal at the emergence of the Bell Beaker in this region. Archaeological data clarify the modality of its installation with a phase marked by the appearance of new kinds of objects, followed by a cohabitation phase to varying degrees with local Final Neolithic traditions (Lemercier 2002, 2004, Furestier 2005, 2007).

8.1.4 Northern Spain

The different pre-Bell Beaker periods (Final Neolithic and Chalcolithic) and the Bell Beaker period have been studied in Northern Spain; the Early Bronze Age was excluded due to insufficient data. One site contains a mixed Final Neolithic/Chalcolithic assemblage. Results from the different analyses (Figure 82) reveal a relatively clear situation. For the dental data:

(1) The pre-Bell Beaker groups show different behaviors. Final Neolithic populations are quite cohesive. The Chalcolithic, however, appears to be more heterogeneous.

(2) The two Bell Beaker assemblages are not close. One of the two sites contains a mixture of occupations that could explain this divergence.

(3) The local population, composed of the Final Neolithic and the Chalcolithic, is very likely to have been involved in the emergence of the Bell Beaker culture.

(4) The role of the Bell Beaker culture in the establishment of the Early Bronze Age could not be evaluated given the lack of data for the Early Bronze Age.

(5) Data from dental anthropology do not support a hypothesis of a break in population during the emergence of the Bell Beaker. Significant uniformity in the Final Neolithic population appears to contrast with variability during the Chalcolithic. The intermediate position of the Bell Beaker culture between these two populations would suggest that both were involved in the establishment of the Bell Beaker.

⇛ Cultural and biological components provide similar results.

The local population seems to have played a significant role in the establishment of the Bell Beaker. A strong impact of local traditions in the morphology of different ceramics can be observed. Moreover, analysis of pastes demonstrates that production was carried out with regional materials (Millàn & Arribas 1994). Metallurgy was known well before the emergence of the Bell Beaker. In addition, it is well-demonstrated during the Bell Beaker period and was a key element in the local Final Neolithic (Garrido-Pena et al. 2005).

Traces of beer in pottery again support hypotheses concerning the relationship between Bell Beaker pottery and ritual contents (Garrido-Pena 2005).

Funerary structures and artifacts are fairly variable (Harrison & Mederos Martin 2001). Persistence of local traditions during the Bell Beaker can be noted. Funerary structures, re-using Final Neolithic and Chalcolithic monuments, present a standardized practices in Bell Beaker burials evidencing, for some, that the particular treatment of the dead had a social significance (Garrido-Pena et al. 2005).

The study of domestic structures shows that no difference in the economic systems of the local regional pre-Bell Beaker and Bell Beaker populations can be demonstrated (Harrison & Mederos Martin 2001).

Anthropological analyses based on metric cranial data – in general showing a specific morphology for Bell Beaker individuals in territories occupied – demonstrate a morphology incorporating local southern morphology (Garralda 1979).

Thus, population continuity at the beginning of the Bell Beaker period can be demonstrated in all of the components studied. The intermediate position of the Bell Beaker between "the Final Neolithic communal societies and the Bronze Age chiefdoms could also explain the, to a certain extent transitional, character of Beaker burial rites" (Garrido-Pena 2005, p. 56). For some, particularly R. Garrido-Pena, M. Rojo Guerra and I. Garcia Martinez de Lagran (2005), decorated Bell Beaker pottery can be considered a socially valuable good integrated in the strategies of legitimization of leaders of Chalcolithic societies in a context of changes in socio-economic processes.

8.1.5 Switzerland

The samples used for the Switzerland study are dated between the Middle Neolithic and the Early Bronze Age. The configurations proposed by the analyses show a clear picture of the relationships between the different populations at the end of the Swiss Neolithic (Figure 88). Thus, for the dental data:

(1) The pre-Bell Beaker groups reveal different behaviors. Middle Neolithic populations form a homogeneous unit, but the Final Neolithic assemblages show more variability.

(2) For the Bell Beaker, a degree of heterogeneity between the two assemblages analyzed can be demonstrated.

(3) The Final Neolithic population is involved in the emergence of the Bell Beaker culture, but does not appear to have been alone.

(4) The Bell Beaker culture, however, does not seem to have been involved in the establishment of the

Early Bronze Age; these two cultures are isolated in all of the configurations.

(5) Data from dental anthropology support a hypothesis of partial population renewal. Variability in the later assemblages may reflect mobility or a moderate population influx during these different periods. For the Early Bronze Age, the situation is less clear. The population appears to be more similar to the Middle Neolithic population than to those of more recent periods. The cohesion of the Middle Neolithic populations in Switzerland is, however, certain.

⇛ The cultural and biological components clarify the contribution of external influences.

Pottery marks a relatively clear break in which the Final Neolithic is replaced by decorated beakers and new forms (Besse 2001, 2003). Copper artifacts are quite common in the Final Neolithic, while only a single copper awl has been found for the Bell Beaker period (Cattin 2008). The difference is quantitative.

While Final Neolithic occupations are mostly littoral in the Trois-Lacs region and around Lake Leman, the beginning of the Bell Beaker period is marked by the abandonment of such sites. This has been observed at all of the lakes in Switzerland and the French Jura, but is not linked to climate changes which would have caused the Bell Beakers to change their territory (M. Piguet, pers. comm.).

With respect to funerary sites, the Bell Beakers continued to use Final Neolithic sites, for which the exceptional megalithic site of Petit-Chasseur at Sion is an excellent example. The Bell Beaker occupants built their own monuments within the megalithic area already frequented by their predecessors, building several dolmens and cists and reusing an earlier structure.

Such composite behaviors result from different influences. Mediterranean influences are indicated by maritime beakers *sensu stricto*, large blades of exogenous flint and the reoccupation of dolmens. Eastern influences are evidenced by the décors and forms of the common ware pottery, concave base arrow points, the presence of individual burials and some gold and silver jewelry (Besse 1998b). The delocalization of houses appears to reflect a desire for demarcation that has also been observed in the eastern domain, thus attesting to a local origin.

Anthropological studies attribute, in general, the emergence of the Bell Beaker culture in Switzerland to individual mobility (Menk 1979, Chiaradia et al. 2003, Desideri & Eades 2004...).

In sum, the different components indicate that the Bell Beaker culture does not evidence a real break with earlier periods, but rather an accentuation in changes linked to external influences. These influences are the result of a contribution that is both populational and ideological. The Bell Beaker period is thus a privileged moment for contacts with both southern and eastern Europe that led to a composite cultural group in western Switzerland.

8.2 Discussion on a broad scale

This part of the discussion contributes to demonstrating the relationships between populations at different spatio-temporal scales.

(6) We first focus on relationships between populations from the same domain.

Results for relationships between samples from the eastern domain offer an interesting, but unexpected, configuration (Figure 74). The behaviors of the different cultural units are again identified (the central role of the Corded Ware and the independent development of the Bell Beaker and the Unetice cultures). Although the non-Bell Beaker Hungarian groups can be associated with their Czech conspecifics, the Bell Beaker is clearly isolated. Thus, neither the local Hungarian population nor the eastern regional populations are involved in its emergence. This goes against the hypotheses proposed by several researchers who attribute an origin in Bohemia, or at least Czech, for the Bell Beaker-Csepel enclave (Endrödi 2003).

Results for links between populations from the southern domain reveal a situation comparable to that shown by the regional analyses (Figure 84). Moreover, they provide significant elements of explanation. The heterogeneity of the Final Neolithic and Chalcolithic assemblages can be put in parallel with the cultural diversity present in Southern France, a region that is often considered to be an area of social competition at the end of the Neolithic (Vander Linden 2006). The grouping of later populations – Bell Beaker and Early Bronze Age – across the domain, combined with the results of regional analyses, enables clarification of interpretations of the modes for the emergence of the Bell Beaker in these two regions. The Bell Beaker of the Meseta possesses a strong local allegiance. Southern France shows isolation from its regional base and is clearly associated with contemporaneous Iberian populations. These elements support the hypotheses proposed by some researchers, in particular O. Lemercier (2002, 2004), arguing that new populations from the Iberian Peninsula could have led to the origin of the Bell Beaker in this region. Moreover, while the local analysis alone of Southern France cannot determine the influence of the Bell Beaker on the establishment of the Early Bronze Age, its involvement at the scale of domain can be demonstrated.

(7) We next discuss the relationships between the Swiss territory with the eastern and southern domains.

The position of Switzerland between the two domains provides new explanatory elements. Swiss sites remain separate from the eastern domain (Figure 90), but are well-associated within the southern domain (Figure 92). The regional analysis of Switzerland showed that a moderate external population influx was present from the Final Neolithic. The axis of external influences is southern, contrary to the interpretations based on earlier anthropological data (Menk 1979, 1981), but also the scenarios of Bell Beaker settlement in this region suggesting southern ideological influences and eastern population movements (Gallay 2006). Switzerland is a territory with a dichotomy of eastern and southern traditions. It should be noted that the samples selected for the analyses come from western Switzerland, and it thus cannot be excluded that a population influx from Central Europe to Switzerland could be present, but limited to eastern Switzerland.

(8) Connections between the European Bell Beakers have also been examined.

Results from analyses concerning only the Bell Beaker samples are the most meaningful (Figure 95). Two population centers corresponding to the two domains studied can be demonstrated.

Assemblages from the southern domain show strong cohesion, suggesting more important influences and exchanges within the Bell Beaker community. Movements may correspond to the displacements of groups of individuals from the Iberian Peninsula, since no population renewal is seen in this region. Switzerland is unequivocally attached to this domain.

The situation is different in the eastern domain. The Czech Bell Beakers are also grouped, but less uniformly. From this, modes of diffusion are not comparable in the two domains. It is thus not possible to propose movements of groups of individuals in the eastern domain. The Hungarian Bell Beaker is clearer, since individuals are intermediate between the two domains and appear to be attached to the southern domain.

(9) Finally, unmixed gender behavior of the Czech sample was tested.

This analysis helped to clarify modes of diffusion for the Bell Beaker, but only at the regional level for the region to which the analysis could be applied: Bohemia. In the eastern domain, an individual's sex could be determined based on burial patterns (orientation of the body and associated grave goods). However, for this part of the study, we preferred to rely only on sex determinations provided by anthropological data.

The results for the unmixed gender behaviors are comparable to those for the regional study of Bohemia (Figures 98-99). The Unetice cohesiveness and the variability in the Corded Ware and Bell Beaker assemblages are again observed. However, the strong central position of the Corded Ware culture, and men in particular, appears to confirm its status as common denominator and its involvement in the establishment of succeeding periods. Moreover, the homogeneity of men in the three cultures seems to support masculine stability during the Eneolithic in Bohemia. Women, in contrast, show a wider range of variability. The proximity of Unetice men and women supports the idea of an Early Bronze Age society more closed against exchanges or population contributions, which does not appear to have been the case for the Corded Ware or the Bell Beaker cultures.

These results go against the interpretations of A. Czarnetzki (1984), which were based on non-metric cranial data for the same populations, and argued for migratory movements of men only during the Bell Beaker period. Women are morphologically similar to women in the other two periods, suggesting proximity and equilibrium of women through time. Our interpretations, by contrast, are similar to those revealed by isotopic analyses of lead and strontium by D. Price et al. (2004). Their results show mobility during the Bell Beaker across the domain studied – Central Europe – and women appear to have been somewhat more mobile.

The apparent mobility of women during the Corded Ware and Bell Beaker periods leads to the question of networks of matrimonial alliances during the Eneolithic in the eastern domain, a subject previously addressed by N. Brodie (2001) who examined the relationship between ceramic production and women in the aim of understanding the Bell Beaker culture in northern and eastern Europe. He developed a model for female Bell Beaker identity based on ethnological data from sedentary and semi-sedentary societies of the Pacific during the European contact period. According to his model, Neolithic Europe (western) was in contact with Chalcolithic Europe (eastern). The desire of western populations to acquire not only objects, but also metallurgical skills, led to changes in marriage strategies. So, Chalcolithic women would have been gradually integrated in western European populations, thus displacing the Chalcolithic frontier.

Some researchers, especially R. Garrido-Pena (2005), consider that if this model is valid, it can only be applied east and north of the Bell Beaker phenomenon since metallurgy was known before the Bell Beaker, notably in the Iberian Peninsula.

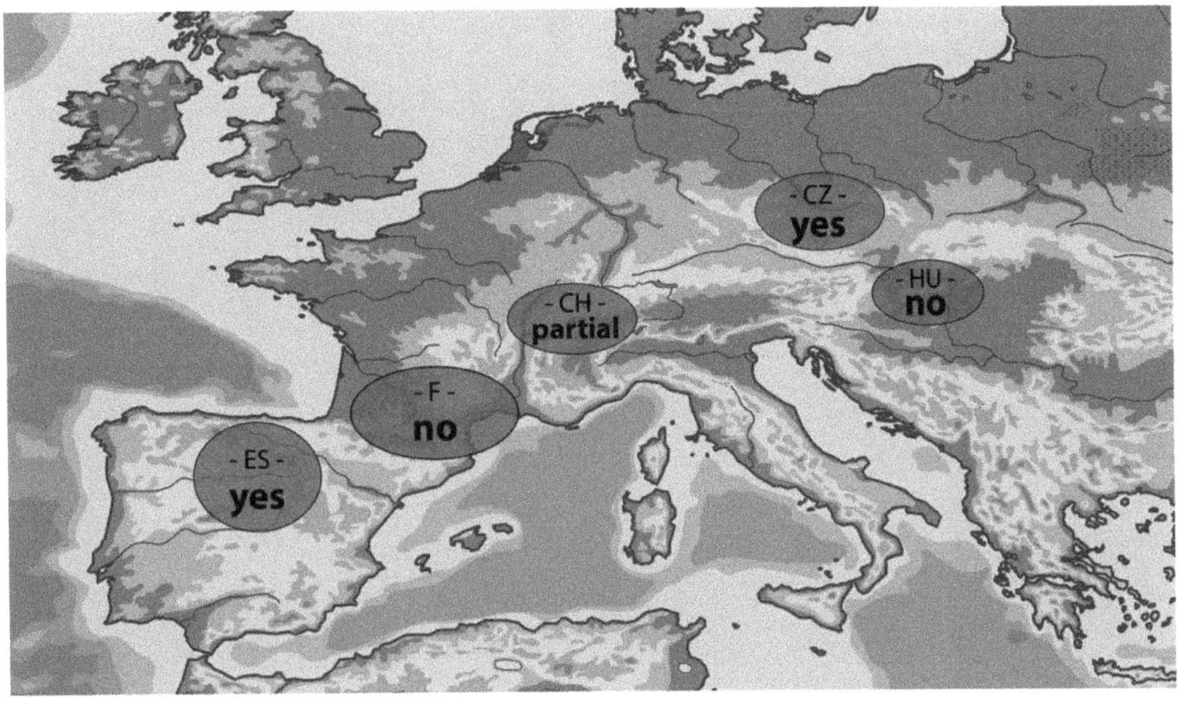

Figure 100. Bell Beaker population dynamics. Synthesis of the involvement of regional populations in the establishment of the Bell Beaker culture.

While this model cannot be applied across the entire Bell Beaker territory, non-metric dental traits reveal significant divergences of Corded Ware and Bell Beaker women from the masculine homogeneity at the end of the Czech Eneolithic. This leads to the question: does the existence of Bell Beaker – and Corded Ware – societies practicing exogamy in the eastern domain suffice to explain the diffusion of the Bell Beaker?

8.3 Hypothesis for Bell Beaker population dynamics

The five occupations analyzed offer a rich and complex portrait of society during the 3rd millennium BC. It is not reasonably possible to find a single encompassing explanation for the Bell Beaker at a European scale. In effect, depending on the domain, different behaviors can be demonstrated.

The role and involvement of local populations in the emergence of the Bell Beaker differ by region (Figure 100).

Only Northern Spain and Bohemia show strict links between the Bell Beaker occupation and the preceding local populations. This is not incompatible with the archaeological results that have repeatedly defined these two regions as important territories likely to have originated the phenomenon, or at least one or more forms of the Bell Beaker.

For the other three regions (Southern France, Switzerland and Hungary), external populational influences led to the Bell Beaker occupation there, but their contribution differs. Total population renewal, or at least a very strong exogenous impact, is manifested for Southern France and Hungary, where the Bell Beaker populations are clearly separated from the local populations. Switzerland shows a regional population base altered by partial renewal or integration of foreign individuals. This situation appears to have already been present, although less intensive, from the Final Neolithic.

Dental morphology has demonstrated two population spheres in the territory studied (Figure 101). Both units are distinct: the southern Bell Beakers and the eastern Bell Beakers, which we designate respectively as Bell Beakers (in reference to the decorated pottery that appears to have originated in the Mediterranean Basin) and Beakers (in reference to Corded Ware beakers as well).

The population base is different for the two spheres, differentiated not by the particular traits, but the range of variability expressed by dental morphology.

The southern Bell Beakers in Northern Spain and Southern France are quite similar and the Swiss populations are strongly associated with their morphology. They form a highly uniform assemblage. The eastern Beakers, represented here by the Bohemian populations, reflect a certain degree of cohesion, but which is less hermetic.

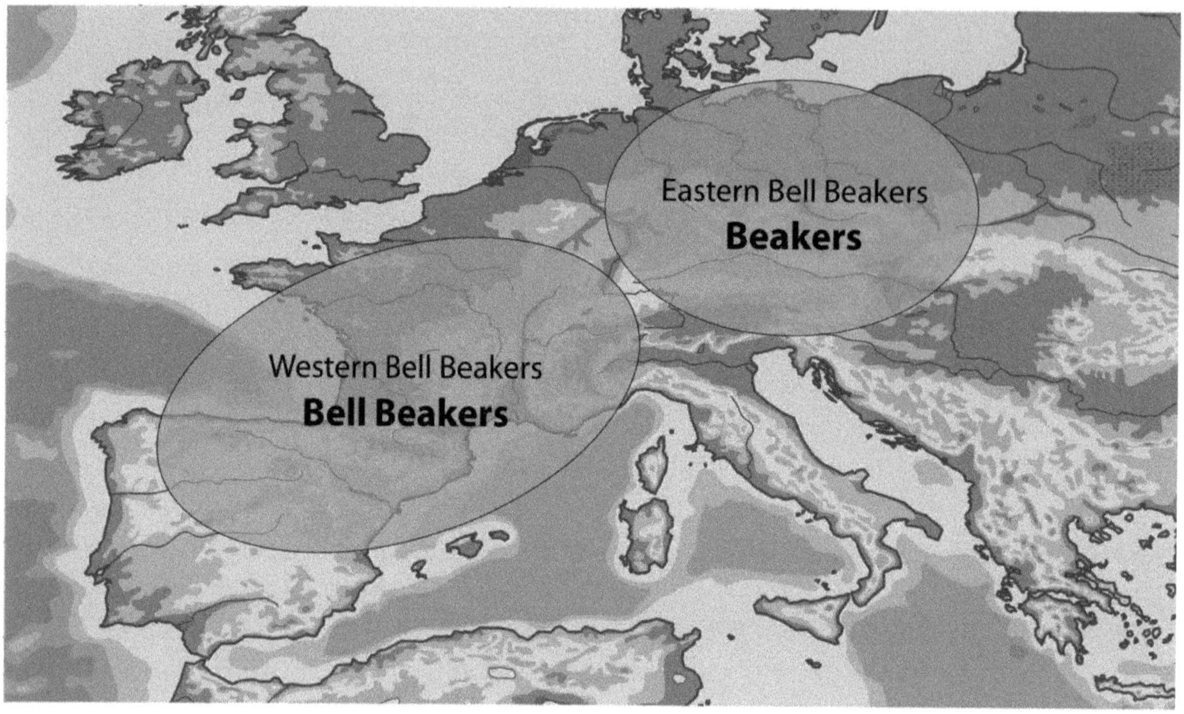

Figure 101. Bell Beaker population dynamics. Two population spheres can be distinguished.

Independent of the difficult problem of explaining the establishment of the Bell Beaker culture across such a vast territory, the dental anthropological data demonstrate that within the population spheres, individuals present clearly different behaviors.

We have suggested the possibility that the spread of the Bell Beaker is the consequence of a society practicing exogamy in the eastern domain. To accept this, we must consider that pottery producers were women.

⇛ Can we exclude men as pottery producers?

We cannot exclude men as pottery producers, but if "ceramic production is domestic [...], ethnoarchaeological studies have shown that, in this case, the universal rule is that the artisans are women. Men are potters only in the context of specialized activities and pursue their craft in workshops outside the familial home or as itinerant potters"[54] (Burri 2006, p. 119).

⇛ In an exogamous union, how does the pottery-making woman adapt when faced with both original and new traditions?

Research on the processes of borrowing between different ceramic traditions in Senegal has revealed relevant elements (Gelbert 2003). While new shaping techniques are easily borrowed, the adoption of an exogenous ceramic tradition does not necessarily mean total cultural adaptation. It follows that a potter can maintain or change one's tradition if development is possible (E. Burri, pers. comm.).

Thus, if ceramic production is domestic, which seems to have been the case during the Bell Beaker period (Salanova 1997, Besse, in press), and in consequence made by women, and if the potters adopted by borrowing from the southern tradition, it is possible that the Bell Beaker culture could be spread within an exogamous sphere in the eastern domain.

On the basis of these results, is it then possible to construct a diffusion model for the Bell Beaker?

Figures 102 and 103 summarize the manner in which such expansion could have taken place.

Within the southern domain: the Bell Beakers

The emergence of the Bell Beaker culture in the southern domain occurred by displacements of

[54] *la production de la céramique est domestique* [...] *les études ethnoarchéologiques ont montré que, dans ce cas, la règle universelle est que les artisans sont des femmes. Les hommes ne sont potiers que dans le cadre d'une activité spécialisée et ils pratiquent alors leur métier dans des ateliers extérieurs à l'habitat familial ou en tant que potiers itinérants* (original text)

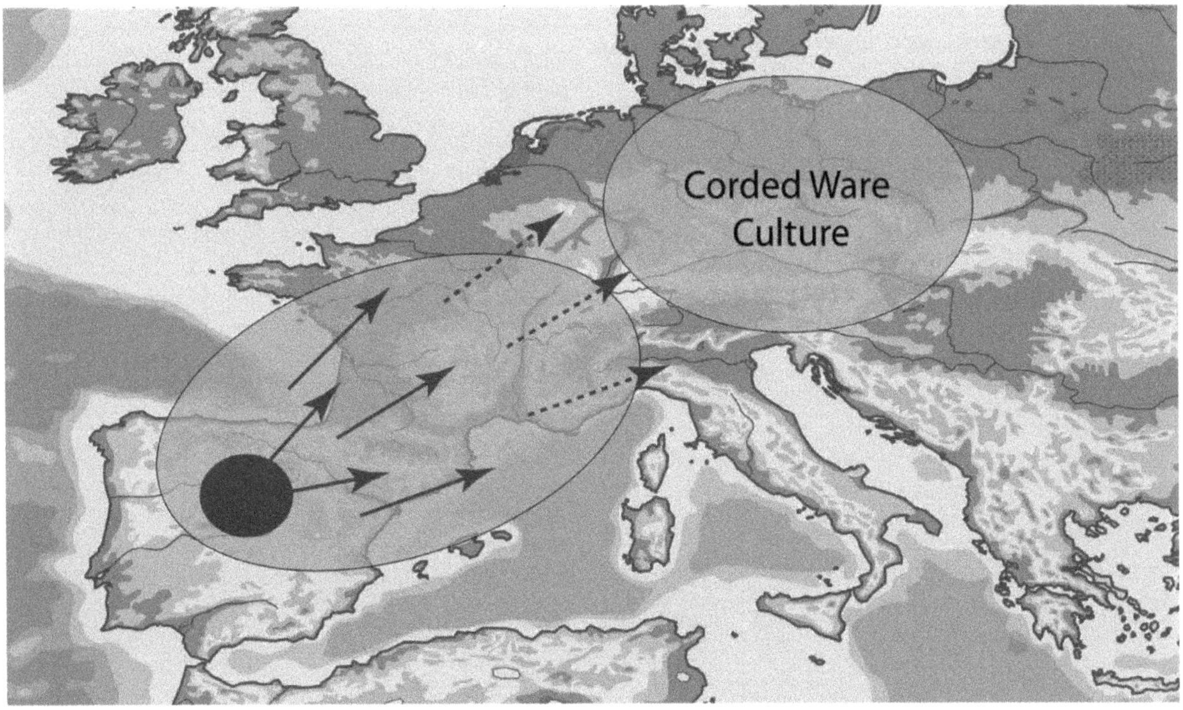

Figure 102. Bell Beaker population dynamics during phase 1 (ca. 3000-2500 BC): diffusion within the southern domain.

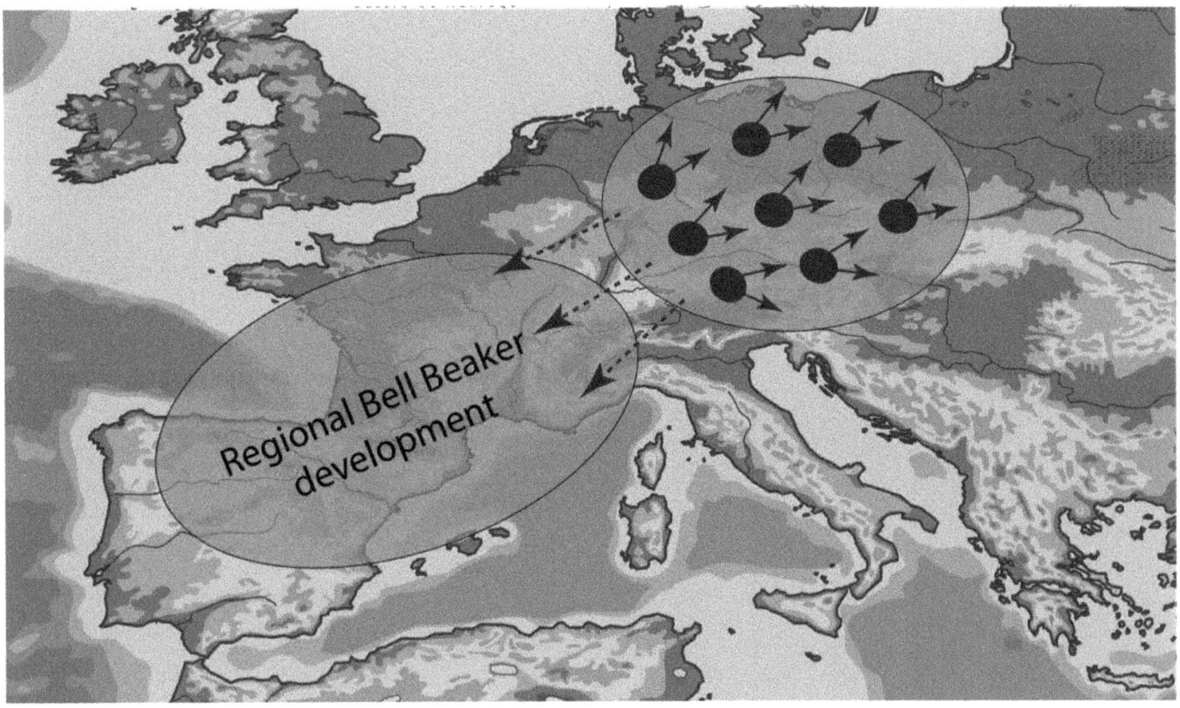

Figure 103. Bell Beaker population dynamics during phase 2 (ca. 2500-2000 BC): diffusion within the eastern domain.

individuals from the Iberian Peninsula. The solid arrows in figure 102 indicate the direction of expansion as shown by non-metric traits. The biological impact is recorded up to Switzerland, or even Hungary. Thus, the Bell Beakers – small groups of individuals armed with their material culture and knowledge – led to the spread of the Bell Beaker culture in this area of the phenomenon. The dotted arrows in figure 102 indicate the theoretical propagation of southern elements toward the east.

Within the eastern domain: the Beakers

The situation in the eastern domain is more complex. Dental data support development within a single society. However, Corded Ware and Bell Beaker women are separated from the local population, probably resulting from societies practicing exogamy. The solid arrows in figure 103 schematically reproduce the possible spread of the Bell Beaker culture among the Beakers. The dotted arrows indicate the theoretical propagation of eastern elements toward the west.

For N. Brodie (2001), eastern Bell Beaker women moved to the western area. Our data do not support this hypothesis, or the inverse. The dental morphologies diverge strongly between the two domains. According to our results, the origin of Bell Beaker women in the eastern domain cannot be attributed to the Bell Beakers.

We thus propose opposed movements of exogamous societies in the eastern domain. For the Corded Ware culture, the culture spreads to the west, while the Bell Beaker culture (itself developed out of the Corded Ware culture) spread to the eastern part of the domain. We cannot, as yet, exclude the existence of a populational influx of Bell Beakers or measure it.

In consequence and on the basis of the available radiocarbon dates, showing a southwest-northeast gradient in the establishment of the Bell Beaker culture, we propose a two-phase diffusion model:

Phase 1. Groups of Bell Beaker individuals migrate from the Iberian Peninsula toward the east while the eastern domain, including eastern Switzerland, is still occupied by the Corded Ware culture.

Phase 2. Part of the Corded Ware society at the edge of the phenomenon becomes distinct and adopts, through borrowing, some of the southern Bell Beaker traditions. This new society – the Beakers – expands to the east. At the same time, some eastern elements spread to the west.

Conclusions

And yes, once again a new look at the Bell Beaker phenomenon!

A cultural entity at the end of the European Neolithic, the Bell Beaker phenomenon, difficult to define and comprehend as a whole, has been subject to diverse and varied interpretations. Such difficulty has been due to its broad geographic distribution, extending from the British Isles to the coast of North Africa and from the Atlantic to Hungary, and its complex cultural components; the "knot of the problem [...], but which also makes it all the more interesting, is the combined presence of pan-European and regional elements"[55] (Besse et al. 2007, p. 193). For several years now, the Laboratory of Prehistoric Archaeology and Anthropology at the University of Geneva has focused research on this phenomenon as a whole. This work, integrated in an interdisciplinary program investigating the role of local population in the establishment of the Bell Beaker culture, concerns the study of the protagonists to whom we owe this phenomenon.

The objective of this research was to determine whether or not the emergence of the Bell Beaker coincided with population renewal. In order to do so:

Five different regional expressions of the European Bell Beaker occupation were selected. The eastern domain is represented by Bohemia and Hungary. The southern domain includes Southern France and Northern Spain. Finally, the last region studied – Switzerland – is situated at the articulation of the two domains.

The study involved documentation and analysis of non-metric dental traits. We have shown that these variables are good indicators of distances between populations by setting out their biological value, the viability of the data recording system and the potential observed during actualistic studies.

Around 2000 individuals were available for study, from Bell Beaker and the many pre- and post-Bell Beaker populations, varying by region.

We have examined 111 variables on the permanent and deciduous dentition, representing 530 possible observations per individual, resulting in 255,000 records in the entire data set. The viability of the data recording system (identification of teeth and non-metric traits) was tested and the finding of only minor discrepancies validates the quality of the data. A preliminary treatment (verification of transcription, elimination of irrelevant data, treatment of bilateral data, evaluation of relationships between variables and sexual dimorphism of the variables, evaluation of sample sizes) served to refine the data set to retain only the information exploitable in the analyses. Finally, a series of multivariate analyses (hierarchical cluster analysis, multidimensional scaling with a minimal spanning tree and principal components analysis) at several levels of differentiation (intra- and interregional scales, temporal and unmixed gender analysis) were applied to the data.

At the conclusion of these analyses, we were able to demonstrate that:

The local population was not involved in the establishment of the Bell Beaker culture in all of the regions studied. In effect, population continuity is clearly observed for Northern Spain and Bohemia. Population renewal was shown for Southern France, Hungary and Switzerland, with only partial renewal for Switzerland.

Two distinct Bell Beaker population spheres were identified. These correspond to the eastern and southern domains of the phenomenon. Different populations are thus present: the southern population (the Bell Beakers) and the eastern population (the Beakers).

Behaviors within the population spheres are entirely different. The Bell Beakers form a highly uniform and closed unit, while the Beakers form a coherent, but less closed, group.

Using these elements, we have proposed a scenario for Bell Beaker populations at the scale of the domains studied:

Phase 1: In the southern sphere, small groups of Bell Beakers migrated from the Iberian Peninsula toward the east. Their populational impact can be seen until at least Switzerland. The eastern domain at the same time is occupied by Corded Ware groups.

Phase 2: In the eastern sphere, part of the Corded Ware community is differentiated by adopting southern traditions brought by the Bell Beakers to the Corded Ware border. This new society – the Beakers – colonized the east through a system of exogamy spreading these new traditions. Eastern elements are also spread to the west.

[55] *le noeud du problème* [...], *mais qui en fait aussi tout l'intérêt, est la présence conjointe d'éléments paneuropéens et d'éléments régionaux* (original text)

Finally, this contact between the two communities – the Bell Beakers and the Beakers – led to the apparent uniformity of the Bell Beaker phenomenon.

This study does not pretend to have resolved the enigma posed by the Bell Beaker phenomenon at the scale of the phenomenon as a whole, but nonetheless offers significant explanatory elements. It is no longer possible today to consider the Bell Beaker as the result of a single event. Two population bases have been shown to have existed within which modes of diffusion of the Bell Beaker differ. The strong cohesion of Bell Beaker populations in the southern domain supports contribution of new blood by the migration of groups of individuals. In contrast, women are the vector of diffusion of the complex in the eastern domain. The impact of these different behaviors "is not the same everywhere, some regions see the course of their history profoundly altered by the appearance of the Bell Beaker, others seem to reject it"[56] (Salanova & Sohn 2007, p. 84).

The perspectives conveyed by this study are multiple and are currently being extended in different research axes.

The first step must be to complete the study:

In the southern sphere (notably Portugal and Catalonia): extending the analysis to cover the entire Iberian Peninsula should verify the involvement of local populations in the establishment of the Bell Beaker culture.

In the eastern sphere (Germany, Austria, Poland and Moravia): continuing the study of this domain will enable not only identification of the extension of the impact of the Bell Beakers in the eastern domain, but also clarification of the original situation in Hungary, where a degree of southern population influx is suspected.

In a second step, the study should be expanded to the scale of the entire phenomenon:

The northern domain: Addressing this domain is not simple, but would obviously enable better understanding of Bell Beaker population dynamics across the geographic range of the phenomenon.

The Italian Bell Beaker occupation: The Italian Bell Beaker is complex and examining it through biological anthropology will be difficult since human remains are generally not preserved. However, Sardinia and Sicily are very well-documented and would provide some of the more interesting indications of the spread and insular settlement of the Bell Beaker culture in the southern domain.

Finally, we need to verify and quantify, in the different regions analyzed, the contribution of external populations using chemical analyses of the bones or the analysis of ancient DNA, which dental morphology alone cannot at present carry out.

We have thus observed in this study that the individuals associated with the Bell Beaker phenomenon still have plenty to tell of their history. New elements, or simple clarifications, open the way to a better understanding of the behaviors leading to the emergence of this enigma, this phenomenon, or better still this question at the end of the European Neolithic!

---

[56] *n'est pas le même partout, certaines régions voient le cours de leur histoire profondément modifié par l'irruption du Campaniforme, d'autres semblent le rejeter* (original text)

Bibliography

Aas (I.H.), Risnes (S.). 1979a. The depth of the lingual fossa in the permanent incisors of Norwegians. I. Method of measurement, statistical distribution and sex dimorphism. American Journal of Physical Anthropology 50, 335-340.

Aas (I.H.), Risnes (S.). 1979b. The depth of the lingual fossa in the permanent incisors of Norwegians. II. Method of measurement, statistical distribution and sex dimorphism. American Journal of Physical Anthropology 50, 341-348.

About (I.), Bottero (M.-J.), Denato (P. de), Camps (J.), Franquin (J.-C.), Mitsiadis (T.A.). 2000. Human Dentin Production in Vitro. Experimental Cell Res. 258, 33-41.

About (I.), Camps (J.), Mitsiadis (T.A.), Bottero (M.-J.), Butler (W.), Franquin (J.-C.). 2002. Influence of resinous monomers on the differentiation in vitro of human pulp cells into odontoblasts. Journal of Biomedical Materials Research (Applied Biomaterials) 63, 418-423.

Alcade Crespo, (G.Y.), Rincon Vila (R.). 1986. El conjunto funerario de Cueva Tino. La Horadada, Mave (Palencia). Palencia: Tello Téllez de Meneses.

Alexandersen (V.). 1962. Root conditions in human lower canines with special regard to double-rooted canines. II. Occurrence of double-rooted lower canines in Homo sapiens and other primates. Saetryk af Tandlaegebladet 66, 729-760.

Alt (K.W.) 1997. Odontologische Verwandtschaft analyse: Individuelle Charakteristika der Zähne in ihrer Bedeutung für Anthropologie, Archäologie und Rechtsmedizin. Stuttgart: G. Fischer.

Alt (K.W.). 2005. Informe antropologico de los enterramientos campaniformes del Tumulo de la Sima. In: Rojo Guerra (M.A.), Kunst (M.), Garrido Pena (R.), Garcia Martinez De Lagran (I.), ed. Un Desafío a la Eternidad. Tumbas Monumentales del Valle de Ambrona (Soria, España). Junta de Castilla y León: Monografías. Arqueologia en Castilla y Leon, Memorias 14, 322.

Alt (K.W.), Vach (W.). 1991. The reconstruction of "genetic kindship" in prehistoric burial complexes: Problems and statistics. In: Bock (H.H.), Ihm (P.), ed. Classification, data analysis and knowledge organisation. Heidelberg: Springer, 299-310.

Alt (K.W.), Vach (W.). 1992. Non-spatial analysis of "genetic kindship" in skeletal remains. In: Schader (M.), ed. Analyzing and modelling data and knowledge organisation. Berlin: Springer, 247-256.

Alt (K.W.), Vach (W.). 1995. Odontologic kinship analysis in skeletal remains: Concepts, methods and results. Forensic Science International 74, 99-113.

Alt (K.W.), Türp (J.C.). 1997. Dental anthropology. In: Alt (K.W.), Brace (C.L.), Türp (J.C.), ed. The history of dental anthropology. Stuttgart: G. Fischer, 15-39.

Alt (K.W.), Pichler (S.), Vach (W.). 1998. Dental traits for population studies: the Freiburg University Dental Trait System (FU-DTS). Freiburg: Freiburg University (Catalogue, unpublished).

Alvesalo (L.), Nuutila (M.), Portin (P.). 1975. The cusp of Carabelli occurrence in the first upper molars and evaluation of its heritability. Acta Odontologica Scandinavica 33, 191-197.

Amrane (Y.), Ducreux (F.). 1996. La déviation de la RN 73 à Saint-Marcel. Sauvetage des sites de la Noue et sur le Bief. Service régional de l'Archéologie de Bourgogne (Report, unpublished).

Andres (M.T.), Garcia (M.L.), Sesma (J.). 1983. Una tumba destruida por el fuego: el sepulcro campaniforme de Tres Montes en Las Bardenas Reales (Navarra). In: Rojo Guerra (M.A.), Kunst (M.), ed. Sobre el significado del fuego en los rituales funerarios del Neolitico. Valladolid: Universidad. Studia archaeologica 91, 191-218.

Ash (M.), ed. 1993. Wheeler's dental anatomy, physiology, and occlusion. London: W.B. Saunders, 7e ed, 1940.

Aspes (A.), Fasani (L.), Gaggia (F.), ed. 1980. La preistoria del Lago di Garda. Catalogo della mostra (Verona, 8 aprile-30 settembre 1980). Verona: Museo Civico di Storia Naturale.

Aubry (M.) 2003. Etude paléo-odontologique de populations préhistoriques et historiques de Provence: L'hypogée chalcolithique de Roaix (Vaucluse) et le cimetière de Saint-Pierre de l'Almanarre. Université de la Méditerranée (Aix-Marseille II): Laboratoire d'anthropologie, secteur Nord (PhD, unpublished).

Aubry (M.), Mafart (B.), Donat (B.), Brau (J.J.). 2003. Brief communication: Study of noncarious cervical tooth lesions in samples of prehistoric, historic, and modern populations from the South of France. American Journal of Physical Anthropology 121, 10-14.

Axelsson (G.), Kirveskari (P.). 1982. Correlation between lower molar occlusal traits in Icelanders. In: Kurten (B.), ed. Teeth: form, function, evolution. New York: Columbia University Press, 237-244.

Axelsson (S.), Bjornland (T.), Kjaer (I.), Heiberg (A.), Storhaug (K.). 2003. Dental characteristics in Williams syndrome: a clinical and radiographic evaluation. Acta Odontologica Scandinavica 61, 129-36.

Axenovich (T.I.), Zorkoltsova (I.V.), Aulchenko (Yu.S.), Knyazev (S.P.), Kulikova (A.V.). 2004. Inheritance of hypodontia in Kerry Blue Terrier dogs. Russian Journal of Genetics 40, 529-536.

Bader (R.S.). 1965. Heritability of Dental Characters in the House Mouse. Evolution 19, 378-384.

Bailit (H.L.), Sung (B.). 1968. Maternal effects on the developing dentition. Archives of Oral Biology 13, 155-161.

Bailit (H.L.), Workman (P.L.), Niswander (J.D.), MacLean (C.J.). 1970. Dental asymmetry as an indicator of genetic and environmental conditions in human populations. Human Biology 42, 626-638.

Bailly (M.). 2002. La flèche et l'éclat. Production et consommation des outillages lithiques taillés du Néolithique final à l'âge du Bronze ancien entre Saône et Rhône (2600-2200 av. J.-C.). Besançon: Université de Franche-Comté (PhD, unpublished).

Bailly (M.), Salanova (L.). 1999. Les dates radiocarbone du Campaniforme en Europe occidentale: analyse critique des principales séries de dates. In: Evin (J.), Oberlin (C.), et al., ed. C14 et Archéologie. 3e Congrès international (Lyon, 6-10 avril 1998). Mémoires de la Société Préhistorique Française 26, 219-224.

Barfield (L.H.). 1983. The Chalcolitic cemetery at Manerba del Garda. Antiquity 57, 220, 116-123.

Barge-Mahieu (H.). 1992. L'habitat des Calades à Orgon (Bouches-du-Rhône). In: Barge-Mahieu (H.), ed. Le Campaniforme dans le Midi de la France: origine et identité culturelle. Exposition (Orgon, 6 juillet-28 septembre 1992). Marseille: Etudes et Prospectives Archéologiques, 22-30.

Bartelheim (M.). 1998. Studien zur böhmischen Aunjetitzer Kultur: chronologische und chorologische Untersuchungen. Bonn: R. Habelt. Universitätsforschungen zur prähistorischen Archäologie 46.

Bath-Bílková (B.).1973. K problému původu hřiven-Zur Herkunftsfrage des Halsingbarren. Památky Archeologické 64, 24-41.

Baudais (D.), Kramar (C.). 1990. La nécropole néolithique de Corseaux "en Seyton" (VD, Suisse): archéologie et anthropologie. Lausanne: Bibliothèque historique vaudoise. Cahiers d'Archéologie Romande 51-Document du Département d'anthropologie et d'écologie de l'Université de Genève 15.

Baudais (D.), Brunier (C.), Curdy (P.), David-Elbiali (M.), Favre (S.), Gallay (A.), Moinat (P.), Mottet (M.), Voruz (J.-L.), Winiger (A.). 1989-1990. Le Néolithique de la région de Sion (Valais): un bilan. Bulletin du Centre Genevois d'Anthropologie 2, 5-56.

Baume (R.M.), Crawford (M.H.). 1980. Discrete dental trait asymmetry in Mexican and Belizean groups. American Journal of Physical Anthropology 52, 315-321.

Bello (S.), Thomann (A.), Rabino Massa (E.), Dutour (O.). 2003. Quantification de l'état de conservation des collections ostéoarchéologiques et ses champs d'application en anthropologie. Antropo 5, 21-37.

Beneš (J.), Dobeš (M.). 1992. Eine schnurkeramische Gräbergruppe und ein Objekt der Kugelamphorenkultur aus Hrdlovka (NW Böhmen). In: Buchvaldek (M.), Strahm (C.), ed. Die kontinentaleuropäischen Gruppen der Kultur mit Schnurkeramik (Schnurkeramik symposium 1990). Praehistorica 19, 67-79.

Benz (M.), Strahm (C.), Van Willigen (S.). 1998. Le campaniforme: phénomène et culture archéologique. Bulletin de la Société Préhistorique Française 95, 305-314.

Bermond Montanari (G.). 1998. Gli insedamenti campaniformi di Rubiera e Sant'Ilario d'Enza. In: Nicolis (F.), Mottes (E.), ed. Simbolo ed enigma: il bicchiere campaniforme e l'Italia nella preistoria europea del III millennio a.C. Catalogo della mostra (Riva del Garda, 1998). Trento: Servizio Beni Culturali, Provincia Autonoma, 92-94.

Bermond Montanari (G.), Cremaschi (M.), Sala (B.). 1982. Rubiera: insediamento del Vaso campaniforme. Preistoria alpina 18, 79-109.

Berry (A.C.). 1976. Anthropological value of minor variants of the dental crown. American Journal of Physical Anthropology 45, 257-268.

Berry (A.C.). 1978. Anthropological and family studies on minor variants of the dental crown. In: Butler (P.M.), Joysey (K.A.), ed. Development, function and evolution of teeth. New-York: Academic Press, 81-98.

Berry (R.J.). 1963. Epigenetic polymorphism in wild populations of Mus Musculus. Genetical Research 4, 193-220.

Berry (R.J.), Berry (A.C.). 1967. Epigenetic variation in the human cranium. Journal of Anatomy 101, 361-379.

Bertemes (F.), Heyd (V.). 1996. Définition et origine de l'âge du Bronze ancien en Europe centrale. In: Mordant (C.), Gaiffe (O.), ed. Cultures et sociétés du Bronze ancien en Europe. Colloque sur les Fondements culturels, techniques, économiques et sociaux des débuts de l'âge du Bronze. Congrès national des Sociétés savantes, 117, section de pré- et protohistoire (Clermond-Ferrand, 27-29 octobre 1992). Paris: Editions du Comité des travaux historiques et scientifiques, 13-36.

Besse (M.). 1998a. L'apport de l'étude de la céramique commune à la compréhension du Campaniforme. Bulletin de la Société Préhistorique Française 95, 327-331.

Besse (M.). 1998b. The Bell-Beaker culture in the Switzerland: documentary assessment and an attempt to synthesize. In: Section 10: Âge du Cuivre au Proche-Orient et en Europe. International congress of prehistoric and protohistoric sciences, 13 (Forlì, 8-14 septembre 1996): volume 4. Forlì: A.B.A.C.O, 117-126.

Besse (M.). 2001. L'Europe continentale, la région Rhin-Rhône et l'habitat de Derrière-le-Château (Ain-France): la céramique commune campaniforme. Université de Genève: Département d'anthropologie et d'écologie (PhD, unpublished).

Besse (M.). 2003. Les céramiques communes des Campaniformes européens. Gallia Préhistoire 45, 205-258.

Besse (M.). 2004a. Bell Beaker common ware during the third millennium BC in Europe. In: Czebreszuk (J.), ed. Similar but different: Bell Beakers in Europe. Poznań: Adam Mickiewicz University, Institute of Prehistory, 127-148.

Besse (M.). 2004b. Des Campaniformes européens au Campaniforme méditerranéen. Bulletin de la Société Préhistorique Française 101, 215-222.

Besse (M.). 2006. Les archers néolithiques en Pays de Neuchâtel. In: Arnold (B.), Bauermeister (N.), Ramseyer (D.), ed. Archéologie plurielle: mélanges offerts à Michel Egloff à l'occasion de son 65e anniversaire. Hauterive: Service et Musée cantonal d'archéologie de Neuchâtel. Archéologie Neuchâteloise 34, 37-45.

Besse (M.). (in press). Le Campaniforme de Rances. In: El Biali David (M.), ed. Archéologie et préhistoire à Rances (Vaud, Suisse).

Besse (M.), Desideri (J.). 2005. Bell Beaker diversity: settlements, burials and ceramics-La diversidad Campaniforme: Hábitats, sepulturas y cerámicas. In: Rojo Guerra (M.A.), Garrido Pena (R.), Garcia Martinez De Lagran (I.), ed. El Campaniforme en la Peninsula Ibérica y su contexto europeo-Bell Beakers in the Iberian Peninsula and their european context. Valladolid: Universidad de Valladolid. Arte y Arqueologia 21, 61-106.

Besse (M.), Desideri (J.), Piguet (M.). (2007). Céramiques, sociétés et histoire des peuplements dans l'Europe campaniforme. In: Guilaine (J.), ed. Le Chalcolithique et la construction des inégalités. Tome I: le continent européen. Séminaires du Collège de France. Paris: Editions Errance (Collection des Hespérides), 191-209.

Biggerstaff (R.H.). 1973. Heritability of Carabelli's cusp in twins. Journal of Dental Research 52, 40-44.

Biggerstaff (R.H.). 1979. The biology of dental genetics. Yearbook of Physical Anthropology 22, 215-227.

Blajerová (M.). 1957. Anthropologický posudek-Tuchoměřice (viz Šneidrová K.). Archeologické Rozhledy 9, 414-415.

Blajerová (M.). 1958. Anthropologický posudek-Sulejovice (viz Moucha V.). Archeologické Rozhledy 10, 77-78.

Blajerová (M.). 1962. Antropologické Zhodnoceni Mladoeneolitickych Kostrovych Pohřbů Z Libochovic, Zabovřesk A Stětí. Sborník Severočeského musea. Historia 3, 163-166.

Blanco (R.), Chakraborty (R.). 1977. The genetics of shovel shape in maxillary central incisors in man. American Journal of Physical Anthropology 44, 233-236.

Blasco (C.), Baena (J.), Recuero (V.). 1994. Los asentamientos. In: Blasco (C.), ed. El horizonte campaniforme de la region de Madrid en el centenario de Ciempozuelos. Madrid: Universidad autonoma, 47-74.

Boas (F.). 1912. Changes in bodily form of descendants of immigrants. New York: Columbia University Press.

Bocksberger (O.-J.). 1976. Le dolmen M VI: texte, catalogue et planches. Lausanne: Bibliothèque historique vaudoise. Cahiers d'Archéologie Romande 6 et 7.

Bocksberger (O.-J.). 1978. Horizon supérieur: secteur occidental et tombes Bronze ancien: texte, catalogue et planches. Lausanne: Bibliothèque historique vaudoise. Cahiers d'Archéologie Romande 13 et 14.

Boklage (C.E.). 1987. Developmental differences between singletons ans twins in distributions of dental diameter asymmetries. American Journal of Physical Anthropology 74, 319-331.

Boraas (J.C.), Messer (L.B.), Till (M.J.). 1988. A genetic contribution to dental caries, occlusion, and morphology as demonstrated by twins reared apart. Journal of Dental Research 67, 1150-1155.

Bosch-Gimpera (P.). 1926. Glockenbecherkultur. In: Ebert (M.), ed. Reallexikon der Vorgeschichte (Berlin) 4, 344-362.

Bouchet (J.-M.), Burnez (C.), Fouéré (P.). 1990. La Grande Pigouille à Belluire (Charente-Maritime). Bulletin de la Société Préhistorique Française 87, 153-160.

Bouville (C.) 1971. Les reste humains du dolmen des Peyraoutes (Roquefort-les-Pins, Alpes-Maritimes). Contribution à l'étude des populations du Néolithique et de l'âge du Bronze en Provence. Université de Provence: Géologie historique et paléontologie (PhD, unpublished).

Bouville (C.) 1980. L'hypogée chalcolithique de Roaix. Apport à l'étude de la démographie en Provence. Bulletins et Mémoires de la Société d'Anthropologie de Paris 7, 85–89.

Brabant (H.). 1967. Comparison of the characteristics and anomalies of the deciduous and permanent dentition. Journal of Dental Research 46, 897-902.

Brewer-Carias (C.A.), Le Blanc (S.), Neel (J.V.). 1976. Genetic structure of a tribal population: the Yanomama Indians. XIII: Dental microdifferentiation. American Journal of Physical Anthropology 44, 5-14.

Brodie (N.). 1994. The Neolithic-Bronze Age: transition in Britain: a critical review of some archaeological and craniological concepts. Oxford: BAR Publishing. BAR: British series 238.

Brodie (N.). 2001. Technological frontiers and the emergence of the Beaker culture. In: Nicolis (F.), ed. Bell Beakers today: pottery, people, culture, symbols in prehistoric Europe: volume 2. International Colloquium (Riva del Garda, Trento, 11-16 May 1998). Trento: Servizio Beni Culturali, Provincia Autonoma di Trento, 111-124.

Brothwell (D.R.), Carbonell (V.M.), Goose (D.H.). 1963. Congenital absence of teeth in human populations. In: Brothwell (D.R.), ed. Dental anthropology. London: Pergammon Press, 179-190.

Brook (A.H.). 1984. A unifying aetiological explanation for anomalies of human tooth number and size. Archives of Oral Biology 29, 373-378.

Buchvaldek (M.). 1967. Die Schnurkeramik in Böhmen. Praha: University Karlova (Acta Universitatis Carolinae).

Buchvaldek (M.). 1978. Otázka kontinuity v českomarvském mladśim eneolitu-Zur Frage der Kontinuität im jüngeren Äneolithikum in Böhmen und Mähren. Praha: University Karlova. Praehistorica 7, Varia Archeologica 1, 35-64.

Buchvaldek (M.). 1985. Kultura se śnůrovou keramikou ve strědni Evropě: I. Skupiny mezi Harcem a Bilými Karpaty. Praha: University Karlova. Praehistorica 12, 1-160.

Buchvaldek (M.). 1986. Zum gemeineuropaïschen Horizont der Schnurkeramik. Praehistorische Zeitung 61, 129-150.

Buchvaldek (M.). 1990. Pohřebiště lidu se zvoncovitými poháry. Ein Gräberfeld der Glockenbecherkultur. In: Lochenice, Z archeologických výzkumů na katastru obce. Praha: University Karlova. Praehistorica 16, 29-50.

Buchvaldek (M.), Koutecký (D.). 1972. Interpretation des schnurkeramischen Gräberfeldes von Vikletice. Památky Archeologické 63, 142-179.

Buchvaldek (M.), Popelka (M.). 1994. Poznámky k pohřebišti se šňůrovou keramikou v Praze-Jinonicích-Bemerkungen zum schnurkeramischen Gräberfeld in Prag-Jinonice. Praha: University Karlova. Praehistorica 21, Varia Archeologica 6, 21-52.

Buchvaldek (M.), Vencl (S.). 1975. Eneolitický etážovitý džbánek z Mochova, okr. Praha-východ-An Aeneolithic Storied Jar from Mochov, District Praha-East. Archeologické Rozhledy 27, 121-125.

Buchvaldek (M.), Moucha (V.), Popelka (M.), Vojtěchovská (I.). 1997. Katalog šňůrové keramiky v Čechách XI-XIV. Kladensko, Slánsko, Kralupsko a Praha-západ-Die Kataloge der Schnurkeramik in Böhmen XI.XIV. Die Räume von Kladno, Slaný, Kralupy na Vltavou, Praha-West. Praha: University Karlova. Praehistorica 22, Varia Archeologica 7, 113-256.

Bueno Ramírez (P.), Balbín Behrmann (R.), Barroso Bermejo (R.). 2000. Valle de las Higueras (Huecas, Toledo, Espana). Una necrópolis Ciempozuelos con cuevas artificiales al interior de la Península. VISEU: Centro de Estudos Pre-Historicos da Beira Alta 8, 49-80.

Bueno Ramírez (P.), Barroso Bermejo (R.), Balbín Behrmann (R.). 2005. Ritual campaniforme, ritual colectivo: la necrópolis de cuevas artificiales del Valle de las Higueras, Huecas, Toledo. Trabajos de Prehistoria 62, 67-90.

Burnez (C.), Lagarde (M.-C.). 1986. Campaniforme sur le site des Loups à Echiré (Deux-Sèvres). Groupe Vendéen d'Etudes Préhistoriques, 97-100.

Burri (E.). 2006. Les stations du Néolithique moyen de Concise (Vaud, Suisse): céramique, analyses spatiales et interprétations en termes d'histoire des peuplements. Genève: Université de Genève: Département d'anthropologie et d'écologie (PhD, unpublished).

Butler (P.M.) 1939. Studies of the mammalian dentition: Differentiation of the postcanine dentition. Proceedings of the Zoological Society of London 109, 1-36.

Butler (P.M.). 1978. Molar cusp nomenclature and homology. In: Butler (P.M.), Joysey (K.A.), ed. Development, Function and Evolution of Teeth. New York: Academic Press, 439-452.

Butler (P.M.). 2001. What happened to the Field theory. In: Brook (A.), ed. Dental morphology 2001. Proceedings of the 12th International Symposium on Dental Morphology. Sheffield: Academic Press Ltd, 3-12.

Campbell (N.A.), Reece (J.B.). 2004. Biologie. Bruxelles: De Boeck Université.

Carbonell (V.M.), Goose (D.H.). 1963. Congenital absence of teeth in human populations. In: Brothwell (D.R.), ed. Dental anthropology. London: Pergammon Press, 179-190.

Cardoso (J.L.). 1989. Leceia. Resultados des Escavaçoes Realizadas em 1983-1988. Camara municipal de Oeiras.

Cardoso (J.L.). 2001. Le phénomène campaniforme dans les basses vallées du Tage et Sado (Portugal). In: Nicolis (F.), ed. Bell Beakers today: pottery, people, culture, symbols in prehistoric Europe: volume 1. International Colloquium (Riva del Garda, Trento, 11-16 May 1998). Trento: Servizio Beni Culturali, Provincia Autonoma di Trento, 139-154.

Cardoso (J.L.). 2004. A baixa estremadura dos finais do IV milénio A.C. até à chegada dos romanos: um ensaio de historia regional. Oeiras: Camara municipal. Estudios Arqueologicos de Oeiras 12.

Carlsen (O.), Alexandersen (V.). 1999. Radix paramolaris and radix distomolaris in Danish permanent maxillary molars. Acta Odontologica Scandinavica 57, 283-289.

Carlsen (O.), Alexandersen (V.). 2000. Radix mesiolingualis and radix distolingualis in a collection of permanent maxillary molars. Acta Odontologica Scandinavica 58, 229-236.

Carson (E.A.). 2006. Heritability of cranial nonmetric traits. Human Biology 78, 383-402.

Cartailhac (E.). 1886. Les âges préhistoriques de l'Espagne et du Portugal. Paris: Ch. Reinwald.

Cattin (F.). (2008). La métallurgie du cuivre dans les Alpes occidentales au 3e millénaire avant J.-C. Université de Genève: Département d'anthropologie et d'écologie (PhD, unpublished).

Cavalli-Sforza (L.L.), Menozzi (P.), Piazza (A.). 1994. The history and geography of human genes. Princeton, New Jersey: Princeton University Press.

Ceccanti (M.), Cocchi (D.), Fornaciari (G.). 1981. Una grotticella sepolcrale eneolitica con vaso campaniforme scoperta presso Vecchiano (Pisa). Atti della Società Toscana di Scienze Naturali A 87, 375-391.

Čech (P.), Černý (V.). 1996. Nové možnosti studia pohřebního ritu na příkladu únětických hrobů z Konobrží, okr. Most-Neue Möglichkeiten zum Studium des Bestattungsritus am Beispiel der Aunjetitzer Gräber aus Konobrže, Bez. Most (NW-Böhmen). Archeologické Rozhledy 48, 35-59.

Černý (V.). 1996. Cranial variation of Eneolithic and Bronze Age people in Bohemia. Anthropologie 34, 333-341.

Černý (V.). 2000. Velké Přílepy Antropologická analýza pohřebiště kultury se zvoncovitými poháry z Velkých Přílep-Kamýku-Physical anthropological analysis of a Bell Beaker culture cemetery from Velké Přílepy-Kamýk. Archeologie ve středních Čechách 4/1, Praha 79-84.

Černý (V.), Veleminsky (P.). 1998. Die Anthropologie des Neolithikums in Böhmen. In: Bestattungsritus des böhmischen Neolithikums (5500-4200 B. C.). Praha: ARÚ AVČR, 145-158.

Chagula (W.K.). 1960. The cusps on the mandibular molars of East Africans. American Journal of Physical Anthropology 18, 83-90.

Chiaradia (M.), Gallay (A.), Todt (W.). 2003. Differencial contamination styles of prehistoric human teeth at a Swiss necropolis (Sion, Valais) inferred from lead and strontium isotopes. Applied geochemistry 18, 353-370.

Childe (V.G.). 1925. The dawn of European civilization, London: Routledge & P. Kegan.

Chochol (J.). 1954. Anthropologické zhodnocení nálezu z Blšan-Analyse anthropologique de la trouvaille de Blšany. Archeologické Rozhledy 6, 745.

Chochol (J.). 1955. Kostry z únětické jámy v Klučově-Squelettes de la fosse ouniétitzienne de Klučov, analyse anthropologique. Archeologické Rozhledy 7, 592-594.

Chochol (J.). 1957. Kostra s trepanovanou lebkou z hrobu se šňůrovou keramikou v Kněževsi-. Archeologické Rozhledy 9, 713-714.

Chochol (J.). 1958. Výsledky anthropologického zpracováni kostrových pozůstatků z Hrušova-Das Aunjetitzer Gräberfeld in Hrušov (Bez. Ml. Boleslav), Böhmen. Archeologické Rozhledy 10, 309-311.

Chochol (J.). 1966. Antropologický příspěvek o obyvatelích Staré Kouřimě. In: Šolle (M.), ed. Stará Kouřim a projevy velkomoravské hmotné kultury v Čechách. Monumenta Archaeologica 15, 281-288.

Chochol (J.). 1968. Kostry ze šňůrového pohřebiště v Polákách-Die Skelette aus dem schnurkeramischen Gräberfeld in Poláky (viz Koutecký D.). Archeologické Rozhledy 20, 291-293.

Chochol (J.). 1976. Antropologické zhodnocení kosterných nálezů ze Širokých Třebčic-Anthropologische Untersuchung an Knochenfunden aus Široké Třebčice (viz Lehečková E.-Bubeník J.). Archeologické Rozhledy 28, 367-368.

Chochol (J.). 1979a. Antropologické zhodnocení kosterných nálezů z hrobů šňůrové kultury v Konobržích, Obrnicích a Patokryjích-Anthropologische Auswertung von Skelettfunden aus Gräbern der Schnurkeramik in Konobrže, Obrnice und Patokryje. Archeologické Rozhledy 31, 23-26.

Chochol (J.). 1979b. Antropologické určení kosterních pozůstatků z hrobů 75 a 77 v Polákách-The Anthropological Identification of Skeleton Remains from Graves 75, 77 (Migration Period) at Poláky (viz Smrž, Z.). Archeologické Rozhledy 31, 612-613.

Chochol (J.). 1980a. Antropologické zhodnocení kosterných nálezů únětické kultury z Prahy-Čimic-Anthropologische Bewertung von Skeletüberresten der Úněticer Kultur aus Prag-Čimice. Archeologica Pragensia 1, 155-156.

Chochol (J.). 1980b. Antropologické zhodnocení kosterných nálezů z hrobů KZP v Praze-Anthropologische-Auswertung von Skelettfunden der Glockenbecherkultur aus Prag-Kobylisy und Prag-Lipence. Archeologické Rozhledy 32, 132-133.

Chochol (J.). 1980c. Antropologický rozbor pohřebiště šňůrové a únětické kultury v Praze-Čakovicích. Archaeologica Pragensia 1, 155-166.

Chochol (J.). 1981a. Antropologické zhodnocení mladoúnětických koster z Chotěbudic-Anthropological evaluation of the Late Únětician skeletons from Chotěbudice (viz Rada I.). Archeologické Rozhledy 33, 634-635.

Chochol (J.). 1981b. Antropologické zhodnocení kostry z hrobu LX v Plotištich n. L.-Die anthropologische Beurteilung des Skellets aus dem Grab LX in Plotiště n. L.. Archeologické Rozhledy 33, 485-486.

Christian (J.C.), Kang (K.W.), Norton (J.A.). 1974. Choice of an estimate of genetic variance from twin data. American Journal of Human Genetics 26, 154-161.

Claivaz-Caruzzo (D.). 1975. Anthropologie du dolmen néolithique MXI, site du Petit-Chasseur, Sion, Valais. Université de Genève: Département d'anthropologie et d'écologie (Dissertation, unpublished).

Clarke (D.L.). 1976. The Beaker network: social and economics models. In: Lanting (J.N.), Van Der Waals (J.D.), ed. Glockenbecher Symposion (Oberried, 1974). Bussum/Haarlem: Fibula-Van Dishoeck, 460-477.

Clop (X.). 2002. Gestió de la matèria primera i produccions campaniformes al nord-est de la península Ibèrica. In: Pirineus i veïns al tercer mil·leni AC. De la fi del neolític a l'edat del bronze entre l'Ebre i la Garona. Institut d'Estudis Ceretans publica els treballs del XII Col·loqui Internacional d'Arqueologia de Puigcerdà, 475-488.

Clop (X.). 2004. Pratiques funéraires au nord-est de la péninsule Ibérique entre 3100-1500 avant J.C. In: Besse (M.), Desideri (J.), ed. 2004. Graves and funerary rituals during the Late Neolithic and the Early Bronze Age in Europe (2700-2000 B.C.). International conference (Sion, Switzerland, October 4-7th 2001). Oxford: BAR Publishing. BAR: International series S1284, 29-40.

Cobourne (M.T.), Sharpe (P.T.). 2003. Tooth and jaw: molecular mechanisms of patterning in the first branchial arch. Archives of Oral Biology 48, 1-14.

Constantin (C.), Blanchet (J.-C.). 1998. Le Nord de la France (Bassin Parisien). In: Guilaine (J.), ed. Atlas du Néolithique européen, 2B: l'Europe occidentale. Liège: Service de préhistoire de l'Université. Etudes et recherches archéologiques de l'Université de Liège. ERAUL 46, 585-651.

Contu (E.). 1998. La cultura del vaso Campaniforme in un ipogeo di Marinaru (Sassari). In: Nicolis (F.), Mottes (E.), ed. Simbolo ed enigma: il bicchiere campaniforme e l'Italia nella preistoria europea del III millennio a.C. Catalogo della mostra (Riva del Garda, 1998). Trento: Servizio Beni Culturali, Provincia Autonoma, 286-291.

Convertini (F.). 1996. Production et signification de la céramique campaniforme à la fin du 3ème millénaire av. J.-C. dans le Sud et le Centre-Ouest de la France et en Suisse occidentale. Oxford: BAR Publishing. BAR: International series 656.

Coppa (A.), Cucina (A.), Chiarelli (B.), Luna Calderon (F.), Mancinelli (D.). 1995. Dental anthropology and paleodemography of the precolumbian populations of Hispaniola from the third millennium BC to the Spanish Conquest. Human Evolution 10, 153-167.

Coppa (A.), Cucina (A.), Mancinelli (D.), Vargiu (R.), Calcagno (J.M.). 1998. Dental anthropology of central-southern Iron Age Italy: the evidence of metric versus nonmetric traits. American Journal of Physical Anthropology 107, 371-386.

Cornaggia Castiglioni (O.). 1971. La cultura di Remedello: problematica ed ergologia di un facies dell'Eneolitico padano. Milano: Museo Civico di Storia Naturale. Memorie della Sociatà Italiana di Scienze Naturali 20.

Courtin (J.). 1974. Le Néolithique de la Provence. Klincksieck: Paris.

Cox (G.J.), Finn (S.B.), Ast (D.B.). 1961. Effect of fluoride ingestion on the size of the cusp of Carabelli during tooth formation. Journal of Dental Research 40, 393-395.

Cueni (A.). 1983. Das Dolmengrab von Aesch. Ein Beitrag zur Anthropologie und Urgeschichte. Universität Basel (Dissertation, unpublished).

Cugini (S.). 1983. Disegno e morfologia dentale. Milano: Libreria dello studente.

Czarnetzki (A.). 1984. The genetic influence of Bell Beaker people in Bohemia. In: Guilaine (J.), ed. L'Age du Cuivre européen: civilisations à vases campaniformes. Paris: Editions du CNRS, 121-128.

Czebreszuk (J.). 2003. Bell Beakers in the Sequence of the Cultural Changes in the South-Western Baltic Area. In: Czebreszuk (J.), Szmyt (M.), ed. The Northeast Frantier of Bell Beakers. Oxford: British Archaeological Reports. BAR: International series 1155, 21-38.

Dahlberg (A.A.). 1945. The paramolar tubercle (Bolk). American Journal of Physical Anthropology 3, 97-103.

Dahlberg (A.A.). 1947. The evolutionary sequence of the protostylid. American Journal of Physical Anthropology 5, 15-25.

Dahlberg (A.A.). 1950. The evolutionary significance of the protostylid. American Journal of Physical Anthropology 8, 15-24.

Dahlberg (A.A.). 1956. Materials for the establishment of standards for classification of tooth characteristics, attributes and techniques in morphological studies of the dentition. University of Chicago: Zoller Laboratory of Dental Anthropology.

Dahlberg (A.A.). 1961. Relationship of tooth size to cusp number and groove conformation of occlusal surface patterns of lower molar teeth. Journal of Dental Research 44, 476-479.

Dahlberg (A.A.). 1963a. Analysis of the American Indian dentition. In: Brothwell (D.R.), ed. Dental anthropology. London: Pergammon Press, 149-177.

Dahlberg (A.A.). 1963b. Dental evolution and culture. Human Biology 35, 237-249.

Dahlberg (A.A.), Mikkelsen (O.). 1947. The shovel-shaped character in the teeth of the Pima Indians. American Journal of Physical Anthropology 5, 234-235.

D'Anna (A.). 1995. La fin du Néolithique dans le Sud-Est de la France. In: Chenorkian (R.), ed. L'homme méditerranéen: mélanges offerts à Gabriel Camps, professeur émérite de l'Université de Provence. Aix-en-Provence: Université de Provence, 299-333.

Darlu (P.), Tassy (P.). 1993. Reconstruction phylogénétique: concepts et méthodes. Paris: Masson.

Dash (J.K.), Sahoo (P.K.), Das (S.N.). 2004. Talon cusp associated with other dental anomalies: a case report. International Journal of Paediatric Dentistry 14, 295-300.

Déchelette (J.). 1908. Manuel d'archéologie préhistorique, celtique et gallo-romaine, 1: Archéologie préhistorique. Paris: Picard.

Del Castillo Yurrita (A.). 1928. La cultura del vaso campaniforme (Su origen y extension en Europa). Barcelona: Universidad de Barcelona.

Delibes de Castro (G.), Etxeberria Gabilondo (F.). 2002. Fuego y cal en el sepulcro colectivo de "El Miradero" (Valladolid): ¿accidente, ritual o burocracia de la muerte? In: Rojo Guerra (M.), Kunst (M.), ed. Sobre el significado del fuego en los rituales funerarios del neolítico. Universidad de Valladolid: Secretariado de Publicaciones e Intercambio Editoria, 39-58

Delibes de Castro (G.), Rojo Guerra (M.). 1997. C14 y secuencia megalítica en la Lora burgalesa: acotaciones a la problemática de las dotaciones absolutas referetes a yacimientos dolménicos. In: O neolítico atlántico e as orixes do megalitismo: actas do Coloquio Internacional (Santiago de Compostela, 1-6 Abril 1996), 391-414.

Delibes de Castro (G.), Rojo Guerra (M.), Sanz Mínguez (C.). 1986. Dólmenes de Sedano II. El sepulcro de corredor de Las Armillas (Moradillo de Sedano, Burgos). Madrid: Ministerio de Educación y Ciencia.

Delibes de Castro (G.), Zapatero Magdaleno (P.). 1995. De lugar de habitación a sepulcro monumental: una reflexión sobre el yacimiento de la Velilla en Osorno (Palencia). Rubricatum I 1, 337-348.

Demangeot (C.). (2008). Le dénombrement de défunts dans les ensembles funéraires (problèmes théoriques, paramètres quantitatifs): application à la sépulture du Dolmen des Peirières à Villedubert, Aude, France. Université de Bordeaux I: Laboratoire des populations du Passé (PhD, unpublished).

Desideri (J.). 2001. Etude des traits épigénétiques dentaires des populations du Néolithique moyen au Bronze ancien en Suisse occidentale. Université de Genève: Département d'anthropologie et d'écologie (Dissertation, unpublished).

Desideri (J.). 2005. Les nécropoles de Barmaz I et II (Valais, Suisse): étude des traits non-métriques dentaires. Université de Genève: Département d'anthropologie et d'écologie (Report, unpublished).

Desideri (J.). (2010). Quand l'individu témoigne...: un portrait de la société néolithique en Suisse occidentale. In: Lemercier (O.), Furestier (R.), Blaise (E.), ed. Quatrième millénaire: du Néolithique moyen au Néolithique final dans le sud-est de la France et les régions voisines. Lattes : Publications de l'UMR 5140 / ADAL. (Monographies d'archéologie méditerranéenne ; 27), 295-304.

Desideri (J.), Eades (S.). 2002. La question du "peuplement" campaniforme en Suisse occidentale: état de la question et apports de l'anthropologie. Bulletins et Mémoires de la Société d'Anthropologie de Paris 14, 345-362.

Desideri (J.), Eades (S.). 2004. Le peuplement campaniforme en Suisse: nouveaux apports de la morphologie crânienne et dentaire. In: Besse (M.), Desideri (J.), ed. Graves and funerary rituals during the Late Neolithic and the Early Bronze Age in Europe (2700-2000 B.C.). International conference (Sion, Switzerland, October 4-7th 2001). Oxford: BAR Publishing. BAR: International series S1284, 99-109.

Devor (E.J.), McGue (M.), Crawford (M.H.), Lin (P.M.). 1986. Transmissible and nontransmissible components of anthropometric variation in the Alexanderwohl Mennonites: II. Resolution by path analysis. American Journal of Physical Anthropology 69, 83-92.

DeVoto (F.C.H.), Perrotto (B.M.). 1971. Phenotypes and genotypes of Carabelli's complex in isolated populations of Argentina highlands. Journal of Dental Research 50, 1152-1153.

Devriendt (W.). 2005. Etude anthropologique de l'hypogée des Boileau: apport à la connaissance des populations du néolithique provençal. Université de la Méditerranée (Aix-Marseille II): Service d'anthropologie biologique (PhD, unpublished).

Dobes (M.). 1997. Katalog šňůrové keramiky v Čechách IX-X-Die Kataloge der Schnurkeramik in Böhmen IX-X. Praha: University Karlova. Praehistorica 22, Varia Archeologica 7, 57-112.

Doro Garetto (T.), Fulcheri (E.), Crovella (S.). 1991. Manuale di antropologia dentaria. Dipartimento di Scienze, Alba (Cuneo): Museo civico Federico Eusebio.

Duday (H.) 2000. De l'anthropologie de terrain à l'archéologue funéraire: le dolmen des Peirières à Villedubert (Aude, France). Notae Praehistoricae 20, 171-175.

Duday (H.). 2003. De la réflexion anthropologique à l'archéologie funéraire, ou l'approche globalisante d'une sépulture collective: le Dolmen des Peirières à Villedubert (Aude, France). In: Pirineus i veïns al tercer milleni AC. De la fi del neolític a l'edat del bronze entre l'Ebre i la Garona. Institut d'Estudis Ceretans publica els treballs del XII Colloqui Internacional d'Arqueologia de Puigcerdà, 583-590.

Dupanloup de Ceuninck (I.). 1999. Evaluation et synthèse des contributions de la linguistique et de la génétique à l'étude de la différentiation des populations humaines pendant la préhistoire récente. Université de Genève: Département d'anthropologie et d'écologie (PhD, unpublished).

Dürrwächter (C.), Collins (M.J.), Burger (J.), Alt (K.). 2005. Analisis de isotopos estables y analisis diagenetico de los restos oseos humanos de la Pena de Abuela y del tumulo de la Sima en la Valle de Ambrona (Soria, Espana). In: Rojo Guerra (M.A.), Kunst (M.), Garrido Pena (R.), Garcia Martinez De Lagran (I.), ed. Un Desafío a la Eternidad. Tumbas Monumentales del Valle de Ambrona (Soria, España). Junta de Castilla y León: Monografías. Arqueologia en Castilla y Leon, Memorias 14, 317-320.

Dvořák (P.). 1991. Pohřebiště lidu s kulturou se zvoncovitými pohárů v Holáskách (okr. Brno-Město)-Gräberfelder der Glockenbecherkultur bei Holasky (bez. Brno-Město). Acta Musei Moraviae. Scientiae sociales 76, 41-60.

Dvořák (P.), Matějíčková (A.), Peška (J.), Rakovský (I.). 1996. Die Gräberfelder der Glockenbecherkultur in Mähren, Teil 2: Katalog der Funde. Brno: P. Dvořák (Mährische archäologische Quellen).

Eades (S.). 1996. Le dolmen M XII du site du Petit-Chasseur (Sion, Valais, Suisse): Paléoanthropologie de la population inhumée. Université de Genève: Département d'anthropologie et d'écologie (Dissertation, unpublished).

Eades (S.). 1997. The dental non-metric traits of the Spitalfields sample (Christ Church, London): an investigation of phenotypic similarities in a population of known family relationships. University of Bradford: Department of Archaeological Sciences (Dissertation, unpublished).

Eades (S.). 2003. Etude du déterminisme familial des traits non-métriques dentaires afin d'identifier des groupes d'individus apparentés en contexte funéraire archéologique. Application aux ensembles archéologiques de Kerma (Soudan), d'En Sency à Vufflens-la-Ville (Vaud, Suisse) et de Chamblandes à Pully (Vaud, Suisse). Université de Genève: Département d'anthropologie et d'écologie (PhD, unpublished).

Ebeling (C.F.), Ingervall (B.), Hegerård (B.), Lewin (T.). 1973. Secular changes in tooth in Swedish men. Acta Odontol. Scandinavica 31, 140-147.

Edwards (A.W.F.). 1960. The simulation of Mendelism. Acta Genetica 10, 63-70.

Efron (B.). 1979. Bootstrap methods: another look at the jackknife. Annual Statistics, 7, 1-26.

Endrödi (A.). 1992. A korabronzkori Harangedény kultura telepe és temetöje Szigetszentmiklos hataraban-The settlement and cemetary of teh Bell Beaker Culture in teh district of Szigetszentmiklos. In: Havassy (P.), Selmeczi (L.), ed. Régészeti kutatasok az MO autopalya nyomvonalan, I-Archaeological researches on the line of motorway MO, I. Budapest, 83-200.

Endrödi (A.). 1998. Results of settlement archeology in the Bell Beaker culture research in Hungary. In: Benz (M.), Van Willigen (S.), ed. Some new approaches to the Bell Beaker "Phenomenon": Lost Paradise...? Meeting of the Association Archéologie et Gobelets, 2 (Feldberg, Germany, April 18-20 1997). Oxford: British Archaeological Reports. BAR: International series 690, 141-160.

Endrödi (A.). 2002. New data on the Late Copper Age and Early Bronze Age settlement history of Budapest-Csepel Island. Budapest: Történeti muzeum. Régiségei 36, 115-129.

Endrödi (A.). 2003. Characteristic elements of the settlement structure in the early bronze age settlement at Budapest-Albertfalva. In: Kacsco (C.), ed. Bronzezeitliche kulturerscheinungen im Karpatischen raum. Die Beziehungen zu den Benachbarten Gebieten. Ehrensymposium für Alexandru Vulpe zum 70. Baia Mare: Bibliotheca Marmatia 2, 151-157.

Endrödi (A.), Horváth (M.). 2002. Kora bronzkori és avar kori sírok Budapest, Csepel-szigeten-Early Bronze Age and Avar graves at Budapest, Csepel-Island. In: Régészeti kutatások Magyarországon 1999 (Archaeological Investigations in Hungary 1999). Budapest, 27-45.

Engelhardt (B.) 1999. Eine Kultur oder was? Archäologie in Deutschland 2, 36-38.

Enoki (K.), Dahlberg (A.A.). 1958. Rotated maxillary central incisors. Orthodontic Journal of Japan 17, 157-169.

Enoki (K.), Nakamura (E.). 1959. Bilateral rotation (mesiopalatal torsion) of maxillary central incisors. Journal of Dental Research 38, 204.

Eogan (G.). 1976. Beaker material from Knowth, co. Meath: preliminary note In: Burgess (C.), Miket (R.), ed. Settlement and economy in the third and second millennia B.C. Conference orgonised by the Department of adult education (Newcastle upon Tyne, Jannuary 1976). Oxford: British Archaeological Reports. BAR British series 33, 251-266.

Escobar (V.), Melnick (M.), Conneally (P.M.). 1976. The inheritance of bilateral rotation of central incisors. American Journal of Physical Anthropology 45, 109-115.

Evans (J.A.), Chenery (C.A.), Fitzpatrick (A.P.). 2006. Bronze age childhood migration of individuals near Stonehenge, revealed by strontium and oxygen isotope tooth enamel analysis. Archaeometry 48, 309–321.

Fabian Garcia (J.F.). 1995. El aspecto funerario durante el Calcolitico y los inicios de la Edad del Bronce en la Meseta Norte: el enterramiento colectivo en fosa de El Tomillar (Bercial De Zapardiel, Avila) en el marco cultural de la prehistoria reciente en el sur de la Meseta Norte espanola. Salamanca: Acta Salmanticensia (Estudios historicos y geograficos).

Falconer (D.S.). 1965. The inheritance of liability to certain diseases, estimated from the incidence among relatives. Annals of Human Genetics 29, 51-76.

Falconer (D.S.). 1974. Introduction à la génétique quantitative. Paris: Masson et cie.

Favre (S.), Mottet (M.). 1990. Le site du Petit-Chasseur III à Sion VS: MXII, un dolmen à soubassement triangulaire du début du IIIe millénaire. Archéologie Suisse 13, 114-123.

Favre (S.), Mottet (M.). 1995. Le site du Petit-Chasseur III et le dolmen MXII. In: Gallay (A.), ed. Dans les Alpes, à l'aube du métal: archéologie et bande dessinée. Catalogue d'exposition, Le Soleil des Morts: archéologie et bande dessinée (Sion, septembre 1995-janvier 1996). Sion: Musées cantonaux du Valais, 113-118.

Favre (S.), Gallay (A.), Farjon (K.), Peyer (B. de). 1986. Stèles et monuments du Petit-Chasseur: un site néolithique du Valais (Suisse). Genève: Département d'anthropologie de l'Université.

Ferguson (C.), Tucker (A.S.), Christensen (L.), Lau (A.), Matsuk (M.M.), Sharpe (P.T.). 1998. Activin is an essential early mesenchymal signal in tooth development that is required for patterning of the murine dentition. Genes and Development 12, 2636-2649.

Fitzpatrick (A.). 2003. The Amesbury Archer. Current Archaeology 184, 146-152.

Fridrich (J.). 1973. Kostrové hroby ze střední až mladší doby hradištní ve Stadicích, o. Ustí n. Labem-Körpergräber der Burgwallzeit in Stadice, Kr. Ústí n. L. (Aussig a. d. Elbe). Archeologické Rozhledy 25, 448-451.

Fujiwara (T.), Nakano (S.), Sobue (S.), Ooshima (T.). 2000. Simultaneous occurrence of unusual odontodysplasia and oligodontia in the permanent dentition: report of case. International Journal of Paediatric Dentistry 10, 341-347.

Furestier (R.). 2005. Les industries lithiques campaniformes du sud-est de la France. Aix-en-Provence: Université de Provence (PhD, unpublished).

Furestier (R.). 2007. Les industries lithiques campaniformes du sud-est de la France. Oxford: British Archaeological Reports. BAR: International series 1684.

Gagnière (S.). 1963. Informations archéologiques: Roquefort-les-Pins (Alpes-Maritimes). Gallia Préhistoire 6, 359-361.

Gallay (A.). 1975. Fouilles archéologiques du Petit-Chasseur (Sion, Valais): Report d'activité 1973: fouille du dolmen MXI. Bolletino del Centro Camuno di Studi Preistorici 12, 103-113.

Gallay (A.). 1976. The position of the Bell-Beaker civilization in the chronological sequence of Petit-Chasseur (Sion, Valais, Switzerland). In: Lanting (J.N.), Van Der Waals (J.D.), ed. Glockenbecher Symposion (Oberried, 1974). Bussum/Haarlem: Fibula-Van Dishoeck, 279-306.

Gallay (A.). 1979. Le phénomène campaniforme: une nouvelle hypothèse historique. In: Menk (R.), Gallay (A.), ed. Anthropologie et archéologie: le cas des premiers âges des Métaux. International Symposium (Sils-Maria, 25-30 septembre 1978). Genève: Archives Suisses d'Anthropologie Générale 43, 231-258.

Gallay (A.). 1986a. Collombey-Muraz, Barmaz I et II. In: Gallay (A.), ed. Le Valais avant l'histoire: 14 000 av. J.-C.-47 ap. J.-C. Catalogue d'exposition (Sion, 23 mai-28 septembre 1986). Sion: Musées cantonaux du Valais, 184-191.

Gallay (A.). 1986b. Sion, Petit-Chasseur. In: Gallay (A.), ed. Le Valais avant l'histoire: 14 000 av. J.-C.-47 apr. J.-C. Catalogue d'exposition (Sion, 23 mai-28 septembre 1986). Sion: Musées cantonaux du Valais, 232-242.

Gallay (A.). 1988. Le phénomène campaniforme: l'heure des remises en question. In: Beeching (A.), ed. Le Campaniforme. Arenera (Actes des rencontres Néolithique Rhône-Alpes, Lyon) 5, 6-14.

Gallay (A.). 1997-1998. L'énigme campaniforme. In: Rhône-Alpes A404: l'énigmatique civilisation campaniforme. Archeologia (Dijon), Hors série, 9, 14-19.

Gallay (A.). 2001. L'énigme campaniforme. In: Nicolis (F.), ed. Bell Beakers today: pottery, people, culture, symbols in prehistoric Europe: volume 1. International Colloquium (Riva del Garda, Trento, 11-16 May 1998). Trento: Servizio Beni Culturali, Provincia Autonoma di Trento, 41-58.

Gallay (A.). 2004. A propos du statut épistémologique des travaux publiés sur la nécropole du Petit-Chasseur à Sion (Valais, Suisse). In: Besse (M.), Desideri (J.), ed. Graves and funerary rituals during the Late Neolithic and the Early Bronze Age in Europe (2700-2000 B.C.). International conference (Sion, Switzerland, October 4-7th 2001). Oxford: BAR Publishing. BAR: International series S1284, 79-97.

Gallay (A.), ed. 2006. Des Alpes au Léman: images de la préhistoire. Gollion: Editions Infolio.

Gallay (A.), Baudais (D.). 1985. Rances, Champ-Vully Est (Vaud, Suisse). In: Première céramique, premier métal: du Néolithique à l'Âge du Bronze dans le domaine circum-alpin. Catalogue d'exposition (Lons-le-Saunier, octobre 1985-mars 1986). Lons-le-Saunier: Musée d'archéologie, 99-108.

Gallay (A.), Chaix (L.). 1984. Le dolmen MXI: texte et planches, documents annexes. Lausanne: Bibliothèque historique vaudoise. Cahiers d'Archéologie Romande 31 et 32.

García Barrios (A.S.). 2005. Dos singulares testimonios de cerámica simbólica en el valle medio del Duero: los restos calcolíticos de "Los Cercados" (Mucientes, Valladolid). Zephyrus 58, 245-259.

García Ruiz (M.L.). 2002. Análisis de los restos óseos recuperados en el sepulcro de corredor de Las Arnillas. (Report, unpublished).

Garn (S.M.), Dahlberg (A.A.), Lewis (A.B.), Kerewsky (R.S.). 1966a. Extent of sex influence on Carabelli's polymorphism. Journal of Dental Research 45, 1823.

Garn (S.M.), Dahlberg (A.A.), Lewis (A.B.), Kerewesky (R.S.). 1966b. Groove pattern, cusp size and tooth size. Journal of Dental Research 45, 970.

Garn (S.M.), Lewis (A.B.), Kerewsky (R.S.). 1964. Sex difference in tooth size. Journal of Dental Research 43, 306.

Garn (S.M.), Lewis (A.B.), Kerewsky (R.S.). 1967. Sex difference in Tooth Shape. Journal of Dental Research 46, 1470.

Garn (S.M.), Lewis (A.B.), Vicinus (J.H.). 1962. Third molar agenesis and reduction in the number of other teeth. Journal of Dental Research 41, 717.

Garn (S.M.), Osborne (R.H.), Alvesalo (L.), Horowitz (S.L.). 1980. Maternal and gestational influence on deciduous and permanent tooth size. Journal of Dental Research 42, 142-143.

Garralda (M.D.). 1979. Les populations du Néolithique et du Bronze I dans la péninsule Ibérique et les îles Baléares. In: Menk (R.), Gallay (A.), ed. Anthropologie et archéologie: le cas des premiers âges des Métaux. International Symposium (Sils-Maria, 25-30 septembre 1978). Genève: Archives Suisses d'Anthropologie Générale 43, 211-222.

Garrido-Pena (R.). 2000. El Campaniforme en la Meseta Central de la Península Ibérica (c. 2500-2000 A.C.). Oxford: BAR Publishing. BAR: International series 892.

Garrido-Pena (R). 2005. The Beaker Labyrinth: Brief history of an intellectual challenge-El Laberinto Campaniforme: Breve historia de un reto intelectual. In: Rojo Guerra (M.A.), Garrido Pena (R.), Garcia Martinez De Lagran (I.), ed. El Campaniforme en la Peninsula Ibérica y su contexto europeo-Bell Beakers in the Iberian Peninsula and their european context. Valladolid: Universidad de Valladolid. Arte y Arqueologia 21, 29-60.

Garrido-Pena (R.), Rojo Guerra (M.), Garcia Martinez De Lagran (I.). 2005. Bell Beakers In Central Iberia (the Inner Meseta)-El Campaniforme en la Meseta central de la Peninsula Ibérica. In: Rojo Guerra (M.A.), Garrido Pena (R.), Garcia Martinez De Lagran (I.), ed. El Campaniforme en la Peninsula Ibérica y su contexto europeo-Bell Beakers in the Iberian Peninsula and their european context. Valladolid: Universidad de Valladolid. Arte y Arqueologia 21, 411-456.

Gelbert (A.). 2003. Traditions céramiques et emprunts techniques: étude ethnoarchéologique dans les haute et moyenne vallées du fleuve Sénégal (+ CD-ROM). Paris: Editions de la Maison des sciences de l'homme- Epistèmes.

Gerhardt (K.). 1953. Die Glockenbecherleute in Mittel-und Westdeutschland: ein Beitrag zur Paläoanthropologie Eurafrikas. Stuttgart: E. Schweizerbart'sche Verlagsbuchhandlung.

Gerhardt (K.). 1976. Anthropotypologie der Glockenbecherleute in ihren Ausschwärmelandschaften. In: Lanting (J.N.), Van Der Waals (J.D.), ed. Glockenbecher Symposion (Oberried, 1974). Bussum/Haarlem: Fibula-Van Dishoeck, 147-166.

Gersbach (E.). 1966-1967. Zur Herkunft und Zeitstellung der einfachen Dolmen vom Typus Aesch-Schwörstadt. Annuaire de la Société Suisse de Préhistoire et d'Archéologie 53, 15-28.

Goldstein (M.S.). 1931. The cusp in the mandibular teeth of the Eskimo. American Journal of Physical Anthropology 15, 215-235.

Gonzalez Martin (A.), Campo Martin (M.). 2002. Estudio antropologico de los restos oseos recuperados de la necropolis del Valle de las Higueras (Huecas, Toledo). (Report, unpublished).

Goose (D.H.), Lee (G.T.R.). 1971. The mode of inheritance of Carabelli's trait. Human Biology 43, 64-69.

Grainger (R.M.), Paynter (K.J.), Shaw (J.H.). 1959. Differences in the morphology and size of the teeth of a caries-susceptible and a caries-resistant strain of rats. Journal of Dental Research 38, 105-120.

Gravlee (C.C.), Bernard (H.R.), Leonard (W.R.). 2003a. Boas's changes in bodily form: the immigrants study, cranial plasticity, and Boas's physical anthropology. American Anthropologist 105, 326-332.

Gravlee (C.C.), Bernard (H.R.), Leonard (W.R.). 2003b. Heredity, environment, and cranial form: a reanalysis of Boas's immigrant data. American Anthropologist 105, 125-138.

Greene (D.L.). 1982. Discrete and dental variations and biological distances of Nubian populations. American Journal of Physical Anthropology 58, 75-79.

Gregory (W.K.). 1916. Studies on the evolution of the primates. Bulletin of the American Museum of Natural History 35, 239-357.

Grüneberg (H.). 1952. Genetical studies on the skeleton of the mouse. IV. Quasi-continuous variations. Journal of Genetics 51, 95-114.

Guagliardo (M.F.). 1982. Tooth crown size differences between age groups: a possible new indicator of stress in skeletal samples. American Journal of Physical Anthropology 58, 383-389.

Guilaine (J.). 1967. La civilisation du vase campaniforme dans les Pyrénées françaises. Carcassonne: Imprimerie Gabelle.

Guilaine (J.). 1998a. Atlas du Néolithique européen ; 2A, 2B: L'Europe occidentale. Liège: Service de préhistoire de l'Université. Etudes et recherches archéologiques de l'Université de Liège. ERAUL 46.

Guilaine (J.). 1998b. Impressions de Riva del Garda: Bell Beakers Today: pottery, people, culture, symbols in third millenium Europe. Bulletin de la Société Préhistorique Française 95, 418-419.

Guilaine (J.), ed. 2007. Le Chalcolithique et la construction des inégalités, 1: le continent européen. Paris: Editions Errance (Collection des Hespérides).

Guilaine (J.), Blanchet (J.-C.), L'Helgouach (J.), Petrequin (P.), Roussot-Laroque (J.). 1988. Le Chalcolithique en France. In: L'età del Rame in Europa. Congresso internazionale (Viareggio, 15-18 ottobre 1987). Firenze: All'Insegna del Giglio. Rassegna di Archeologia 7, 211-263.

Guilaine (J.), Vaquer (J.), Coularou (J.), Treinen-Claustre (F.), et al. 1989. Ornaisons-Médor: archéologie et écologie d'un site de l'Âge du Cuivre, de l'Âge du Bronze final et de l'Antiquité tardive. Toulouse: Centre d'anthropologie des sociétés rurales, Carcassonne: Archéologie en Terre d'Aude.

Guilaine (J.), Claustre (F.), Lemercier (O.), Sabatier (P.). 2001. Campaniformes et environnement culturel en France Méditerranéenne. In: Nicolis (F.), ed. Bell Beakers today: pottery, people, culture, symbols in prehistoric Europe: vol. 1. International Colloquium (Riva del Garda, Trento, 11-16 May 1998). Trento: Servizio Beni Culturali, Provincia Autonoma di Trento, 229-275.

Haeussler (A.M.), Irish (J.D.), Morris (D.H.), Turner (C.G.). 1989. Morphological and metrical comparison of San and Central Sotho dentitions from southern Africa. American Journal of Physical Anthropology 78, 115-122.

Hájek (L.). 1957. Knoflíky středoevropské skupiny kultury zvoncovitych pohárů-Die Knöpfe der mitteleuropäischen Glockenbecherkultur. Památky Archeologické 48, 389-424.

Hájek (L.). 1966. Die älteste Phase des Glockenbecherkultur in Böhmen und Mären. Památky Archeologické 57, 210-241.

Hájek (L.). 1968. Die Glockenbecherkultur in Böhmen-Kultura zvoncovitých pohárů v Čechách. Praha: Archeologický ústav Čsav. Archeologické studijní materiály 5.

Halffman (C.M.), Scott (G.R.), Pedersen (P.O.). 1992. Palatine torus in the Greenlandic Norse. American Journal of Physical Anthropology 88, 145-161.

Hammer (O.), Harper (D.). 2005. Paleontological Data Analysis. Oxford: Blackwell publishing.

Hanihara (K.). 1961. Criteria for classification of crown characters of the human deciduous dentition. Journal of the Anthropological Society of Nippon 69, 27-45 (in Japanese with English summary).

Hanihara (K.). 1963. Crown characters of the deciduous dentition of the Japanese-American hybrids. In: Brothwell (D.R.), ed. Dental anthropology. London: Pergammon, 105-124.

Hanihara (K.). 1967. Racial characteristics in the dentition. Journal of Dental Research 46, 923-926.

Hanihara (K.). 1976. Statistical and comparative studies of the Australian Aboriginal dentition. Tokyo: University Press. Bulletin 11, 28-37.

Hanihara (K.), Tamada (M.), Tanaka (T.). 1970. Quantitative analysis of the hypocone in the human upper molar. Journal of the Anthropological Society of Nippon 78, 200-207.

Harila (V.). 2004. The effect of preterm birth on the development of the dentition. University of Oulu: Acta Universitatis Ouluensis Medica (Dissertation, unpublished).

Harris (E.F.). 1980. Sex differences in lingual marginal ridging on the human maxillary central incisor. American Journal of Physical Anthropology 52, 541-548.

Harris (E.F.), Bailit (H.L.). 1980. The metaconule: a morphologic and familial analysis of a molar cusp in humans. American Journal of Physical Anthropology 53, 349-358.

Harris (E.F.), Dinh (D.P.). 2006. Intercusp relationships of the permanent maxillary first and second molars in American Whites. American Journal of Physical Anthropology 130, 514-528.

Harrison (R.J.). 1974. Origins of the Bell Beaker cultures. Antiquity 48, 99-109.

Harrison (R.J.). 1980. The Beaker folk: Copper Age archeology in Western Europe. London: Thames and Hudson.

Harrison (R.J.). 1986. L'Age du Cuivre: la civilisation du vase campaniforme. Paris: Editions Errance (Collection des Hespérides).

Harrison (R.J.), Mederos Martin (A.). 2001. Bell Beakers and social complexity in Central Spain. In: Nicolis (F.), ed. Bell Beakers today: pottery, people, culture, symbols in prehistoric Europe: volume 1. International Colloquium (Riva del Garda, Trento, 11-16 May 1998). Trento: Servizio Beni Culturali, Provincia Autonoma di Trento, 111-124.

Hauser (G.), De Stefano (G.F.). 1989. Epigenetic variants of the human skull. Stuttgart: Schweizerbart.

Havel (J.). 1978. Pohřební ritus kultury zvoncovitých pohárů v Čechách a na Moravě. The Burial Rite of the Bell Beaker Culture in Bohemia and Moravia. Praha: University Karlova. Praehistorica 7, Varia Archeologica 1, 91-117.

Havel (J.). 1981. Nové nálezy únětické kultury v Praze 8-Čimicích-Neue Funde der Únĕticer Kultur in Prag 8-Čimice. Archaeologica Pragensia 2, 71-81.

Havel (J.). 1982. Dva hroby kultury zvoncovitých pohárů z Prahy, Archaeologica Pragensia 3, 5-12.

Hébras (C.). 1965. Le Dolmen E 136, du groupe de Monpalais, commune de Taizé (Deux-Sèvres). Bulletin de la Société Préhistorique Française 62, 139-158.

Heiss (M.H.), Kolar (L.), Luksha (L.), Johnson (C.). 1998. Biology of the human dentition. Chicago: University of Illinois (document online: www. uic.edu/classes/orla/orla312).

Hénon (P.), Vérot Bourrely (A.). 1998. Habitats néolithiques, protohistoriques et occupations historiques du site de "Derrière-le-Château", à Géovreissiat et Montréal-la-Cluse-Ain-France. In: Frere-Sautot (M.-C.), ed. Paléométallurgie des cuivres. Actes du colloque (Bourg-en-Bresse et Beaune, 17-18 octobre 1997). Montagnac: Monique Mergoil, 207-249.

Heyd (V.), 2004. Die Siedlungsspuren der Glockenbecherkultur unter dem Kapellplatz von Altötting. In: Heyd (V.), Husty (L.), Kreiner (L.), ed. 2004. Siedlungen der Glockenbecherkultur in Süddeutschland und Mitteleuropa. Arbeiten zur Archäologie Süddeutschlands 17, 121-146.

Heyd (V.), Husty (L.), Kreiner (L.). 2004. Siedlungen der Glockenbecherkultur in Süddeutschland und Mitteleuropa. Arbeiten zur Archäologie Süddeutschlands 17.

Higa (T.), Hanihara (T.), Sunakawa (H.), Ishida (H.). 2003. Dental variation of Ryukyu Islanders: A comparative study among Ryukyu, Ainu and other Asian population. American Journal of Human Biology 15, 127-143.

Hillson (S.). 1986. Teeth. Cambridge: Cambridge University Press.

Hillson (S.). 1996. Dental anthropology. Cambridge: Cambridge University Press.

Hnizdova (I.), Simunek (J.). 1955. Hrob se šňůrovou keramikou v Blšanech u Loun-Sépulture a céramique cordée a Blšany près de Louny. Archeologické Rozhledy 5, 577-582.

Holloway (R.L.). 2002. Head to head with Boas: did he err on the plasticity of head form? Proceedings of the National Academy of Sciences of the United States of America 99, 23, 14622-14623.

Holloway (R.L.). 2004. La forme du crâne, un vrai casse-tête... La Recherche 377, 58-59.

Honegger (M.). 1994-1995. Données récentes sur les nécropoles du Néolithique moyen I et du Bronze ancien de Barmaz I (Collombey-Muraz, Valais). In: Aspects culturels et religieux: témoignages et évolution de la préhistoire à l'an mil. Actes du 7e colloque international sur les Alpes dans l'Antiquité (Châtillon, Vallée d'Aoste, 11-13 mars 1994). Aoste: Bulletin d'études préhistoriques et archéologiques alpines 5/6, numéro spécial, 53-66.

Honegger (M.). 1995. Barmaz I, Collombey-Muraz. In: Gallay (A.), ed. Dans les Alpes, à l'aube du métal: archéologie et bande dessinée. Catalogue d'exposition, Le Soleil des Morts: archéologie et bande dessinée (Sion, septembre 1995-janvier 1996). Sion: Musées cantonaux du Valais, 85-90.

Honegger (M.), Desideri (J.). 2003. Archéologie et anthropologie de la nécropole du Néolithique moyen de Barmaz (Valais, Suisse). In: Chambon (P.), Leclerc (J.), ed. Les pratiques funéraires néolithiques avant 3500 av. J.-C. en France et dans les régions limitrophes. Table ronde SPF (Saint-Germain-en-Laye, 15-17 juin 2001). Paris: Société préhistorique française. Mémoires de la Société Préhistorique Française 33, 219-230.

Horan (G.), Ramirez-Solis (R.), Featherstone (M.), Wolgemuth (D.), Bradley (A.) Behringer (R.). 1995. Compound mutants for the paralogous Hoxa-4, Hoxb-4, and Hoxd-4 genes show more complete homeotic transformations and a dose-dependent increase in the number of vertebrae transformed. Genes and Development 9, 1667-1677.

Horváth (M.), Andras-Szilas (G.), Endrödi (A.), Horváth (M.A.). 2004. Megelösö feltaras Dunakeszi-Székesdülön-Preliminary excavation at Dunakeszi-Székesdülön. In: Öskoros Kutatok II. Összejövetelének konferenciakötete. ΜΩΜΣ II, 209-218.

Hrala (J.), Jiráň (L.), Moucha (V.). 1994. Studies of the Bronze Age in Bohemia: the last twenty five years. In: Fridrich, (J.), ed. 25 Years of archaeological research in Bohemia. Prague: Institute of Archaeology. Památky archeologické, supplementum, 55-72.

Hrdlickà (A.). 1920. Shovel-shaped teeth. American Journal of Physical Anthropology 3, 429-465.

Hrdlickà (A.). 1921. Further studies of tooth morphology. American Journal of Physical Anthropology 4, 141-176.

Hrdlickà (A.). 1924. New data on the teeth of early man and certain fossil European apes. American Journal of Physical Anthropology 7, 109-132.

Hsu (J.W.), Tsai (P.L.), Hsiao (T.H.), Chang (H.P.), Lin (L.M.), Liu (K.M.), Yu (H.S.), Ferguson (D.). 1999. Ethnic dental analysis of shovel and Carabelli's traits in a Chinese population. Australian Dental Journal 44, 40-45.

Huguenin (C.), Moinat (P.). 1998. La nécropole néolithique de Pully-Chamblandes: l'avènement de l'archéologie funéraire. In: Bertholet (D.), Feihl (O.), Huguenin (C.), ed. Autour de Chillon: archéologie et restauration au début du siècle. Catalogue d'exposition (Lausanne, 4 septembre-27 décembre 1998). Lausanne: Musée cantonal d'archéologie et d'histoire, 83-88.

Hunter (J.P.), Jernvall (J.). 1995. The hypocone as key innovation in mammalian evolution. Proceedings of the National Academy of Sciences of the United States of America 92, 10718-10722.

Hutsy (L.). 2004. Ueberlegungen zum Siedlungswesen der Glockenbecherkultur. In: Heyd (V.), Husty (L.), Kreiner (L.), ed. 2004. Siedlungen der Glockenbecherkultur in Süddeutschland und Mitteleuropa. Arbeiten zur Archäologie Süddeutschlands 17, 147-154.

Irish (J.D.). 1998. Ancestral dental traits in recent Sub-Saharan Africans and the origins of modern humans. Journal of Human Evolution 34, 81-98.

Irish (J.D.), Morris (D.H.). 1996. Canine mesial ridge (Bushman Canine): Dental trait definition. American Journal of Physical Anthropology 99, 357-359.

Irish (J.D.), Turner (C.G.). 1990. West African dental affinities of Late Pleistocene Nubians peopling the Eurafrican-South Asian triangle II. Homo 41, 42-53.

Jernvall (J.), Thesleff (I.). 2000. Reiterative signalling and patterning during mammalian tooth morphogenesis. Mechanics of Development 92, 19-29.

Jeunesse (C.). 1998. Compte-rendu de Benz (M.) et van Willigen (S.), ed. (1998). Bulletin de la Société Préhistorique Française 95, 415-417.

Jimenez Sanz (P.J.), Alcolea González (J.J.). 2000. Excavaciones arqueológicas en la cueva del Destete Valdepeñas de la Sierra, Guadalajara: cuestiones preliminares. Actas del primer Simposio de Arqueología de Guadalajara (Sigüenza, 4-7 octubre 2000), 293-308.

Johnson (A.L.), Lovell (N.). 1995. Dental morphological evidence for biological continuity between the A-Group and C-Group periods in lower Nubia. International Journal of Osteoarchaeology 5, 368-376.

Jørgensen (K.D.). 1956. The deciduous dentition: a descriptive and comparative anatomical study. Acta Odontologica Scandinavica 16, 1-202.

Joshi (M.R.). 1975. Carabelli's trait on maxillary second deciduous molars in Hindus. Archives of Oral Biology 20, 699-700.

Kalicz-Schreiber (R.). 1981. Möglichkeiten zur feineren Gliederung der Nagyrév-Kultur in Budapest. In: Die Frühbronzezeit im Karpatenbecken und in Nachbargebieten. International Symposium (Budapest-Velem, 1977). Budapest: Archäologischer Institut der UAW. Mitteilungen des archäologischen Instituts der ungarischen Akademie der Wissenschaften. Beiheft 2, 81-86.

Kalicz-Schreiber (R.), Kalicz (N.), 2001. Were the Bell Beakers as social indicators of the early Bronze Age of Budapest ? In: Nicolis (F.), ed. Bell Beakers today: pottery, people, culture, symbols in prehistoric Europe: volume 2. International Colloquium (Riva del Garda, Trento, 11-16 May 1998). Trento: Servizio Beni Culturali, Provincia Autonoma di Trento, 439-458.

Kanasawa (E.), Sekikawa (M.), Ozaki (T.). 1990. A quantitative investigation of irregular cuspules in human maxillary permanent molars. American Journal of Physical Anthropology 83, 173-180.

Kangas (A.T.), Evans (A.R.), Thesleff (I.), Jernvall (J.). 2004. Nonindependence of mammalian dental characters. Nature 432, 211-214.

Kassai (Y.), Munne (P.), Hotta (Y.), Penttilä (E.), Kavanagh (K.), Ohbayashi (N.), Takada (S.), Thesleff (I.), Jernvall (J.), Itoh (N.). 2005. Regulation of mammalian tooth cusp patterning by ectodin. Science 309, 2067-2070.

Kau (C.H.), Hunter (M.L.), Lewis (B.), Knox (J.). 2003. Tooth agenesis: a report of missing molars in two generations. International Journal of Paediatric Dentistry 13, 342-347.

Kaul (V.), Prakash (S.). 1981. Morphological features of Jat dentition. American Journal of Physical Anthropology 54, 123-127.

Kaul (S.S.), Sharma (K.), Sharma (J.C.), Corrucini (R.S.). 1985. Non-metric variants of the permanent crown in human monozygous and dizygous twins. In: Reddy (V.R.), ed. Dental anthropology: application and methods. New-Dehli: Inter-India publications, 187-193.

Keene (H.J.). 1982. The morphogenetic triangle: a new conceptual tool for application to problems in dental morphogenesis. American Journal of Physical Anthropology 59, 281-287.

Keränen (S.V.E.), Åberg (T.), Kettunen (P.), Thesleff (I.), Jernvall (J.). 1998. Association of developmental regulatory genes with the development of different molar tooth shapes in two species of rodents. Development Genes and Evolution 208, 477-486.

Kieser (J.A.). 1990. Human Adult Odontometrics. Cambridge University Press, Cambridge.

Kieser (J.A.), Groeneveld (H.T.). 1988. Fluctuating odontometric asymmetry in an urban South African black population. Journal of Dental Research 67, 1200-1205.

Kieser (J.A.), Preston (C.B.). 1981. The Dentition of the Lengua Indians of Paraguay. American Journal of Physical Anthropology 55, 485.

Kirveskari (P.). 1978. Racial traits in the dentition of living Skolt Lapps. In: Butler (P.M.), Joysey (K.A.), ed. Development, function and evolution of teeth. London: Academic Press, 59-68.

Knor (A.). 1955. Druhé únětické pohřebiště v Brodcích nad Jizerou-Deuxième nécropole ouniétitzienne de Brodce, arrt Mladá Boleslav. Archeologické Rozhledy 7, 582-588.

Kobyliansky (E.) 1983. Changes in cephalic morphology of Israelis due to migration. Journal of Human Evolution 12, 779-786.

Kohn (L.A.P). 1991. The role of genetics in craniofacial morphology and growth. Annual Review of Anthropology 20, 261-278.

Kolakowski (D.), Bailit (H.L.). 1981. Segregation analyses of tooth size in a Melanesian population. Annals of Human Biology 8, 255-262.

Kolakowski (D.), Harris (E.F.). 1981. A differential environmental effect on human anterior tooth size. American Journal of Physical Anthropology 54, 377-381.

Kolakowski (D.), Harris (E.F.), Bailit (H.L.). 1980. Complex segregation analysis of Carabelli's trait in a Melanesian population. American Journal of Physical Anthropology 53, 301-308.

Koutecký (D.). 1966. Archeologický výzkum ve Vikleticích v letech 1961-1964-Archäologische Forschungen in Vikletice in den Jahren 1961-1964. Archeologické Rozhledy 18, 121-129.

Koutecký (D.). 1968. Šňůrové pohřebiště v Polákách-Das schnurkeramische Gräberfeld in Poláky. Archeologické Rozhledy 20, 289-291.

Koutecký (D.), Smrz (Z.). 1991. Pohřebiště bylanské kultury v Polákách, okr. Chomutov I. Památky Archeologické 82, 166-230.

Kovařík (J.). 1980. Hroby se šňůrovou keramikou a únětické pohřebiště v Praze-Čakovicích-Gräber der schnurkeramischen Kultur und das Gräberfeld der Úněticer Kultur in Prag 9-Čakovice. Archeologica Pragensia 1, 55-99.

Kovařík (J.). 1981. Praha 5-Malá Ohrada. Praha: Pražský sborník historický XIII, 183.

Kramar (C.). 1977. Les restes humains néolithiques du premier dolmen (MVI) du Petit-Chasseur à Sion (VS). Genève: Archives Suisses d'Anthropologie Générale 41, 37-42.

Kramar (C.). 1982. Nécropole de Corseaux-sur-Vevey: étude anthropologique et description archéologique. Université de Genève: Département d'anthropologie et d'écologie (PhD, unpublished).

Kramar (C.), Sauter (M.-R.), Weidmann (D.). 1978. La nécropole néolithique de Corseaux-sur-Vevey. Archéologie Suisse 1, 51-54.

Kraus (B.S.). 1951. Carabelli's anomaly of the maxillary molar teeth. Observations on Mexican and Papago Indians and an interpretation of the inheritance. American Journal of Human Genetics 3, 348-355.

Kraus (B.S.). 1959. Occurrence of the Carabelli trait in Southwestern ethnic groups. American Journal of Human Genetics 3, 348-355.

Kraus (B.S.), Furr (M.L.). 1953. Lower first premolar: a definition and classification of discrete morphologic traits. Part 1. Journal of Dental Research 32, 554-564.

Krueger (B.J.). 1962. Influence of boron, fluorine, and molybdenum on dental morphology of the rat molar. Journal of Dental Research 41, 215.

Krueger (B.J.). 1966. Interaction of fluoride and molybdenum on dental morphology in the rat. Journal of Dental Research 45, 714-725.

Krutova (M.). 2003. Bell Beaker and Unetice burial rites. Continuity and change in funerary practices at the beginning of Bronze Age. In: Czebreszuk (J.), Szmyt (M.), ed. The Northeast Frontier of Bell Beakers. Poznan: Proceedings of the symposium held at the Adam Mickiewicz University, 209-214.

Kytlicová (O.). 1956a. Neolitické a mohylové sídliště v Kněževsi-Stations néolithiques et des tumuli à Kněževes. Archeologické Rozhledy 8, 777-782.

Kytlicová (O.). 1956b. Pohřebiště kultury zvoncovitých pohárů v Kněževsi-Nécropole de la civilisation à vases campaniformes à Kněževes, arrt Prague-ouest. Archeologické Rozhledy 8, 328-336.

Kytlicová (O.). 1957. Hrob se šňůrovou keramikou z Kněževse-Das Grab mit Schnurkeramik in Kněževes (Böhmen). Archeologické Rozhledy 9, 571-573.

Kytlicová (O.). 1960. Eneolitické pohřebiště v Brandýsku-Das äneolitische Gräberfeld in der Gemeinde Brandýsek. Památky Archeologické 61, 442-474.

Kytlicová (O.). 1965. Neolitické a eneolitické osídlení v Mochově-Die neolithische und äneolithische Siedlung in Mochov. Archeologické Rozhledy 17, 178-182.

Larson (M.J.), Bader (R.S.). 1976. Maternal Effects in Odontometric Traits of House Mice. American Midland Naturalist 96, 21-35.

Lasker (G.W.). 1945. Observations on the teeth of Chinese born and reared in China and America. American Journal of Physical Anthropology 3, 129-150.

Lanting (J.N.). 1973. Laat-neolithicum en Vroege Bronstijd in Netherland en N.W.-Duitsland: continue ontwikkelingen. Palaeohistoria, 15, 216-317.

Lanting (J.N.), Van Der Waals (J.D.). 1976. Beaker culture relations in the lower Rhine Basin. In: Lanting (J.N.), Van Der Waals (J.D.), ed. Glockenbecher Symposion (Oberried, 1974). Bussum/Haarlem: Fibula-Van Dishoeck, 1-80.

Lee (G.T.R.), Goose (D.H.). 1982. Heritability of dental occlusal variables in a family study in Liverpool, UK. Archives of Oral Biology 27, 987-989.

Leisner (G.), Leisner (V.). 1943. Die Megalithgräber der Iberischen Halbinsel, I: der Süden. Berlin: W. de Gruyter.

Lemercier (O.). 1997-1998. Le Campaniforme dans la moyenne et basse vallée du Rhône. In: Rhône-Alpes A404: l'énigmatique civilisation campaniforme. Archeologia (Dijon), Hors série, 9, 30-35.

Lemercier (O.). 2002. Le Campaniforme dans le sud-est de la France. De l'Archéologie à l'Histoire du troisième millénaire avant notre ère. Aix-en-Provence: Université de Provence (PhD, unpublished).

Lemercier (O.). 2003. La périodisation du Campaniforme dans le Midi. Jean Guilaine avait raison. In: ADAL, ed. Temps et Espaces culturels du 6° au 2° millénaire en France du sud. Rencontres Méridionales de Préhistoire Récente, IVe session, (Nîmes, 28-29 octobre 2000), 151-160.

Lemercier (O.). 2004. Les Campaniformes dans le sud-est de la France. Lattes: Monographies d'Archéologie Méditerranéenne 18.

L'Helgouach (J.). 1998. L'Ouest de la France. In: Guilaine (J.), ed. Atlas du Néolithique européen, 2B: l'Europe occidentale. Liège: Service de préhistoire de l'Université. Etudes et recherches archéologiques de l'Université de Liège. ERAUL 46, 653-688.

Lička (M.). 1967. Kostrový hrob kultury volutové z Trmic (o. Ústí n. L.)-Ein Körpergrab der bandkeramischen Kultur aus Trmice, Krs. Ústí nad Labem. Archeologické Rozhledy 19, 87-90.

Line (S.R.P.). 2001. Molecular Morphogenetic Fields in the Development of Human Dentition. Journal of Theorical Biology 211, 67-75.

Liu (H.), Deng (H.), Cao (C.F.), Ono (H.). 1998. Genetic analysis of dental traits in 82 pairs of female-female twins. Chinese Journal of Dental Research 1, 12-16. Abstract.

Liversage (D.). 2003. Bell Beaker pottery in Denmark: Its Typology and Internal Chronology. In: Czebreszuk (J.), Szmyt (M.), ed. The Northeast Frontier of Bell Beakers. Poznan: Proceedings of the symposium held at the Adam Mickiewicz University, 39-50.

Loh (H.S.). 1998. Root morphology of the maxillary first premolar in Singaporeans. Australian Dental Journal 43, 399-402.

Louwe Kooijmans (L.). 1974. The Rhine/Meuse delta: four studies on its prehistoric occupation and Holocen geology. Leiden: E.J. Brill.

Ludwig (F.S.). 1957. The mandibular second premolars: Morphologic variation and inheritance. Journal of Dental Research 36, 263-273.

Lukacs (J.R.). 1983a. Dental anthropology and the origins of Iron-Age populations from northern Pakistan. Homo 34, 1-15.

Lukacs (J.R.). 1983b. Human Dental Remains From Early Neolithic Levels at Mehrgarh, Baluchistan. Current Anthropology 24, 390-392.

Lundström (A.). 1963. Tooth morphology as a basis for distinguishing monozygotic and dizygotic twins. American Journal of Human Genetics 15, 34-43.

Machnik (J.). 1984. Frühbronzezeitliche Kulturen in Kleinpolen. In: Tasic (N.), ed. Kulturen der Frühbronzezeit das Karpatenbeckens und Nordbalkans. Beograd: Balkanoloski Institut Sanu. Balcano-Pannonica 22, 341-365.

MacKusick (V.A.). 1990. Mendelian inheritance in man: a catalog of human genes and genetic disorders. Baltimore: Johns Hopkins University Press.

Mahieu (E.). 1987. L'hypogée des Boileau (Sarrians, Vaucluse). (Report, unpublished).

Mahieu (E.). 1989. L'hypogée des Boileau. Marseille: Etudes et Prospectives Archéologiques.

Mahieu (E.). 1992a. Les sépultures campaniformes en France. In: Barge-Mahieu (H.), ed. Le Campaniforme dans le Midi de la France: origine et identité culturelle. Exposition (Orgon, 6 juillet-28 septembre 1992). Marseille: Etudes et Prospectives Archéologiques, 74-79.

Mahieu (E.). 1992b. Premiers apports de l'hypogée des Boileau à l'étude des sépultures collectives du Sud-Est de la France. In: Mahieu (E.), ed. Anthropologie préhistorique: résultats et tendances. Colloque (Sarrians, 2-4 septembre 1989). Sarrians: Etudes et Prospectives Archéologiques, 75-81.

Mahieu (E.), Devriendt (W.), Barge (H.), Lalys (L.), Adalian (P.), Yann Ardagna (Y.), Signoli (M.). 2004. L'hypogée des Boileau (Vaucluse, France): Etude fonctionnelle et anthropologique. In: Section 9. Le Néolithique au Proche Orient et en Europe-The Neolithic in the Near East and Europe. Section 10: L'âge du cuivre au Proche Orient et en Europe-The Copper Age in the Near East and Europe. Actes du XIVème Congrès UISPP Université de Liège (University of Liège, Belgium, September 2-8th 2001). Oxford: BAR Publishing. BAR: International series S1303, 375-383.

Makarowicz (P.). 2003. Northern and southern Bell Beaker in Poland. In: Czebreszuk (J.), Szmyt (M.), ed. The Northeast Frantier of Bell Beakers. Oxford: British Archaeological Reports. BAR: International series 1155, 137-154.

Manabe (Y.), Rokatunda (A.), Kitagawa (Y.). 1992. Nonmetric tooth crown traits in the Ami tribe, Taiwan aborigenes: comparisons with other East Asian populations. Human Biology 64, 717-726.

Marieb (E.N.). 1999. Anatomie et physiologie humaines. Bruxelles: De Boeck Université.

Marseiller (E.). 1984. Les dents humaines: morphologie. Paris: Gauthier-Villars.

Marti Oliver (B.), Juan-Cabanilles (J.). 1998. L'Espagne méditerranéenne: pays valencien et région de Murcie. In: Guilaine (J.), ed. Atlas du Néolithique européen, 2B: l'Europe occidentale. Liège: Service de préhistoire de l'Université. Etudes et recherches archéologiques de l'Université de Liège. ERAUL 46, 825-870.

Martin Carbajo (A.M.), Misiego Tejeda (J.C.), Perez Rodriguez (F.J.), Fernandez Gimenez (J.M.), Sanz Garcia (F.J.), Marcos Contreras (G.J.). 1993. Documento funerario del bronce medio en la submeseta norte: Carrelasvegas (Santilla de Campos, Palencia). Boletín del Seminario de Estudios de Arte y Arqueología 59, 69-88.

Martin Colliga (A.). 1998. Le nord-est de la Péninsule Ibérique (et les Baléares). In: Guilaine (J.), ed. Atlas du Néolithique européen, 2B: l'Europe occidentale. Liège: Service de préhistoire de l'Université. Etudes et recherches archéologiques de l'Université de Liège. ERAUL 46, 763-824.

Martin Montes (M.A.), Perez Rodriguez-Aragon (F.). 1997. Un nuevo asentamiento neolítico al aire libre en la Meseta Norte: La Cañadilla de Torre de Peñafiel (Valladolid). Boletín del Seminario de Estudios de Arte y Arqueología 63, 31-48.

Martin Socas (D.), Camalich Massieu (M.D.), Gonzalez Quintero (P.). 1998. L'Andalousie. In: Guilaine (J.), ed. Atlas du Néolithique européen, 2B: l'Europe occidentale. Liège: Service de préhistoire de l'Université. Etudes et recherches archéologiques de l'Université de Liège. ERAUL 46, 871-933.

Martin Valls (R.), Delibes de Castro (G.). 1989. La cultura del vaso campaniforme en las campinas merdidionales del Duero: El enterramiento de Fuente-Olmedo (Valladolid). Junta de Castilla y Leon: Monografias del museo arqueologico de Valladolid 1.

Masters (D.H.), Hoskine (S.W.). 1964. Projection of cervical enamel into molar furcations. Journal of Periodontology 35, 49-53.

Mayhall (J.T.). 1992. Techniques for the study of dental morphology. In: Saunders (S.R.), Katzenberg (M.A.), ed. Skeletal biology of past peoples: research methods. New York: Wiley-Liss, 59-78.

Mayhall (J.T.), Alvesalo (L.). 1992. Dental morphology of 45, XO human females: molar cusp area, volume, shape and linear measurements. Archives of Oral Biology 37, 1039-1043.

Mayhall (J.T.), Saunders (S.R.), Belier (P.L.). 1982. The dental morphology of American Whites: a reappraisal. In: Kurten, (B.), ed. Teeth: form, function, evolution. New York: Columbia University Press, 245-258.

Mays (S.). 1998. The Archaeology of Human Bones. United Kindom: Routledge.

Mays (S.). 2005. Talon cusp in a primary lateral incisor from a medieval child. International Journal of Paediatric Dentistry 15, 67-72.

Medunová (A.), Ondraček (J.). 1969. Birituální pohrebiste lidu s kulturou zvoncovitych poháru u Lechovice, okr. Znojmo-Das birituelle Gräberfeld der Glockenbecherkultur bei Lechovice, Kr. Znojmo. Archeologické Rozhledy 21, 437-445.

Menk (R.). 1979. Le phénomène campaniforme: structures biologiques et intégration historique. In: Menk (R.), Gallay (A.), ed. Anthropologie et archéologie: le cas des premiers âges des Métaux. International Symposium (Sils-Maria, 25-30 septembre 1978). Genève: Archives Suisses d'Anthropologie Générale 43, 259-284.

Menk (R.). 1981. Anthropologie du Néolithique européen: analyse multivariée et essai de synthèse. Université de Genève: Département d'anthropologie et d'écologie (PhD, unpublished).

Meredith (H.V.), Hixon (E.H.). 1954. Frequency, size and bilateralism of Carabelli's tubercle. Journal of Dental Research 33, 435-440.

Mezzena (F.). 1985. La vallée d'Aoste dans la préhistoire et la protohistoire. In: Archéologie en Vallée d'Aoste: du Néolithique à la chute de l'Empire romain, 3500 av. J.-C.-Vème siècle apr. J.-C. Catalogue d'exposition, Château Sarriod de la Tour (Saint-Pierre, 22 août 1981). Aosta: Assessorato del Turismo, Urbanisme et Biens culturels, 15-60.

Mezzena (F.). 1995. Area megalitica di Aosta. In: Gambari (M.V.), Poggiani Keller (R.), Mezzena (F.), ed. Guide archeologiche: Preistoria e Protostoria in Italia, 8: Lombardia occidentale, Piemonte e Valle d'Aosta. International congress of prehistoric and protohistoric sciences, 13 (Forlì, 8-14 septembre 1996). Forlì: A.B.A.C.O, 102-125.

Miletich (I.), Sharpe (P.T.). 2003. Normal and abnormal dental development. Human Molecular Genetics 12, 69-73.

Millán (A.), Arribas (J.G.). 1994. La ceramica: estudio tecnologico. In: Blasco (C.), ed. El horizonte campaniforme de la region de Madrid en el centenario de Ciempozuelos. Madrid: Univerisdad autonoma, 117-126.

Mitsiadis (E.A.). 2001. Bases moléculaires du développement dentaire. In: Piette (E.), Goldberg (M.), ed. La dent normale et pathologique. Bruxelles: De Boeck Université, 19-38.

Mizoguchi (Y.). 1985. Shoveling: A Statistical Analysis of its Morphology. Tokyo: University of Tokyo Press Bulletin 26, 1-176.

Mizoguchi (Y.). 1988. Degree of bilateral asymmetry of nonmetric tooth crown characters quantified by the tetrachoric correlation method. Bulletin of the National Science Museum 14, 29-49.

Mizoguchi (Y.). 1989. Genetic variability of left-right asymmetries and mirror imagery in nonmetric tooth crown characters. Bulletin of the National Science Museum 15, 49-61.

Modat (J.-F.). 2003. Biométrie, morphologie et pathologie du matériel dentaire isolé du dolmen chalcolithique des des Peyraoutes (Roquefort-les-Pins, Alpes-Maritimes). Université de la Méditerranée (Aix-Marseille II): Laboratoire d'anthropologie, secteur Nord (Dissertation, unpublished).

Moinat (P.). 1994. Cistes néolithiques et incinération du Bronze final à Pully VD-Chamblandes. Annuaire de la Société suisse de préhistoire et d'archéologie 77, 123-126.

Moinat (P.), Gallay (A.). 1998. Les tombes de type Chamblandes et l'origine du mégalithisme alpin. Archéologie Suisse 21, 2-12.

Moinat (P.), Simon (C.). 1985. La nécropole néolithique de Chamblandes (Pully, VD). In: Première céramique, premier métal: du Néolithique à l'Age du Bronze dans le domaine circum-alpin. Catalogue d'exposition (Lons-le-Saunier, octobre 1985-mars 1986). Lons-le-Saunier: Musée d'archéologie, 109-113.

Moinat (P.), Simon (C.). 1986. Nécropole de Chamblandes-Pully: nouvelles observations. Annuaire de la Société suisse de préhistoire et d'archéologie 69, 39-53.

Moinat (P.), Stöckli (W.E.). 1995. Croyances et rites funéraires. In: Stöckli (W.E.), Niffeler (U.), Gross-Klee (E.), ed. Néolithique. Bâle: Société suisse de préhistoire et d'archéologie. SPM: La Suisse du Paléolithique à l'aube du Moyen-Age 2, 231-258.

Møller (I.J.). 1967. Influence of Microelements on the Morphology of the Teeth. Journal of Dental Research 46, 933-937.

Montelius (O.). 1900. Die Chronologie der ältesten Bronzezeit in Norddeutschland und Skandinavien. Archiv für Anthropologie (Braunschweig) 25, 1-40.

Moorrees (C.F.A.). 1951. The dentition as a criterion of race with special reference to the Aleut. Journal of Dental Research 30, 815-821.

Morin (A.). 1998. Les niveaux B1 et B2 de l'abri sous Bloc n°1. In: Bintz (P.), ed. Les sites archéologiques de l'Aulp du Seuil à Saint-Bernard-du-Touvet (Chartreuse, Isère: l'abri sous Bloc n°1). Grenoble: Université Joseph Fourier. (Report, unpublished).

Morris (D.H.). 1970. On deflecting wrinkles and the Dryopithecus pattern in human mandibular molars. American Journal of Physical Anthropology 32, 97-104.

Morris (D.H.). 1975. Bushman maxillary canine polymorphism. South African Journal of Science 71, 333-335.

Morton (N.E.), MacLean (C.J.). 1974. Analysis of family resemblance III. Complex segregation analysis of quantitative traits. American Journal of Human Genetics 26, 489-503

Morton (N.E.), Yee (S.), Lew (R.). 1971. Complex segregation analysis. American Journal of Human Genetics 23, 602-611.

Moskona (D.), Vainder (M.), Hershkovitz (I.), Koyliansky (E.). 1997. Dental morphological (non-metric) traits in human isolates: South Sinai Bedouin tribes. Homo 48, 227-284.

Moucha (V.). 1958. Beitrag zur Frage der zeitlichen Einordnung äneolithischer Gürtelplatten. Archeologické Rozhledy 10, 62-78.

Moucha (V.). 1963. Die Periodisierung der Úněticer Kultur in Böhmen. Sborník Československé společnosti archeologické při ČSAV 3, 9-60.

Moucha (V.). 1966. Nécropole à Mochov (Bohême). Investigations archéologiques en Tchécoslovaquie 107.

Moucha (V.). 1978. VI:14 Kultura se zvoncovitymi poháry, In: Pleiner (R.), Rybová (A.), ed. Pravěké dějiny Čech. Praha, 300-312.

Moucha (V.). 1992. Die Schnurkeramik und die Glockenbecherkultur in Böhmen. In: Buchvaldek (M.), Strahm (C.), ed. Die kontinentaleuropäischen Gruppen der Kultur mit Schnurkeramik. Schnurkeramik Symposium (Praha, 1990). Praha: University Karlova. Praehistorica 19, 81-87.

Müller (A.). 1998. Geschlechtsspezifische Totenlage und geschlechtsspezifische Beigaben bei der Böhmisch-Mährischen Gruppe bzw. Ostgruppe der Glockenbecherkultur. In: Benz (M.), Van Willigen (S.), ed. Some new approaches to the Bell Beaker "Phenomenon": Lost Paradise...? Meeting of the Association Archéologie et Gobelets, 2 (Feldberg, Germany, April 18-20 1997). Oxford: British Archaeological Reports. BAR: International series 690, 121-127.

Müller (J.), Van Willigen (S.). 2001. New radiocarbon evidence for european Bell Beakers and the consequences for the diffusion of the Bell Beaker Phenomenon. In: Nicolis (F.), ed. Bell Beakers today: pottery, people, culture, symbols in prehistoric Europe: volume 1. International Colloquium (Riva del Garda, Trento, 11-16 May 1998). Trento: Servizio Beni Culturali, Provincia Autonoma di Trento, 59-80.

Muška (J.) 1981. The settlement and cemetery sites of the Bell Beaker culture at Radovesice by Bílina. Xe Congrès Int. des sciences préhistoriques et protohistoriques (Prague-Brno), 51.

Naef (A.). 1901. La nécropole néolithique de Chamblandes (canton de Vaud). L'anthropologie 12, 269-276.

Naugler (C.T.), Ludman (M.D.). 1996. Fluctuating asymmetry and disorders of developmental origin. American Journal of Medical Genetics 66, 15-20.

Nelson (C.T.). 1938. The teeth of the Indians of Pecos Pueblo. American Journal of Physical Anthropology 23, 261-293.

Neugebauer (J.-W.), Gattringer (A.). 1982. Die Kremser Schnellstrasse S 33. Fundberichte aus Österreich 21, 63-96.

Neugebauer (J.-W.), Neugebauer-Maresch (C.). 2001. Bell Beaker Culture in Austria. In: Nicolis (F.), ed. Bell Beakers today: pottery, people, culture, symbols in prehistoric Europe: volume 2. International Colloquium (Riva del Garda, Trento, 11-16 May 1998). Trento: Servizio Beni Culturali, Provincia Autonoma di Trento, 429-438.

Neugebauer-Maresch (C.). 1994. Endneolithikum. In: Neugebauer (J.-W.), ed. Bronzezeit in Ostösterreich. St. Pölten-Wien: Verlag Niederösterreich. Pressehaus. Wissenschaftliche Schriftenreihe Niederösterreich 98-101, 23-48.

Neustupný (E.). 1984. The Bell Beaker Culture in East Central Europe. In: Guilaine (J.), ed. L'Âge du Cuivre européen: civilisations à vases campaniformes. Paris: Editions du CNRS, 107-119.

Neustupný (E.), Smrž (Z.). 1989. Čachovice: pohřebiště kultury se šňůrovou keramikou a zvoncovitých pohárů-Čachovice: a Corded Ware and Bell Beaker Cemetary. Památky Archeologické 80, 282-383.

Nichol (C.R.). 1989. Complex segregation analysis of dental morphologic variants. American Journal of Physical Anthropology 78, 37-59.

Nichol (C.R.). 1990. Dental genetics and biological relationships of the Pima Indians of Arizona. Arizona State University: Department of anthropology (PhD, unpublished).

Nichol (C.R.), Turner II (C.G.). 1986. Intra- and interobserver concordance in classifying dental morphology. American Journal of Physical Anthropology 69, 299-315.

Nichol (C.R.), Turner II (C.G.), Dahlberg, (A.A.). 1984. Variation in the convexity of the human maxillary incisor labial surface. American Journal of Physical Anthropology 63, 361-370.

Nicklisch (N.), Uepermann (A.), Alt (K.). 2005. Estudios de los restos humanos neoliticos de la tumba de la Sima, Mino de Medinaceli. In: Rojo Guerra (M.A.), Kunst (M.), Garrido Pena (R.), Garcia Martinez De Lagran (I.), ed. Un Desafío a la Eternidad. Tumbas Monumentales del Valle de Ambrona (Soria, España). Junta de Castilla y León: Monografías. Arqueologia en Castilla y Leon, Memorias 14, 323-339.

Nieminen (P.), Arte (S.), Pirinen (S.), Peltonen (L.), Thesleff (I.). 1995. Gene defect in hypodontia: exclusion of MSX1 and MSX2 as candidate genes. Human Genetics 96, 305-308.

Nosek (S.). 1964. Studia i materialy do badan nad neolitem Malopolski. Wroclaw-Warszawa-Kraków.

Noss (J.F.), Scott (G.R.), Potter (R.H.Y), Dahlberg (A.A.). 1983. Fluctuating asymmetry in molar dimensions and discrete morphological traits in Pima Indians. American Journal of Physical Anthropology 61, 437-445.

Osborn (J.W.). 1978. Morphogenetic gradients: field versus clones. In: Butler (P.M.), Joysey (K.A.), ed. Development, function and evolution of teeth. London: Academic Press, 171-201.

Ossenberg (N.S.). 1976. Within and between race distances in population studies based on discrete traits of human skull American Journal of Physical Anthropology 45, 701-715.

Otto (K.-H.). 1950. Neue Gräber des Glockenbecherfriedhofs von Schafstädt. Kr. Merseburg. Jahresschrift für mitteldeutsche Vorgeschichte 34, 55-80.

Palliardi (J.). 1919. Beiträge zur Kenntnis der Glockenbecherkultur. Wiener Prähistorische Zeitschrift 4, 41-56.

Palomino (H.), Chakraborty (R.), Rothhammer (F.). 1977. Dental morphology and population diversity. Human Biology 49, 61-70.

Palosaari (H.). 2003. Matrix metalloproteinases (MMPs) and their specific tissue inhibitors (TIMPs) in mature human odontoblasts and pulp tissue. The regulation of expressions of fibrillar collagens, MMPs and TIMPs by growth factors, transforming growth factor-β1 (TGF-β1) and bone morphogenetic protein-2 (BMP-2). Acta Universitatis Ouluensis D 739. University of Oulu: Institute of dentistery (Dissertation, unpublished).

Parras (Z.). 2004. The biological affinities of the Eastern Mediterranean in the Chalcolithic and Bronze Age. A regional dental non-metric approach. Oxford: British Archaeological Reports. BAR: International series 1305.

Pedersen (P.O.). 1949. The East Greenland Eskimo dentition: numerical variations and anatomy. Copenhagen: Meddelelser om Grønland 3, 1-244.

Pemberton (T.J.), Gee (J.), Patel (P.I.). 2006. Gene discovery for dental anomalies. Journal of the American Dental Association 137, 743-752.

Perzigian (A.J.). 1976. The dentition of the Indian Knoll skeletal population: odontometrics and cusp number. American Journal of Physical Anthropology 44, 113-122.

Perzigian (A.J.). 1984. Human odontometric variation: an evolutionary and taxonomic perspective. Anthropologie 22, 193-198.

Piera (S.). 2000. Etude des caractères discrets et de l'état sanitaire bucco-dentaire dans les cairns de Fontenay-le-marmion (Calvados): un recrutement familial des inhumés dans les tombes à couloir du Néolithique moyen? Université de Paris I: Laboratoire de protohistoire européenne (Dissertation, unpublished).

Pirinen (S.), Arte (S.), Apajalahti (S.). 1996. Palatal displacement of canine is genetic and related to congenital absence of teeth. Journal of Dental Research 75, 1742-1746.

Pirinen (S.), Kentala (A.), Nieminen (P.), Varilo (T.), Thesleff (I.), Arte (S.). 2001. Recessively inherited lower incisor hypodontia. Journal of Medical Genetics 38, 551-556.

Pispa (J.), Thesleff (I.). 2003. Mechanisms of ectodermal organogenesis. Developmental Biology 262, 195-205.

Pleinerová (I.). 1960. Únětické pohřebiště a osada v Blšanech u Loun-Gräberfeld und Siedlung der Aunjetitzer Kultur von Blšany bei Laun. Památky Archeologické 51, 488-526.

Pleinerová (I.). 1965. Výzkum osady z doby stěhování národů a z doby slovanské v Březně u Loun-Erforschung einer Siedlung aus der Völkerwanderungs- und Slawenzeit in Březno bei Louny. Archeologické Rozhledy 17, 495-500.

Pleinerová (I.). 1990. Hrob kultury zvoncovitých pohárů ze Selibic-Ein Grab der Glockenbecherkultur bei Selibice. Archeologické Rozhledy 42, 207-209.

Plesl (E.). 1959. Nálezy únětické kultury na mohylníku v Mladé Boleslavi-Čejetičkách-Funde der Aunjetitzer Kultur auf dem Hügelgräberfeld in Mladá Boleslav-Čejetičky. Památky Archeologické 50, 34-53.

Polly (P.D.). 2006. Genetics, development, and palaeontology interlock. Heredity 96, 206-207.

Popelka (M.). 1995. Štípaná industrie z Malého Března, okr. Most. In: Blažek (J.), Meduna (P.), ed. Archeologické výzkumy v severozápadních Čechách v letech 1983-1992, 97-110.

Portin (P.), Alvesalo (L.). 1974. The inheritance of shovel shape in maxillary central incisors. American Journal of Physical Anthropology 41, 59-62.

Potter (R.H.). 1990. Twin Half-sibs: A Research Design for Genetic Epidemiology of Common Dental Disorders. Journal of Dental Research 69, 1527-1530.

Potter (R.H.), Nance (W.E.). 1976. A twin study of dental dimension. I. Discordance, asymmetry, and mirror imagery. American Journal of Physical Anthropology 44, 391-396.

Price (T.D.), Grupe (G.), Schröter (P.). 1998. Migration and mobility in the Bell Beaker period in Central Europe. Antiquity 72, 405-411.

Price (T.D.), Knipper (C.), Grupe (G.), Smrcka (V.). 2004. Strontium Isotopes and Prehistoric Human Migration: The Bell Beaker Period in Central Europe. European Journal of Archaeology 7, 9-40.

Prieto Martinez (M.P.). 1998. Forma, estilo y contexto en la cultura material de la Edad del Bronce gallega: cerá campaniforme y cerámica no decorada. Univ. de Santiago de Compostella: Facultad de Geografia e Historia (PhD, unpublished).

Qiu (M.), Bulfone (A.), Ghattas (I.), Meneses (J.J.), Christensen (L.), Sharpe (P.T.), Presley (R.), Pedersen (R.A.), Rubenstein (J.L.). 1997. Role of Dlx-1 and -2 in proximodistal patterning of the branchial arches: mutations alter morphogenesis of proximal skeletal elements derived from the first and second arches. Developmental Biology 185, 165-184

Rada (I.). 1981. Únětické pohřebiště v Chotěbudicích, okr. Louny-The Únětician culture cemetery at Chotěbudice, the Louny distr. (viz Chochol J.). Archeologické Rozhledy 33, 621-634.

Rataj (J.). 1954. Konstrukce únětických hrobek v Brodcích nad Jizerou. Construction des tombeaux ouniétitziennee de Brodce-sur-Jizera, Bohéme. Archeologické Rozhledy 6, 154-158.

Rataj (J.). 1955. Stavby únětických hrobů v Brodcích nad Jizerou. Tombeaux ouniétitziens de Brodce-sur-Jizera. Archeologické Rozhledy 7, 292-293.

Rataj (J.). 1958. Únětické pohřebiště na Hrušově-Das Aunjetitzer Gräberfeld in Hrušov (Bez. Ml. Boleslav), Böhmen. Archeologické Rozhledy 10, 305-312.

Rehman (F.), Robinson (V.J.), Shennan (S.J.). 1992. A neutron activation study of Bell Beakers and associated pottery from Czechoslovakia und Hungary. Památky Archeologické 83, 97-211.

Reid (C.), Reenen (J.R. von), Groeneveld (H.T.). 1991. Tooth size and the Carabelli trait. American Journal of Physical Anthropology 84, 427-432.

Reichart (P.), Tantiniran (D.). 1975. Dens evaginatus in the Thai. An evaluation of fifty-one cases. Oral Surgery, Oral Medecine, Oral Pathology 39, 615-621.

Reinecke (P.). 1900. Zur jüngeren Steinzeit in West- und Süddeutschland. Westdeutsche Zeitschrift für Geschichte und Kunst (Trier) 19, 209-270.

Riquet (R.), Guilaine (J.), Coffyn (A.). 1963. Les Campaniformes français. Gallia Préhistoire 6, 63-128.

Roger (J.-M.). 1992. La station de Maupas à Calvisson (Gard) et le Campaniforme en Languedoc oriental. In: Barge-Mahieu (H.), ed. Le Campaniforme dans le Midi de la France: origine et identité culturelle. Exposition (Orgon, 6 juillet-28 septembre 1992). Marseille: Etudes et Prospectives Archéologiques, 55-58.

Rojo Guerra (M.A.), Garrido Pena (R.), Garcia Martinez De Lagran (I.). 2005a. El Campaniforme en la Peninsula Ibérica y su contexto europeo-Bell Beakers in the Iberian Peninsula and their european context. Arte y Arqueologia 21. Valladolid: Universidad de Valladolid.

Rojo Guerra (M.A.), Garrido Pena (R.), Garcia Martinez De Lagran (I.). 2005b. El Campaniforme en la Meseta. Simbolo de poder en la Prehistoria 2500-200 a. C. Catalogo de exposicion (Museo de Alfareria y Ceramica, 2005). Aranda de Duero: Ayuntamiento de Aranda de Duero y Concejalia de Juventud.

Rojo Guerra (M.A.), Kunst (M.), Palomino (A.L.). 2002. El fuego como procedimiento de clausura en tres tumbas monumentales de la Submeseta Norte. In: Rojo Guerra (M.A.), Kunst (M.), ed. Sobre el Significado del Fuego en los Rituales Funerarios del Neolítico. Valladolid: Studia Archaeologica 91, 21-38.

Rojo Guerra (M.A.), Kunst (M.), Garrido Pena (R.), Garcia Martinez De Lagran (I.). 2005. Un Desafío a la Eternidad. Tumbas Monumentales del Valle de Ambrona (Soria, España). Junta de Castilla y León: Monografías. Arqueologia en Castilla y Leon, Memorias 14.

Rojo Guerra (M.A.), Moran Dauchez (G.), Flores Fernandez (R.), Latorre Navalpotro (J.L.). 2003. El Pasato Escrito en el Paisaje. Guía de Recursos Culturales y Medioambientales del Valle de Ambrona. Soria: Ochoa Impresores.

Rothhammer (F.), Lasserre (E.), Blanco (R.), Covarrubias (E.), Dixon (M.). 1968. Microevolution in Chilean populations. VI. Shovel shape, mesial-palatal version and other dental traits in Pewneche Indians. Zeitschrift für Morphologie und Anthropologie 60, 162-169.

Roudil (J.-L.), Bazile (F.), Soulier (M.). 1974. L'habitat campaniforme de Saint-Côme-et-Maruéjols (Gard). Gallia Préhistoire 17, 181-217.

Roussot-Larroque (J.). 1990. Paradigmes perdus, paradigmes retrouvés... Le Campaniforme atlantique et les sociétés du Néolithique final de l'Ouest. Revue archéologique de l'Ouest, supplément, 2, 189-204.

Ruch (J.V.). 2001. Développement dentaire normal. In: Piette (E.), Goldberg (M.), ed. La dent normale et pathologique. Bruxelles: De Boeck Université, 5-18.

Rusó (A.). 1985. Prosetice, okr. Teplice. Výzkumy v Čechách 1982-1983, 149.

Salanova (L.). 1997. La céramique décorée du site campanifome de Derrière-le-Château (Géovreissiat, Ain). (Report unpublished)

Salanova (L.). 2000. La question du campaniforme en France et dans les îles anglo-normandes: productions, chronologie et rôles d'un standard céramique. Paris: Editions du Comité des travaux historiques et scientifiques (C.T.H.S.).

Salanova (L.). 2002. Fabrication et circulation des céramiques campaniformes. In: Guilaine (J.), ed. Matériaux, productions, circulations du Néolithique à l'âge du Bronze. Paris: Editions Errance. (Collection des Hespérides), 151-166.

Salanova (L.). 2003. Les sépultures mégalithiques et le phénomène campaniforme. In: Gonçalves (V.S.), ed. Muita gente, poucas antas ? Origens, espaçios e contextos do Megalitismo. Actes du IIe colloque international sur le Mégalithisme, (Reguengos de Monsaraz, 3-7 maio 2000). Trabalhos de Arqueologia 25, 385-393.

Salanova (L.). 2005. Los origenes del campaniforme: descomponer, analizar, cartografiar-The origins of the Bell Beaker phenomenon: breakdown, analysis, mapping. In: Rojo Guerra (M.A.), Garrido Pena (R.), Garcia Martinez De Lagran (I.), ed. El Campaniforme en la Peninsula Ibérica y su contexto europeo-Bell Beakers in the Iberian Peninsula and their european context. Valladolid: Universidad de Valladolid. Arte y Arqueologia 21, 7-27.

Salanova (L.), Ducreux (F.), ed. 2005. L'habitat campaniforme de La Noue à Saint-Marcel (Saône-et-Loire). Eléments de définition du groupe Bourguignon-Jurassien. Gallia Préhistoire 47, 33-146.

Salanova (L.), Sohn (M.). 2007. Mobilier funéraire et modes de différenciation des morts à la fin du Néolithique en Europe occidentale. In: Baray (L.), Brun (P.), Testart (A.), ed. Pratiques funéraires et sociétés. Nouvelles approches en archéologie et en anthropologie sociale. Dijon: Editions Universitaires de Dijon. Art, Archéologie et Patrimoine, 77-90.

Salazar-Ciudad (I.), Jernvall (J.). 2002. A gene network model accounting for development and evolution of mammalian teeth. Proceedings of the National Academy of Sciences 99, 8116-8120.

Sangmeister (E.). 1963. Exposé sur la civilisation du vase campaniforme. In: Les civilisations atlantiques du Néolithique à l'âge du Fer. Colloque atlantique 1 (Brest, 11 septembre 1961). Rennes: Laboratoire d'anthropologie préhistorique, 25-56.

Sangmeister (E.), Schubart (H.). 1981. Zambujal. Die Grabungen1964 bis 1973. Maienz.

Sarazin (F.). 1910. Das steinzeitliche Dolmengrab bei Aesch unweit Basel. Verhandlungen der Naturforschenden Gesellschaft in Basel 21, 266-291.

Sarti (L.). 1998. Il Campaniforme di Neto-Via Verga (Sesto Fiorentino, Firenze). Riviste di scienze preistoriche 48, 367-398.

Sarti (L.), Martini (F.). 1998. Il tumulo di via Bruschi a Sesto Fiorentino. In: Nicolis (F.), Mottes (E.), ed. Simbolo ed enigma: il bicchiere campaniforme e l'Italia nella preistoria europea del III millennio a.C. Catalogo della mostra (Riva del Garda, 1998). Trento: Servizio Beni Culturali, Provincia Autonoma, 168-173.

Sarti (L.), Martini (F.). 2001. Strategie insediative de Campaniforme in Italia centrale. In: Nicolis (F.), ed. Bell Beakers today: pottery, people, culture, symbols in prehistoric Europe: volume 1. International Colloquium (Riva del Garda, Trento, 11-16 May 1998). Trento: Servizio Beni Culturali, Provincia Autonoma di Trento, 187-198.

Saunders (S.R.), Mayhall (J.T.). 1982. Developmental patterns of human dental morphological traits. Archives of Oral Biology 27, 45-49.

Saunders (S.R.), Mayhall (J.T.). 1986. Fluctuating asymmetry of dental morphological traits: New interpretations. Human Biology 54, 789-799.

Sauter (M.-R.). 1949. Les nécropoles de la Barmaz sur Collombey (Valais). Fouilles de 1948. La Suisse Primitive 13, 10-14.

Sauter (M.-R.). 1950. Collombey (Valais). Les dernières fouilles de la nécropole de la Barmaz, 1950. La Suisse Primitive 14, 45-47.

Sauter (M.-R.). 1951. Collombey (Valais). La Barmaz II. Fouilles de 1951. La Suisse Primitive 15, 52-54.

Sauter (M.-R.). 1979. Essais de mise en relation entre les groupes néolithiques de Barmaz I et II (Collombey-Muraz VS) et de Chamblandes (Pully, VD). Genève: Archives Suisses d'Anthropologie Générale 43, 165-181.

Sauter (M.-R.). 1985. Notes posthumes sur les cimetières néolithiques de Barmaz I et II (Collombey-Muraz, Valais, Suisse). Aoste: Bulletin d'Etudes Préhistoriques Alpines 17, 19-32.

Sauzade (G.). 1983. Les sépultures du Vaucluse du Néolithique à l'Age du Bronze. Paris: Editions du Laboratoire de paléontologie humaine et de préhistoire. Etudes quaternaires, mémoires 6.

Sauzade (G.). 1987. Dolmen I des Cudières à Jouques (Bouches-du-Rhône). (Report, unpublished).

Sauzade (G.). 1988. Dolmen I des Cudières à Jouques (Bouches-du-Rhône). (Report, unpublished).

Schäffler (A.), Menche (N.). 2004. Anatomie, physiologie, biologie. Paris: Maloine.

Schenk (A.). 1901. Les sépultures et les populations préhistoriques de Chamblandes. Revue Historique Vaudoise 9/8, 241-250.

Schenk (A.). 1904. Les squelettes préhistoriques de Chamblandes (Suisse). Revue de l'Ecole d'anthropologie de Paris 14, 335-378.

Scheuer (L.), Black (S.). 2000. Developmental Juvenile Osteology. London: Elsevier Academic Press.

Schliz (A.). 1910. Die vorgeschichtlichen Schädeltypen der deutschen Länder in ihrer Beziehung zu den einzelnen Kulturkreisen der Urgeschichte. Archiv für Anthropologie 9, 202-251.

Schmidt (H.). 1913. H. Schmidt, Estudios acerca de los principios de la Edad de los Metales en España. Madrid: Comisión de InvestigacionesPaleontológicas y Prehistóricas, Memorias 8.

Schulze (C.). 1987. Anomalien and Missbildungen des menschlissen Zähne. Berlin: Quintessenz.

Sciulli (P.W.). 1977. A descriptive and comparative study of the deciduous dentition of Prehistoric Ohio Valley Amerindians. American Journal of Physical Anthropology 47, 71-80.

Sciulli (P.W.). 1998. Evolution of the dentition in prehistoric Ohio valley Native Americans: II. Morphology of the deciduous dentition. American Journal of Physical Anthropology 106, 189-205.

Scott (G.R.). 1973. Dental morphology: a genetic study of American White families and variation in living Southwest Indians. Arizona State University: Department of anthropology (PhD, unpublished).

Scott (G.R.). 1975. Association between nonmetrical tooth crown characteristics. American Journal of Physical Anthropology 42, 328.

Scott (G.R.). 1977. Classification, sex dimorphism, association and populational variation of the canine distal accessory ridge. Human Biology 49, 453-469.

Scott (G.R.). 1978. The relationship between Carabelli's trait and the protostylid. Journal of Dental Research 57, 570.

Scott (G.R.). 1979. Association between the hypocone and Carabelli's trait of the maxillary molars. Journal of Dental Research 58, 1403-1404.

Scott (G.R.). 1980. Population variation of Carabelli's trait. Human Biology 52, 63-78.

Scott (G.R.), Alexandersen (V.). 1992. Dental morphological variation among medieval Greenlanders, Icelanders, and Norwegians. In: Smith (P.), Tchernov (E.), ed. Structure, Function and Evolution. London: Freund Publishing House Ltd, 467-490.

Scott (G.R.), Dahlberg (A.A.). 1982. Microdifferentiation in tooth crown morphology among Indians of the American Southwest. In: Kurten (B.), ed. Teeth: form, function, evolution. New York: Columbia University Press, 259-291.

Scott (G.R.), Potter (R.H.). 1984. An analysis of tooth crown morphology in American white twins. Anthropologie 22, 223-231.

Scott (G.R.), Turner II (C.G.). 1997. The anthropology of human modern teeth, Dental morphology and its variation in recent human populations. Cambridge: University Press.

Scott (G.R.), Potter (R.H.Y.), Noss (J.N.), Dahlberg (A.A.), Dahlberg (T.). 1983. The dental morphology of Pima Indians. American Journal of Physical Anthropology 61, 13-31.

Searle (A.G.). 1954a. Genetical studies on the skeleton of the mouse. IX. Causes of skeletal variation within pure lines. Journal of Genetics 52, 68-102.

Searle (A.G.). 1954b. Genetical studies on the skeleton of the mouse. XI. The influence of diet on variation within pure lines. Journal of Genetics 52, 413-424.

Sharma (K.) 1992. Dental morphology and odontometry of twins and the heritability of dental variation. In: Lukacs (J.R.), ed. Culture, ecology and dental anthropology. Journal of Human Evolution Special Issue no 2. Delhi: Kamla-Raj Enterprises, 49-60.

Sharpe (P.T.). 1995. Homeobox genes and orofacial development. Connective Tissue Research 32, 17-25.

Sharpe (P.T.). 2001. Neural crest and tooth morphogenesis. Advances in Dental Research 15, 4-7.

Shaw (J.C.M.). 1927. Cusp development on second lower molar. American Journal of Physical Anthropology 11, 97-190.

Shennan (S.J.). 1976. Bell Beakers and their context in Central Europe. In: Lanting (J.N.), Van Der Waals (J.D.), ed. Glockenbecher Symposion (Oberried, 1974). Bussum/Haarlem: Fibula-Van Dishoeck, 231-239.

Simon (C.), Kaufmann (B.). 1998. Anthropologie: remarques préliminaires. In: Hochuli (S.), Niffeler (U.), Rychner (V.), ed. Age du Bronze. Bâle: Société suisse de préhistoire et d'archéologie. SPM: La Suisse du Paléolithique à l'aube du Moyen-Age 3, 347-354.

Sjøvold (T.). 1977. Non-metrical divergence between skeletal populations. Ossa: International Journal of Skeletal Research 4, supplément, 1, 1-133.

Sladek (V.), Berner (M.), Sailer (R.). 2006a. Mobility in Central European Late Eneolithic and Early Bronze Age: Femoral Cross-Sectional Geometry. American Journal of Physical Anthropology 130, 320–332.

Sladek (V.), Berner (M.), Sailer (R.). 2006b. Mobility in Central European Late Eneolithic and Early Bronze Age: tibial cross-sectional geometry. Journal of Archaeological Science 33, 470-482.

Smejtek (L.), Vojtěchovská (I.). 1997. Velké Přílepy 1994-1995. Předběžné výsledky a strategie výzkumu zanikající lokality-Velké Přílepy 1994-1995. Vorläufige Ergebnisse und Forschungsstrategien einer untergehend Lokalität. Archeologické Rozhledy 49, 9-18.

Smith (B.H.), Garn (S.M.), Cole (P.E.). 1982. Problems of sampling and inference in the study of fluctuating asymmetry. American Journal of Physical Anthropology 58, 281-289.

Snyder (R.G.). 1960. Mesial marging ridging of incisor labial surfaces. Journal of Dental Research 39, 361-364.

Sofaer (J.A.). Chung (C.S.), Niswander (J.D.), Runck (D.W.). 1971. Developmental interaction, size and agenesis among permanent maxillary incisors. Human Biology 43, 36.

Sofaer (J.A.), MacLean (C.J.), Bailit (H.L.). 1972a. Heredity and morphological variation in early and late developing teeth of the same morphological class. Archives of Oral Biology 17, 811-816.

Sofaer (J.A.), Niswander (J.D.), MacLean (C.J.). 1972b. Population studies on Southwest Indian tribes. V: Tooth morphology as an indicator of biological distance. American Journal of Physical Anthropology 37, 357-366.

Šolle (M.). 1949. Nové hroby ze Sulejovic u Lovosic-Nouvelles tombes à Sulejovice, Bohême. Archeologické Rozhledy 1, 163-164.

Šolle (M.). 1966. Stará Kouřim a projevy velkomoravské hmotné kultury v Čechách. Monumenta Archaeologica 15.

Sparks (C.S.), Jantz (R.L.). 2002. A reassessment of human cranial plasticity: Boas revisited. Proceedings of the National Academy of Sciences of the United States of America 99, 23, 14636-14639.

Sparks (C.S.), Jantz (R.L.). 2003. Changing times, changing faces: Franz Boas's immigrant study in modern perspective. American Anthropologist 105, 333-337.

Sperber (G.H.). 2004. The Genetics of Odontogenesis: Implications in Dental Anthropology and Palæo-Odontology. Dental Anthropology 17, 1-7.

Stahlhofen (H.). 1986. Drei Gräber der späten Glockenbecherkultur von Gross Börnecke, Kr. Stassfurt. Ausgrabungen und Funde (Berlin) 31, 156-160.

Staley (R.N.), Green (L.J.). 1974. Types of tooth cusp occurrence asymmetry in human monozygotic and dizygotic twins. American Journal of Physical Anthropology 40, 187-195.

Staley (R.N.), Vance (J.P.), Loucks (C.D.). 1998. Brief communication: Type II tooth cusp occurrence asymmetry in a human monozygotic twin pair. American Journal of Physical Anthropology 105, 93-95.

Stephen (L.X.G.), Basel (D.), Beighton (P.H.). 2002. Developmental absence of the premolar teeth: dental management. International Journal of Paediatric Dentistry 12, 219–222.

Stevens (A.), Lowe (J.). 1996. Anatomie pathologique générale et spéciale. Bruxelles: De Boeck Université.

Strahm (C.). 1995. Das Glockenbecher-Phänomen: ein Seminar. Freiburg Im Brisgau: Institut für Ur- und Frühgeschichte der Universitat. Freiburger archäologische Studien 2.

Strahm (C.). 1998. Il bicchiere campaniforme: fenomeno e cultura. In: Nicolis (F.), Mottes (E.), ed. Simbolo ed enigma: il bicchiere campaniforme e l'Italia nella preistoria europea del III millennio a.C. Catalogo della mostra (Riva del Garda, 1998). Trento: Servizio Beni Culturali, Provincia Autonoma, 21-44.

Strahm (C.). 2004. Le phénomène campaniforme et les composantes autochtones non campaniformes. Bulletin de la Société Préhistorique Française 101, 201-206.

Strahl (E.). 1990. Das Endneolithikum im Elb-Weser-Dreieck, Teil 1: Text, Teil 2: Katalog, Teil 3: Tafeln und Karten. Hildesheim: A. Lax. Veröffentlichungen der urgeschichtlichen Sammlungen des Landesmuseums zu Hannover 36.

Suarez (B.K.), Spence (M.A.). 1974. The genetics of hypodontia. Journal of Dental Research 53, 781.

Susanne (C.). 1977. Heritability of anthropological characters. Human Biology 49, 573-580.

Suzuki (M.), Sakai (T.). 1954. On the "Protostylid" of the Japanese. Journal of the Anthropological Society Nippon 63, 81-84.

Suzuki (M.), Sakai (T.). 1956. On the "Dryopithecus" pattern in recent Japanese. Journal of the Anthropological Society Nippon 44, 87-94.

Suzuki (M.), Sakai (T.). 1973. Occlusal surface pattern of the lower molars and second deciduous molars among the living Polynesians. American Journal of Physical Anthropology 39, 305-316.

Taffanel (O.), Taffanel (J.). 1957. La station préhistorique d'Embusco (commune de Mailhac, Aude). Cahiers Ligures de Préhistoire et d'Archéologie 6, 53-72.

Tavares Da Silva (C.), Soares (J.). 1987. O povoado fortificado calcolitico do Monte da Tumba. Setubal Arqueologica 8, 29-79.

Tavares Da Silva (C.), Soares (J.). 1998. Le Portugal. In: Guilaine (J.), ed. Atlas du Néolithique européen, 2B: l'Europe occidentale. Liège: Service de préhistoire de l'Université. Etudes et recherches archéologiques de l'Université de Liège. ERAUL 46, 997-1049.

Tavares Da Silva (C.), Soares (J.), Cardoso (J.). 1995. Os povoados fortificados do Monte da Tumba e Leceia. Elementos para um estudo comparado. In: Kunst (M.), ed. Origens, Estruturas e Relaçoes das Culturas Calcoliticas da Peninsula Iberica. Actas das I Jornadas Arqueologicas (Torres Vedras, 3-5 abril 1987). Trabalhos de Arqueologia 7, 159-168.

Tchérémissinoff (Y.). 2006. Les sépultures simples et plurielles du campaniforme et du Bronze ancien dans le Bassin rhodanien et ses zones d'influences Oxford: BAR Publishing. BAR: International series S1531.

Ten Cate (R.). 1998. Oral histology: development, structure, and function. St. Louis [etc.]: Mosby.

Tenzcar (P.), Bader (R.S.). 1966. Maternal effect in dental traits of the house mouse. Science 152, 1398-1400.

Thesleff (I.). 2003. Epithelial-mesenchymal signalling regulating tooth morphogenesis. Journal of Cell Science 116, 1647-1648.

Thesleff (I.), Nieminen (P.). 1996. Tooth morphogenesis and cell differentiation. Current Opinion in Cell Biology 8, 844-850.

Thoman (A.). 2000. Problèmes méthodologiques de quantification des individus d'une sépulture collective: Exemple du dolmen I des Cudières à Jouques (Bouches-du-Rhône). Université de la Méditerranée (Aix-Marseille II): Service d'anthropologie biologique (Dissertation, unpublished).

Toth (K.). 2002. Kora bronzkori temetkezések Szeged-Kiskundorozsma hataraban. A Mora Ferenc Muzeum Evkönyve (Szeged). Studia archaeologica 8, 31-75.

Toth (K.). 2003. A kora bronzkor kutatasanak helyzete Magyarorszagon. A Nyiregyhazi, Josa Andras Muzeum Evkönyve XLV évfolyam, 65-111.

Townsend (G.C.), Brown (T.). 1980. Dental asymmetry in Australian Aboriginals. Human Biology 52, 661-673.

Townsend (G.C.), Martin (N.G.). 1992. Fitting genetic Models to Carabelli Trait Data in South Australian twins. Journal of Dental Research 71, 403-409.

Townsend (G.C.), Yamada (H.), Smith (P.) 1986. The metaconule in Australian aboriginals: an accessory tubercle on maxillary molar teeth. Human Biology 58, 851-862.

Townsend (G.C.), Yamada (H.), Smith (P.). 1990. Expression of entoconulid (sixth cusp) on mandibular molar teeth of an Australian aboriginal population. American Journal of Physical Anthropology 82, 267-274.

Trancho (G.J.), Robledo (B.). 1999. Paleodieta: estudio del patrón alimenticio en El Cerro de la Cabeza (Avila). Junta de Castilla y León. Universidad Complutense Madrid.

Trancho (G.J.), Robledo (B.), López-Bueis (I.), Fabián (F.J.). 1996. Reconstrucción del patrón alimenticio de dos poblaciones prehistóricas de la Meseta Norte. Complutum 7, 73–90.

Tsai (P.L.), Hsu (J.W.), Lin (L.M.), Liu (K.M.). 1996. Logistic analysis of the effects of shovel trait on Carabelli's trait in a mongoloid population. American Journal of Physical Anthropology 100, 523-530.

Tsuji (T.). 1958. Incidence and inheritance of the Carabelli's cusp in a Japanese population. Japanese Journal of Human Genetics 3, 21-31.

Tucker (A.S.), Matthews (K.L.), Sharpe (P.T.). 1998. Transformation of tooth type induced by inhibition of BMP signaling. Science 282, 1136-1138.

Tucker (A.S.), Headon (D.J.), Courtney (J.-M.), Overbeek (P.), Sharpe (P.T.). 2004. The activation level of the TNF family receptor, Edar, determines cusp number and tooth number during tooth development. Developmental Biology 268, 185-194.

Tummers (M.). 2004. To the root of the stem cell problem: the evolutionary importance of the epithelial stem cell niche during tooth development. University of Helsinki: Institute of biotechnology. (Dissertation, unpublished).

Turek (J.). 1995. Nálezy období zvoncovitých pohárů v povodí řeky Bíliny v severozápadních Čechach, The Finds of the Bell Beaker Period in the Bilina River region (North-West Bohemia). In: Blažek (J.), Meduna (P.), ed. Archeologické výzkumy v severozápadních Čechách 1983-1992. Most, 123-134.

Turek (J.), Peška (J.). 2001. Bell Beakers Settlement in Bohemia and Moravia. In: Nicolis (F.), ed. Bell Beakers today: pottery, people, culture, symbols in prehistoric Europe: volume 2. International Colloquium (Riva del Garda, Trento, 11-16 May 1998). Trento: Servizio Beni Culturali, Provincia Autonoma di Trento, 411-428.

Turek (J.), Dvořák (P.), Peška (J.). 2003. Archaeology of Beaker settlements in Bohemia and Moravia. An outline of the Current State of Knowledge. In: Czebreszuk (J.), Szmyt (M.), ed. The Northeast Frontier of Bell Beakers. Oxford: British Archaeological Reports. BAR: International series 1155, 183-208.

Turner II (C.G.). 1967. Dental genetics and microevolution in prehistoric and living Koniag Eskimos. Journal of Dental Research 46, 911-917.

Turner II (C.G.). 1969. Microevolutionary interpretation from the dentition. American Journal of Physical Anthropology 30, 421-426.

Turner II (C.G.). 1970. New classifications of non-metrical dental variation: cusps 6 et 7. Paper presented at 39th annual meeting of the American Association of Physical Anthropologist.

Turner II (C.G.). 1981. Root number determination in maxillary first premolars for modern human populations. American Journal of Physical Anthropology 54, 59-62.

Turner II (C.G.). 1985. Expression count: a method for calculating morphological dental trait frequencies by using adjustable weighting coefficients with standard ranked scales. American Journal of Physical Anthropology 68, 263-268.

Turner II (C.G.). 1987. Late Pleistocene and Holocene population history of east Asia based on dental variation. American Journal of Physical Anthropology 73, 305-321.

Turner II (C.G.). 1990. Major features of Sundadonty and Sinodonty, including suggestions about East Asian Microevolution, Population History, and Late Pleistocene relationships with Australian Aboriginals. American Journal of Physical Anthropology 82, 295-317.

Turner II (C.G.), Hanihara (T.) 1977. Additional features of the Ainu dentition. V. Peopling of Pacific. American Journal of Physical Anthropology 46, 13-24.

Turner II (C.G.), Scott (G.R.). 1977. Dentition of Easter Islanders. In: Dahlberg (A.A.), Graber (T.M.), ed. Orofacial Growth and Development. The Hague: Mouton Publishers, 229-249.

Turner II (C.G.), Nichol (C.R.), Scott (G.R.). 1991. Scoring procedures for key morphological traits of the permanent dentition: the Arizona State University Dental Anthropology System. In: Kelley (M.A.), Larsen (C.S.), ed. Advances in dental anthropology. New York: Wiley Liss, 13-31.

Tyrrell (A.J.). 2000. Skeletal non-metric traits and the assessment of intra- et interpopulation diversity: past problems and future potential. In: Cox (M.), May (S.), ed. Human osteology in archaeology and forensic science. London: Greenwich Medical Media LTD, 289-306.

Vaahtokari (A.), Åberg (T.), Jernvall (J.), Keränen (S.), Thesleff (I.). 1996. The enamel knot as a signaling center in the developing mouse tooth. Mechanisms of Development 54, 39-43.

Van Valen (L.) 1962. A study of fluctuating asymmetry. Evolution 16, 125-142.

Van Beek (G.C.). 1983. Dental morphology: an illustrated guide. Bristol: Wright.

Vander Linden (M.). 2004. Elle tomba dans la bonne terre et elle donna du fruit qui monta (Marc 4, 8): la culture à céramique cordée comme substrat du phénomène campaniforme. Bulletin de la Société Préhistorique Française 101, 207-214.

Vander Linden (M.). 2006. Le phénomène campaniforme dans l'Europe du 3ème millénaire avant notre ère. Synthèse et nouvelles perspectives. Oxford: BAR Publishing. BAR: International series S1470.

Vazquez Cuesta (A.). 2005. Alcohol y Campaniforme. Universidad de Navarra: Cuadernos de Arqueologia 13, 87-114.

Vazquez Cuesta (A.). 2006. Aproximacion al significado y uso de la ceramica campaniforme. Universidad de Alcala (Madrid): Departamento de historia y filosofia (Dissertation, unpublished).

Vaquer (J.). 1998. Le Mourral, Trèbes (Aude). A Fortified Languedocian Late Neolithic Site Reoccupied by Bell Beakers. In: Benz (M.), Van Willigen (S.), ed. Some new approaches to the Bell Beaker "Phenomenon": Lost Paradise...? Meeting of the Association Archéologie et Gobelets, 2 (Feldberg, Germany, April 18-20 1997). Oxford: British Archaeological Reports. BAR: International series 690, 15-21.

Vencl (S.). 1994. K problému sídlišt' kultury s keramikou šňůrovou. Archeologické Rozhledy 46, 3-24.

Vladař (J.). 1989. Das Spätäneolithikum und die früheste Bronzezeit im nördlichen Karpatenbecken: ihre historische Bedeutung für die Entwicklung im eigentlichen Mitteleuropa. In: Buchvaldek (M.), Pleslová Štiková (E.), ed. Das Äneolithikum und die früheste Bronzezeit (C14 3000-2000 b.c.) in Mitteleuropa: kulturelle und chronologische Beziehungen. International Symposium, 14 (Prag-Liblice 20-24 oktober 1986). Prague: University Karlova, 223-225.

Vokolek (V.). 1965. Pohřebiště zvoncovitých pohárů v Rosnicích-Das Gräberfeld der Glockenbecherkultur in Rosnice. Archeologické Rozhledy 17, 613-616.

Vokolek (V.). 1981. Eneolitický hrob z Plotišť n. L. a pohřebiště zvoncovitých pohárů z Předměřic nad Labem. Archeologické Rozhledy 33, 481-485.

Von Burg (A.). 2002. Le Campaniforme sur le plateau de Bevaix. Archéologie Suisse 25, 48-57.

Waddington (C.H.). 1957. The Strategy of the Genes. London: George Allen & Unwin.

Wang (H.), Feng (G.Y.), Liu (W.Q.), Zhao (S.M.), Zhao (W.), Xue (H.), He (L.). 2000. Congenital absence of permanent teeth in a six-generation Chinese kindred. American Journal of Medical Genetics 90, 193-198.

Wang (X.P.). 2004. Molecular mechanisms underlying tooth morphogenesis and cell differentiation. University of Helsinki: Institutes of biotechnology and of dentistry (Dissertation, unpublished).

Ward (J.H.). 1963. Hierarchical Grouping to optimize an objective function. Journal of the American Statistical Association 58, 236-244

Warmenbol (E.). 1996. Les débuts de l'Âge du Bronze en Belgique. In: Mordant (C.), Gaiffe (O.), ed. Cultures et sociétés du Bronze ancien en Europe. Colloque sur les Fondements culturels, techniques, économiques et sociaux des débuts de l'âge du Bronze. Congrès national des Sociétés savantes, 117, section de pré- et protohistoire (Clermond-Ferrand, 27-29 octobre 1992). Paris: Editions du Comité des travaux historiques et scientifiques (C.T.H.S.), 637-657.

Weidenreich (F.). 1937. The dentition of Sinanthropus Pekinensis: a comparative odontography of the hominids. Peking: Paleontologica Sinica n.s. 1.

Wheater (P.R.), Young (B.), Heath (J.W.). 2001. Histologie fonctionnelle. Bruxelles: De Boeck Université.

White (T.D.), Folkens (P.A.). 2005. The Human Bone Manual. London: Elsevier Academic Press.

Wilson (D.). 1851. The Archaeology and Prehistoric Annals of Scotland. London: Macmillan.

Woelfel (J.B.), Scheid (R.C.). 1997. Dental anatomy: its relevance to dentistry. New-York: Williams et Wilkins.

Wu (L.), Turner II (C.G.). 1993. Brief communication: variation in the frequency and form of the lower permanent molar middle trigonid crest. American Journal of Physical Anthropology 91, 245-248.

Zápotocký (M.). 1960. Sídliste kultury zvoncovitych poháru u Kozel na Neratovicku. Archeologické Rozhledy 51, 5-26.

Zápotocký (M.). 1962. Nové mladoeneolitické hroby z Litoměřicka. Sborník Severočeského musea. Historia 3, 151-162.

Zápotocký (M.). 1986. Die Brandgräber von Vikletice-Ein Beitrag zum chronologischen Verhältnis von Stich-und Rhein-Bandkeramik. Archeologické Rozhledy 38, 623-649.

Zápotocký (M.). 1994. Eneolithic studies in Bohemia: 1968-1993. In: Fridrich (J.), ed. 25 Years of archaeological research in Bohemia. Prague: Institute of Archaeology. Památky archeologické, supplementum, 37-54.

Zoffmannn (Z.K.). 2000. Anthropological sketch of the prehistoric population of the Carpathian Basin. Acta Biologica Szegediensis 44, 75-79.

List of figures

Chapter 1

Chapter 2

Chapter 3

Chapter 4

Chapter 5

Chapter 6

Chapter 7

Chapter 8

List of tables

List of appendices

Please note that the tables and appendices are available to download at www.barpublishing.com/additional-downloads.html

www.ingramcontent.com/pod-product-compliance
Lightning Source LLC
LaVergne TN
LVHW072253300926
849160LV00018B/1660